峨眉学丛书·峨眉医学流派丛书

廖厚泽经方临证传心录

（第2版）

顾　问　廖育群　罗　非

主　编　赵宇宁　李永健

编　委（按姓氏笔画排序）

马　兰　邓一飞　左亚忠

代玉杰　曲　伟　朱靓贤

刘　焰　许　鸣　阮劲平

李永兰　林　强　罗德刚

唐风祥　韩春旭　程　丽

人民卫生出版社
·北京·

图书在版编目（CIP）数据

廖厚泽经方临证传心录 / 赵宇宁，李永健主编 . —
2 版 . —北京：人民卫生出版社，2023.12
　ISBN 978-7-117-35970-2

　Ⅰ.①廖…　Ⅱ.①赵…　②李…　Ⅲ.①《伤寒论》–
经方 – 临床应用 ②《金匮要略方论》– 经方 – 临床应用
Ⅳ.①R222

中国国家版本馆 CIP 数据核字（2024）第 002443 号

| 人卫智网 | www.ipmph.com | 医学教育、学术、考试、健康，购书智慧智能综合服务平台 |
| 人卫官网 | www.pmph.com | 人卫官方资讯发布平台 |

廖厚泽经方临证传心录

Liao Houze Jingfang Linzheng Chuanxinlu

（第 2 版）

主　　编：赵宇宁　李永健
出版发行：人民卫生出版社（中继线 010-59780011）
地　　址：北京市朝阳区潘家园南里 19 号
邮　　编：100021
E - mail：pmph @ pmph.com
购书热线：010-59787592　010-59787584　010-65264830
印　　刷：河北环京美印刷有限公司
经　　销：新华书店
开　　本：710×1000　1/16　印张：17　插页：2
字　　数：255 千字
版　　次：2011 年 4 月第 1 版　2023 年 12 月第 2 版
印　　次：2024 年 1 月第 1 次印刷
标准书号：ISBN 978-7-117-35970-2
定　　价：69.00 元

打击盗版举报电话：**010-59787491**　**E-mail：WQ @ pmph.com**
质量问题联系电话：**010-59787234**　**E-mail：zhiliang @ pmph.com**
数字融合服务电话：**4001118166**　**E-mail：zengzhi @ pmph.com**

大道不亏 医者意也

廖厚泽习医师百年诞辰丙志

修福金

民革中央副主席修福金为廖厚泽医师百年诞辰题词

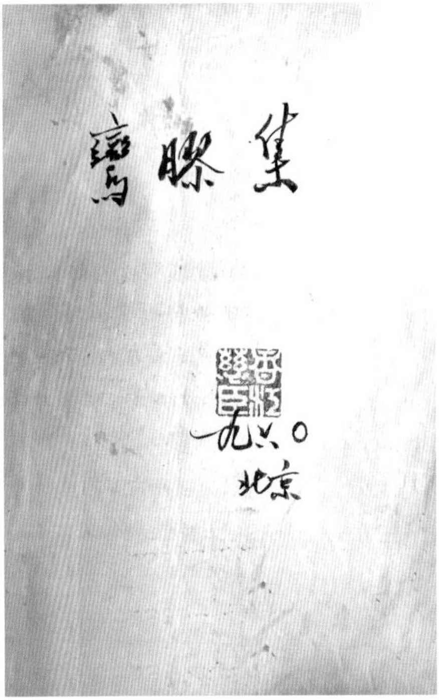

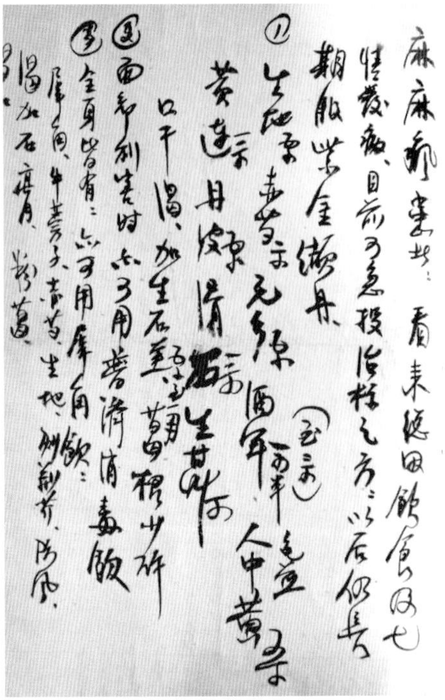

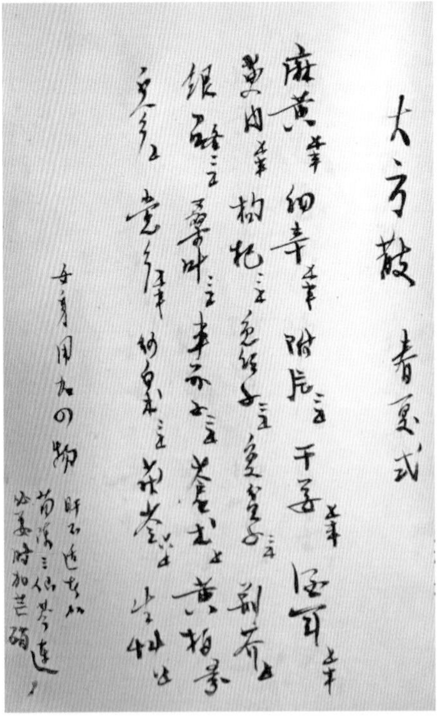

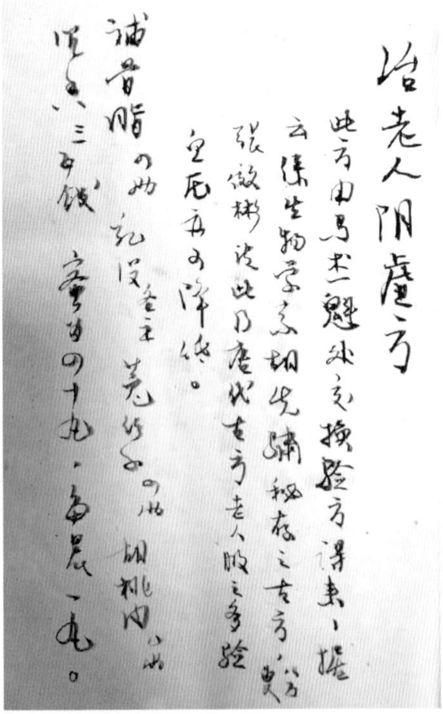

峨眉十三代传承人廖厚泽医师增益十三代《峨眉莲花宝笈正副秘钞》部分内容

谨以
"峨眉医学流派丛书"

纪念
周潜川医师诞辰两甲子
廖厚泽医师诞辰一百周年
王高银医师诞辰九十周年

礼敬峨眉　缅怀先贤　传承经典　仁心济世

"峨眉医学流派丛书"
编辑委员会

峨眉学研究会

致 谢

❖

有着近千年历史的峨眉医学，能够在今天再度焕发熠熠光辉，卷帙浩繁的峨眉医学典籍也得以重新整理、编辑、出版，既有峨眉后学的不懈努力，也离不开众多传统医学界同仁的扶持和帮助。

在此，诚挚感谢胡海牙、钱超尘、徐文兵、孔令谦、陈庸、刘炽京、韩晓东、黄作阵、庞东辉、赵百孝、马咏岚、傅嵩青、顾轶群、黄小雄、宋浩等先生的鼓励与支持。特别鸣谢罗炳翔、寿小云、许跃远、王彤江、吴宇标、邬谨鸿、常力申、赖世伦、蔡淑妃、范安娜、韩冰、赖建祥、吴凡伟、张居能、周益、唐尧、陆洋、陈启华、秦立新、荣文舟、梁伊妹、李海华、刘天君、侯中伟、姚卫海、张广中、黄雅莉、张苍、王彤、金亮、董俊、郑艳、田琴、王大业、邵广兴、林玲、赵勇、苗德根、张辉、阮光明、杨晨光、李彦东、卿三贤、方芳、何巍、沈沛民、赵阳、陈敏、赵林华、刘小雨、王中平、苏有余、朱文革、赵红梅、赵炜、吴尚纯、曹然、张俏、龚明哲、王莉、刘加申、曾红、贺东、陈嗣浩、迟歆、王晓军、邹德玲、徐树春、马中凯、马万欣、李素娟、付帮泽、龙帅江、陈娜、单宇宁、胡朝阳、高慧芬、唐风祥、徐金巧、秦瑶、周少慧、张述亭、倪娅文、安栋、左亚忠、王昭儒、高秀慧、赵海蓉、赵文耕、宋海云、魏瑞娟、王丽、张江、王茜、农汉才、程海松、陈辉、吴雅文、冯安琪、李雨飞、陈美、Heidi Lee（以上排名不分先后）等一众同仁的扶助与襄理。

"峨眉医学流派丛书"编辑委员会

2023 年 5 月

峨眉学·峨眉医学概述

蜀国多仙山，峨眉邈难匹！

昆仑发脉来，神矣更奇哉！

昆仑山北岭分为秦岭和岷山，岷山发邛崃蜿蜒而至峨眉突起三峰——金顶、千佛顶、万佛顶，于大渡河与青衣江之间雄秀西南而成山之领袖。峨眉山 1996 年被联合国教科文组织列为"世界文化与自然遗产"，成为全人类宝贵的精神文化财富。

峨眉学研究会是中共峨眉山市委宣传部主管的以世界文化与自然遗产峨眉山地区为研究对象的学术机构。按照"全球视野、中国典范、峨眉味道"的发展定位，紧紧围绕峨眉山市历史文化、民俗文化、宗教文化、武术文化、茶文化、地理文化、诗书画文化、中医药文化、饮食文化等开展研究。旨在挖掘、传承、利用、推广峨眉文化，提升文化软实力，推进文化产业发展。

峨眉学研究的成果均以"峨眉学丛书"的形式公开出版展现。以周潜川医师及其后人、廖厚泽医师、王高银医师为代表的峨眉医学，自宋代峨眉山白云祖师创立，发端于峨眉山传播中华至今已有八百余年历史，特色鲜明，传承有序，其学术理论与传统中国哲学思想一脉相承，其实践应用与武术、茶食、道地药材息息相关，是峨眉学的重要组成部分，也是峨眉学研究的重点课题。

峨眉学研究会

2023 年 5 月

"峨眉医学流派丛书"序

钱超尘

人生天地，顺乎自然。《列子》言："一体之盈虚消息，皆通于天地，应于万类。"然人之所受"燥湿、寒暑、风雨、阴阳、喜怒、饮食、居处"（《内经》）皆可致病，而医药砭石遂生。医者有救死扶伤之德，先贤有立言传道之功，是以越人、仲景一众大德，著书立言，阐发医理，济育群生者至今。

华夏文明千载矣，大医青史标名如秦越人、华元化、张仲景、葛稚川、孙思邈、钱仲阳、李东璧、叶天士者不知凡几。更有门类、学派一脉相传至今者众。然岁月更迭，时移世易，乃令诸多医理技法阙漏错失，甚者湮灭无迹，令后人扼腕不已。

峨眉丹道医学，始自宋之白云祖师，由道入释。传至今日，已历八百余年。丹医之源起，盖宗门辅助修真乃有之，陶弘景《辅行诀》中云"凡学道辈，欲求永年，先须祛疾，或有夙瘤，或患时恙，一依五脏补泻法例，服药数剂，必使脏（气）平和，方可进修内视之道"。丹道医学，历经贤达，集腋成裘，口授耳传，终成元珠。

周公潜川先生，四川威远人。公少而徇齐，四龄即随祖父蒙学，习四书五经、诸子百家，后留学英国，学贯中西，任教黄埔，后弃军政，于四川成都银行任上为筹抗战物资积劳成疾，罹患重症，中西罔效，幸得峨眉高僧永严法师救治，遂弃世间事，从永严法师入蜀山、登峨眉，闭关金顶、潜心修学。永严法师以峨眉丹医秘法及修真精要倾囊相授，民国第一丙戌中秋节赐周公潜川号"镇健"，后传衣钵是为峨眉宗第十二代衣钵传人。潜川公精通英语、德语，兼习藏文、梵文、拉丁文。于医学、养生之法，所知广博，著述甚多，有《气功药饵疗法与救治偏差手术》《峨眉十二庄释密》《峨眉天罡指穴法》，又有《丹医语录》《丹道概要》《养生学讲义》《分经候脉法》等讲学手稿于弟子处，乃使后学不至有遗珠之憾。

周公潜川之学说，现宝刹于毫端、纳须弥于芥子，探赜钩玄、知行一体，究天人合一之道，通阴平阳秘之术，成一家之学，著成济世之典，惠及后人无数。

周公潜川弟子廖厚泽先生，湖北兴山人，世传中医，思捷智敏，先后师从湖北名医王慈臣及峨眉潜公。廖先生自从医以来，于古今方略、丹道医学，无不潜心研究，且融会贯通，法古而不泥古，脉理精细，洞见症结，方药奇验。嗟乎！周公潜川罹难，廖先生亦困于形势，生活坎坷，历经沧桑，先生常自憾所学未能广施予病者。至晚年敦履璞沉，以医药为德于世，课徒授业，扬挖隐奥。廖先生毕生勤俭，不计名利，潜心内学，课徒严谨，而今弟子广而成材，处方辨证，受益者众，先生未及之愿，乃有众弟子服其劳。

时值周公潜川先生诞辰百一十年、廖厚泽先生诞辰百年之际，赵宇宁医师等峨眉一众后学将周、廖两位先贤所遗手稿整理校对，并前已出版之峨眉丹道医学著作，辑成十余卷，以丛书形式付之刊行，乃令华夏岐黄一支，峨眉丹道医学得以重现世间，广益众生。

余得其稿之一二，反复参详，其色脉症候之理，针砭药石之用，阴阳虚实之辨，君臣佐使之协，医界同侪有鉴识者，按图索骥，学之用之，足以解惑指迷。而道必待人以行，书必得人以传，其术纵不能起死回生，亦当有扶危救困之功、辅行修真之效。故此丛书面世，意义之重大，可为一时指司南，为百世作津筏也。

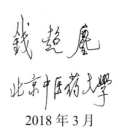

钱超尘
北京中医药大学
2018 年 3 月

周怀姜序

　　祖国医学源远流长，学派众多，历代医家从大自然、社会环境及日常生活中总结了无数经验，并逐渐形成了很多不同的流派。宋代丹道医家白云祖师在扁鹊、华佗、魏华存、葛洪、陶弘景、孙思邈等历代丹道医家不断积累的基础上结合自身修证正式创立了峨眉丹道医学流派。在此后的八百年间，峨眉医学一直在宗教界和民间极少数人中保存流传。其学术体系较少受到其他学术流派的影响，不仅比较完善地保持了传统"丹道医学"的本来面貌而且相对完整地保存了中国传统中医的样子，可谓宋以前古典中医的活化石。峨眉医学影响广泛、内容丰富、系统完整，其内容不仅包括中医学还涉及佛学、道学、武术、导引以及营养、体育、生态、环境、社会、音乐、书画等各个方面，既有精深的理论，也有广泛的实践应用。其内容大体如下。

　　医理医术部：阴阳大论；大五行与小五行论；脏腑内景气化论；经络浮支与里支内照图；全身经穴考证与一百零八奇穴秘验；望形与望神气术；二十部正奇经道分经候诊法；峨眉内景推拿——天罡指穴法内功导引按跷术；九针与金丝盘龙针法；中医丹药秘制法与炼丹术；峨眉丹药秘传——玄门四大丹；峨眉丹药秘传——八十一小丹；草药采制与运用。

　　导引武术部：峨眉十二庄；峨眉法济功；峨眉筑基庄；峨眉五脏大导引；峨眉脏腑小练形；峨眉六大专修功；峨眉专修小功法；峨眉周天搬运法；峨眉归一清净法；峨眉对症药饵气功疗法；峨眉纽丝拳及三十六字诀；雷公拳；峨眉剑；峨眉棍。

　　食医药饵部：荤腥门；素净门；血肉品、草木品、菜蔬品、灵芝品、香料品、金石品等；糕点、酥酪、膏露、清蒸、红烩、粉蒸、烤炸、溜炒、焖炖等；五脏虚实食医补泻原则及菜品；常见疾病食医调补原则及菜品。

汇通珍藏部：少林派达摩易筋经气脉内景十二式；武当派太极功九圈十三式；青城派二十四节气丹药服饵导引修养法；华山派睡功与松针不老丹；天台宗六妙法门与昆仑派崆峒派绝学；太阳宗火龙功；丐帮叫花功；华佗五禽戏（又名五禽图）。

峨眉宗谱第十代衣钵传人果法师传永严法师为第十一代衣钵传人，永严法师传先父周潜川为第十二代衣钵传人。上世纪四十年代，先父出川，著书悬壶沪杭，五十年代应卫生部郭子化副部长等社会贤达联合邀请来京，后因故于山西辞世。先父一生致力于使八百年来秘传的峨眉医学走入民间，普济苍生，为大众服务，多有著述，旧论如下。

1.《丹医语录·阴阳大论品第一》

2.《丹医语录·证治大法品第二》

3.《丹医语录·针灸大法品第三》

4.《丹医语录·骨伤科大法品第四》

5.《丹医语录·外科大法品第五》

6.《〈黄庭经〉授业笔记第六》

7.《〈天罡指穴法〉授业笔记第七》

8.《丹道概要》

9.《"玄门四大丹"秘授》

10.《"玄门九九八十一小丹"秘授》

11.《毒龙丹证治应用法》

12.《气功药饵疗法与救治偏差手术》(已出版)

13.《峨眉十二庄》

14.《峨眉十二庄释密》(已出版)

15.《分经候脉法》

16.《养生学讲义》

17.《养生学问答》

18.《农村医药三十门》(已出版)

19.《〈内经知要〉述义》(已出版)

20.《望神气术》(又名《望诊240条》)

21.《伤寒心法十诀、温病心法十诀》

22.《试论王叔和》

23.《四川草药简辑》

24.《峨眉白云禅师考》

25.《医易大要》

26.《太素脉法评介》

27.《三焦论》

28.《三消论》

29.《经络"里支"内照图》

30.《癫、狂、痫三大证治心法》

31.《考〈奇经八脉考〉》

32.《〈神农本草经百种录〉补注》

33.《胎胪旨要》

34.《改进人类素质之设想》

35.《验方回忆录》

36.《医学密典》(未完成)

中华文化，最重传承，然世风日下，人心不古，欺世盗名者众，将先父旧论、峨眉绝学，断章取义、拆解混淆、穿凿附会，贤否杂糅，未得印证，广布流行，以愚学者，贻误众生，为正道所不齿，惟愿学者，福慧双全，细加分辨。获悉先父得意门生廖厚泽、王高银师兄门人将先父部分著述及后学著述收集整理，校订文字，合辑出版，彰显正法，传峨眉绝学，圆先父凤愿，燃灯烛隐，广传正道，甚为欣喜，故为之序。

周慎美

"峨眉医学流派丛书"前言

一、丛书的缘起

峨眉医学，又称峨眉丹道医学，自宋代白云祖师建立，传承至今八百余年，法脉清晰、谱系明确。因其传承方法独特，很少受到后世空运五行、附会阴阳等思想的影响。峨眉医学较好地保存了汉唐中医学的原生态本来面目，是古中医学的活化石，对于中华医学版本库的多样性具有保障、支撑作用。于此峨眉十二代宗师周潜川医师两甲子诞辰将至，恰十三代传人廖厚泽医师诞辰一百、王高银医师诞辰九十周年之际，峨眉十四、十五代后学，汇集八百年学术传承，整理集结"峨眉医学流派丛书"正式出版，愿告慰先师，接引后学，传承经典，惠泽众生。

二、峨眉医学的内涵

"峨眉医学"释名：峨眉医学不仅是一个地理概念，也不仅是一个区划概念，更是一个传承概念。峨眉医学因在峨眉山秘密传承八百余年而得名，学术体系在形成之初，即是传承了以黄庭内景为主体，吸收了各家所长的汉唐古中医体系，在白云祖师住锡峨眉山之后，以特有的传承方式保存了八百年，这无疑对这门医学学术的完整性起到了很好的保护作用，在此期间经历代宗师博极医源，精勤不倦，恪守戒律，严谨传承，以致今天我们仍然能够从此一窥古中医之原貌。然而，医学是必然要服务于大众的，从周潜川先生下峨眉，著书、讲学、悬壶、课徒，峨眉医学即以古中医活化石的身份重入世间，得之于民，还之于民，沧海遗珠，重放光彩。

"丹道医学"释名：峨眉医学与世传医学体系不同，强调内证内景，属于丹道中医的重要流派。"行内丹以明经脉气化，合外丹以备丹药本草，内外相得是谓丹道医学"。通过传统内丹术的修为成就内观，验以内证，形成内景，进而明了人体内部的脏腑关系，经络循行，气脉周流，增加对人体内部和内外相关性的认识，略同于以非侵入性观测手段实现现代医学解剖学、生理学等相关学科内容。以炉鼎的方式，依据不同植物、动物、矿物的特点，通过特殊的炮制加工工艺增强或改变它们的治疗特性，甚至实现化合、分解、提炼等不同目的，与西方古典炼金术同出一源，略等同于现代化学、动植物学、制药学等相关学科内容。

很多人认为峨眉医学既然是丹道医学，那么它的珍贵之处就在于四大丹八十一小丹的丹药制炼应用体系。但实际上，峨眉医学以可重复的内证内景为"体"，以经脉、气化为核心的整体观为"用"，以阴阳体用不二非一的辩证观为"能"，以落在实处实事求是的唯物观为"所"。而峨眉的望诊候诊系统、内外丹药系统、本草采制系统、经方时方系统、针灸砭熨系统、正骨理伤系统、按蹻导引系统、食物药饵系统、体育武术系统、星相堪舆系统、音乐书画系统、茶学香道系统等诸多系统只是在此基础上的"用上起用"罢了。

三、峨眉医学的传承特点与文化精神

对比当代以动物实验为基础的医学研究，传统医学是具有明显优越性的。峨眉医学自建立之初即秉承历代先贤之"内观-内证-内景"传承模式，历代传承人皆在"静息内观"的基础上，获得"自证内景"，与宗门传承之"师传内景"相参合印证，再以之指导临床诊疗，以疾病为对象实现临床验证，观察疗效，将从疾病治疗中归纳总结的信息，以自身为试验场，以"反观内证"为实验方法，再次印证传诸后学，并由后学在此基础上重复以上路径。因此，峨眉医学八百余年传承历史就是不断重复"静息内观-内证内景-临床验证-总结归纳-反观内证"的验证模式，并在这个模式基础上不断螺旋式上升的历史。

纵观历史，峨眉医学的传承方式一贯秉承"修证与济世并重""传承与开源合一"的原则。虽然峨眉医学自宋代建立，但在此之前，原为宋代将军的白云祖师即尽得魏华存、葛洪、陶弘景、孙思邈、司马承祯等先贤所传承之具有汉唐医学特点的秘传学术体系。后负技云游天下、悬壶济世，与当时其他众多古典医学流派交流学习，以自身内景功夫详加验证，融会贯通，历尽天下山川，云游至峨眉山见佛光而和光同尘，证悟"不二非一"，进而圆融无碍。由此可知立派之初便是"修证与济世并重""传承与开源合一"。在此后的八百余年传承过程中，峨眉医学以极严苛的戒律法度和宗门体系特有的内景传承方法，护持了固有体系的精纯，保持了立派之初的本来面目。同时重视开源，设立汇通珍藏部，与后世武当、少林、全真等各流派互相交流学习，并将交流学习所得内容以原生态的形式保存下来，保证了传承的清晰、严谨、可靠，至今某些原流派已湮灭不存的东西，依然可以在峨眉医学汇通珍藏部找到当初记载的原貌。峨眉十二代宗师周潜川医师沿袭峨眉传承特点，像历代传承人一样，以内功实现内证、以诊疗完善外功，"修证与济世并重"，除了保持峨眉医学固有体系以外，又参考了当世代表性医家学术特点，并借鉴西方现代医学、物理学、化学等多学科，以科学研究的精神、严谨求实的态度，内证与外证并举，进一步实现了峨眉医学体系的现代化解读，为进一步以世人更易接受的方式传承汉唐古典医学开辟了路径，实现了峨眉学术传承与开源的合一。

"峨眉医学流派丛书"不仅是一套医书，也能反映历史记载和文化传承，不仅为我们提供了需进一步挖掘与再认识的文化本身，而且更应该被当作文化载体来看待和使用：通过研读学习古人走过的研究道路及其思维方式，在遵循科学精神的同时为当代医学与科学提供灵感，在体现学术共同体内部传承的同时成为摒弃文化差异看待医学与科学的经典案例。

本丛书汇集峨眉医学十二代、十三代诸位先贤已刊、未刊著作和十四代、十五代后学的传承研究著作，集结为十余册陆续出版。先贤著作以最初版本、原始手稿和亲笔校订为基础，严谨求实，尽力保持传承文献的原貌；后学著作以学术研究的精神，整理总结我们数十年来潜心峨眉医学的学习心得和应用体会，力求语词规范、逻辑清晰、表达准确，结合临床，使从学者易学易懂、易于掌握。

医学者，性命所系；修持者，慧命所寄，"唯用心精微者，始可与言于兹矣。"兹事体大，天道昭彰，何敢不审谛覃思，严谨精专！愿以此告慰峨眉历代祖师，礼敬峨眉！

赵宇宁

庚子中秋于峨眉山归云居

"峨眉医学流派丛书"编纂说明

　　"峨眉学丛书"分系之"峨眉医学流派丛书"收录了峨眉医学十二代、十三代先贤部分已刊、未刊著作和峨眉医学十四代、十五代后学传承、整理、编辑、研究的学术资料。希望通过本丛书严谨、求实、客观、比较全面地展示峨眉医学的学术面貌。

　　峨眉医学自十二代宗师周潜川先生1959年公开出版第一部著作至今一甲子有余，周潜川先生及其传人廖厚泽先生、叶涤生先生的著作海内外刊行数百万册，学术影响至今依旧深远，祈学者众，但善本一书难求。我们得到了周潜川先生后人、廖厚泽先生后人的特许授权，并受赐大量原始文献、珍贵资料，使我们得以将先贤著述重新整理、校订，集结出版，力求还原先贤学术原貌，以飨读者，流传后世。

　　周潜川先生公开出版过的著作，均以第一版为基础，原则上以周潜川先生原稿内容校订，原则上修改内容均以周潜川先生朱笔丹书为准，并首次公开部分周潜川先生朱笔亲撰、朱笔批注资料照片以为纪念，供后学瞻礼。医学导引内容单独汇编成册出版。

　　周潜川先生未公开出版过的著作，以原手抄稿、油印稿、铅印稿内容为基础，原则上以周潜川先生原稿内容校订，孤稿则单独严谨校订。

　　廖厚泽先生公开出版过的著作，均以第一版为基础，以廖师在世时的电子文本版校订，请当时廖师指定的两位特约编辑牵头组织回顾校勘。

　　廖厚泽先生未公开出版过的著作，以原手抄稿、油印稿内容为基础谨慎校订，并附廖厚泽先生亲笔原件照片，以供后学缅怀。

　　周潜川先生、廖厚泽先生著作中动作、手型、经络、药物等图片，受当时历史条件限制，清晰度较低，为便于读者学习，我们在保留原图的基础上，补充高清晰度图片，以供读者参考使用。

为保证先贤著作校订品质，每本著作的校订工作均由峨眉十四代后学中的多位高年资执业医师与专业医学编辑组成的该册整理小组完成。外文版由中医学专业的峨眉医学外籍后学承担翻译工作。整理过程中遇到的疑问和不确定内容则向前辈求教，以前辈垂教为定稿。

峨眉医学十四代、十五代后学著述本着实事求是、严谨求实的学术精神，本着对峨眉医学传承负责的态度，将自己耳濡目染跟师学习到的峨眉医学内容和临床应用体会和盘托出，条分缕析，详尽解读，从学习者的角度出发娓娓道来，为接引后学登堂入室，进入峨眉医学殿堂开辟便捷的路径。

丛书编委会

2023 年 5 月

周潜川传略

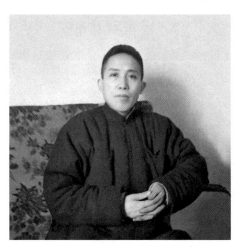

周潜川先生

（20世纪60年代初摄于山西太原）

（一）个人简历

周潜川（1910—1971），号镇健。男，汉族，四川威远人。生于书香世家，自幼受中国传统国学教育，习儒家经史及诸子百家。少年时代入教会学校——培德高等职业学校学习西医、英语及拉丁语（后该校南迁停办）。周潜川医师成年后考入四川陆军军官学校工兵科，毕业后留军中，并赴英国留学。1940年脱离军界，在四川省银行成都分行任职。1942年，因大病，中西群医束手，经峨眉高僧永严法师治愈，遂师从永严法师、黄子簴先生等先贤，参悟医道，兼修各家，继承了传承悠久、理法独特的医学流派——峨眉丹道医学，并成为峨眉派的第十二代宗师。抗战结束后，周潜川先生课徒授业，悬壶济世于川、沪、杭、京、晋等地，从事中医临床及中医基础理论等的研究，著有《气功药饵疗法与救治偏差手术》《峨眉十二庄释密》《峨眉天罡指穴法》《农村医药三十门》等著作。1964年"文革"前夕，不幸罹入冤狱，1971年病故。后彻底平反。

（二）专业特长

周潜川先生继承了在中国秘传近千年的峨眉丹道医学学术体系，精通医、释、道、儒、武等诸家经典，理法精深广博，独树一帜，尤其在大小导引、针灸、丹药、草药以及阴阳论、经络论、气化论等很多方面建树独到，自成一家。他率先开展了经络研究、食饵疗法、南药北移、丹药草药的临床运用与研究等多项工作。在临床上，他倡导在经络整体观的基础上形成诊断，按跷推拿、针砭艾灸、丸散膏丹、药饵导引，依法次第、综合施治，主张"上工治未病"。他以一生的实践，得到学界和人民的高度评价。1985年，时任卫生部中医局局长的吕炳奎同志在一次讲话中说：周潜川是我国气功界的一位代表人物［见《山西通志·体育志》（第1版第38页），中华书局1995年2月出版］。周潜川八十冥寿之际，日本出版《峨眉十二庄》日文版，以作纪念，尊之为中医、养生、丹道名家及中国当代华佗。

（三）学术渊源

早年在教会学校学西医，后随峨眉派临济宗十一代传人永严法师修习丹道内景证悟医学，并从黄子箴居士学习中医。以内视、内证、内景精研"气化论"和"经络论"，进而形成独树一帜、理法圆融的丹道医学、养生体系。

（四）学术思想

周潜川医师秉承古圣先贤"人心惟危，道心惟微，无为尔识，允执厥中"的思想，推崇《黄帝内经》《黄庭内景经》等经典，强调以内景功夫为基础的阴阳观、整体观、气化论和经络论。主张天人合一、唯物辩证地认识人体和疾病，预防、治疗、康养并重，导引、食饵、药物并举。

（五）学术成就

1.《气功药饵疗法与救治偏差手术》，240千字，山西人民出版社1959年出版，后多次再版。

2.《气功药饵法全书》，香港太平书局1962年出版。

3.《气功疗法全书》，台湾大孚书局1987年出版。

4.《峨眉十二庄释密》，88千字，山西人民出版社1960年出版，1983

年再版。

5.《动功、静功的炼功方法》，收入《气功精选》，人民体育出版社 1980 年版。

6.《气功的纠偏方法》，收入《气功精选》，人民体育出版社 1980 年出版。

7.《峨眉十二庄》，收入《气功精选》，人民体育出版社 1980 年出版（收入周潜川的著作 2.8 万字）。

8.《气功药饵疗法答问》，收入《气功精选续编》（共 2.6 万字）。

9.《峨眉天罡指穴法》，129 千字，山西人民出版社 1985 年出版。

赵宇宁　整理

周仪甫　审定

周潜川医学思想

先生特别强调祖国医学理论核心——阴阳五行学说，他认为阴阳两判、五行攒簇乃至廿部正奇经道及药物"性味学说"等非无稽之论，实属"有部"也。知此了此，始足以言医药之全，庶不致杀人于无形。他的《阴阳大论》虽20余万言，但实可以"体、用、能、所"四字赅之。体者，体系也，即事务的一体之二面、可分而不可分的内在关系，故曰"不二而又非一"。用者，用场也，阴阳学说不仅用于生命科学，也用于政治、经济、军事、文化等，也可用之于观动静、察常变、论有无、知进退、决趋避乃至作预言等。能者，能力也、能量也、本能也。所者，所及也、所事也。柜之"能"为"容"，贮之以不同之物曰"所"。防风通圣丸，其"能"为清热除湿，其治憎寒壮热、腰酸腿痛之功曰"所"。阴阳在宇宙间有相互为用之"能"，从而产生新事物之"功"曰"所"。

他认为：五行学说是科学的，是中医生理、病理、医理、药理多层次的抽象，其中也包含气化论、经络论、标本论、逆从论等若干论点，甚至包括了生物进化中的天人感应观（详《内经》）。力辟近人所谓"五行不过是五种物质的代称"的说教。

阴阳五行更深入的"次第"是"气"的一元论，即《内经》所谓"如环无端"的整体论，亦即所谓"太一、太初、太始、太素"的抽象演绎。在他看来，阴阳学说只是辩证观，而由阴阳五行推到"气"的学问时，才是整体观。古人所谓"帝者法太一，王者法阴阳"（见《淮南》《吕览》等书）之说，实乃形象地比喻"气"与"阴阳"的层次分野。苟不通"气"学，曷以已疾！

阴阳五行学说本起于古代医学哲人，即所谓"黄老之学"。后世医道分流，以致习医者不通哲学，习哲者昧于医道，衍变之余，医学与"内景功夫"进而再次分流，各执一端，分道扬镳，难总其成，殊属可惜。夫中医理论之建立，追溯远古，可说全由"内视功夫"观照总结而来。其不同于西方医学者，彼重"形质"（如死尸解剖、动物实验、试管培养等），倚重外求；而我重"气化"，内取诸身，结合临床，相互印证以成论。故其体系独特，而所谓独特者，是相对于机械唯物主义而言，非以玄谈为独为特也，此实缘于"方法论"上的先天差异所致。故欲了知中医之秘，必通"内景功夫"，而炼气家欲至上乘，亦必通晓古典中医各论，故他主张"医气合流"，良有以也。湖南省参事、中医爱好者滕敬侯先生听了周先生的《阴阳大论》讲座后，曾赠诗如下。

其一：阴阳大论四座倾，高山流水赋流形；李白白饶丹砂趣，何幸今日有葛洪。

其二：学儒不为孔家囚，言气亦非道者流；三家活泼皆自在，阳春白雪映曹刘。

古典医籍里有许多所谓"密部经论"（俗称"隐语"或"遁词"），这是历史的产物。在注释医经时，必须审慎考证，消除以经解经、以讹传讹、牵强附会、望文生训之流弊。不懂之处，可以存疑，不可妄自扬弃或删截。但其中少量糟粕，亦必须剪除。中医理论上的重大学术问题，如三焦形名、脉学原理、伤寒病理之中医观等，他都有自己的独到见解，大都散见于以上《丹医语录》之中。例如，周先生定三焦即胰脏，数据具体，令人折服，千古秘奥，功在岐黄。

他最反对江湖俗子，曲解经文，窃传所谓"阴阳采补之术"，他的修炼内传口诀是"采自自身药山"，何必外求。情动则脧至，元精既成败精，苟强行忍精，必致败精内蓄，而癯腺肿，必不救。两败俱伤，何益养生。若情发之有节，自无患而益寿也。

先生课徒，注意实证及基本功，例如从他学医者，必先习按跷导引术，进而习动、静两功，然后才授针灸（他的内传针法为蟠龙金针术，针长盈尺而无柄，盘绕于大指，以大指次指练就的一种蛇行蠕动手法，缓缓送入病家体内，而病家竟无所知，可针眼底，亦可由百会进针，由下颌拉出，以救厄疾）。然后才授内外两科阴阳证治大法。其始于按跷气功之学习者，多难以接受其针药之秘要。

他尝告诫学人，自己不敢吃的药，绝不准滥开给病人服用，丹药尤其如此。夫丹者，单也。少量金石之品有单刀直入之效，然用之不当，其副作用亦非凡响。故丹药之用，亦必本中医基本"理、法、方、药"之规范，不可以一驭万，庶不致沦为铃医走方之辈，有厚望焉。

先生授业，以鳏、寡、孤、独、穷、残、良、智等八类人为限，但前六类必须具备后二类之品质，其不属前六类者，但品质善良又具慧根，尤当传授。他授徒从不取值，经济困难者，反补助衣食，受其惠者，大有人在。对徒辈品行，要求极严，虽"三年困难时期"，亦不准打扰病家，肚子吃不饱，在他家偶尔填补，他反乐而无怨。

周潜川医师后学

廖厚泽医师传略

廖厚泽先生，为今之良医也，系丹道学范，中医宗风学者，一代仁贤，是周潜川先生高足。

先生是湖北兴山县人，世传中医。早年师从兴山名医王慈臣老先生，学《伤寒》理法，参同医宗并怀达仁之智。15岁离乡，值遇抗战，辗转鄂、川、贵，完成学业，后入民国海军学校学习天文、航海、海道测量等科，并著述了一些有关专业书籍，现存于国家图书馆。新中国成立后，听从国家安排，于青岛海运局和中央交通部任工程师，为我国海事和海外贸易做出了很大贡献。

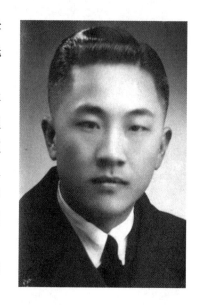

20世纪50年代，先生再度事医，叩教于周潜川先生，1961年经中央组织部批准从交通部调往山西省中医研究所工作，追随周潜川先生，得其丹医内脉之传，深宣岐黄玄奥。时为周先生抄写手本，整理医案，得先生神会之授。安危妄常，晨昏不歇，秉承仁德。丸散膏丹，汤石针械，历勤操修。后因受错误处理，廖先生被暂停行医，生活无着，先生犹以一身之医术，未能为众生服务而引为憾事。

先生继承丹家医脉，以峨眉丹医理论参契祖国医学之生理、病理、医理、药理，以及脉、诊、证、候。一生勤勉，积功累行，行医之中，以德立法，平心待人，处方辨证，无丝毫松懈。遣方用药，贵在精微，少少几方，略加调剂，则可疗诸种病证，使患者耗财无多，服药无厌，而能收到奇异疗效，中医心法尽现其中。

先生秉承周潜川先生著书、课徒之心愿，欲为中医理法传承做贡献，避免中医误入"存药废医"之歧途。其著书立说谨遵临床证验，毫不浮夸。办学讲座，在北京多所大学内为年轻学子讲授峨眉丹道医学，不计名利，潜心课徒。先生对学生十分严格，未学内科，先授按摩，既学按摩，后处辨证之心法，再学针灸、方药、丹砂、煅炼等术。先生常言"能否成事，就看推磨扫地"，要求学生从每件平常小事做起，秉承师教，精勤德业，始可传授活人之术。

先生一生勤俭，从不收受患者财物，时常帮助生活困难的学生和老家贫困民众，毕生藏书捐赠给老家兴山建立医籍馆。奔走行医，呕心沥血，风雨无阻，终于积劳成疾，不幸逝世。大医风骨，堪为后学楷模。

刘炤　赵宇宁　严洁　整理

廖厚泽先生生平

廖厚泽，曾用名郎琴生，1923年8月25日生于湖北省兴山县城关镇。

1941年考入海军学校第11届航海科，学习天文学、航海学、海道测量及"罗经差"等专业。

1946年毕业。后转入青岛海军军官学校第36年班学舰课（课程有造船大义、轮机大义、通讯、枪炮、鱼雷、舰队运动、帆缆、雷达、声纳等）。

1947年毕业，以成绩优异留校，在该校学生总队任区队长、中队副并兼教"球面三角学"。

1949年上海解放前夕，至香港参加革命工作，接运社会知名人士如李济深、黄绍竑、柳亚子、白杨、吴蕴初等人，及采购新老解放区工业生产原料等。

1950年调回国内，在青岛海运局任船务部主任及机务科科长等职。

1952年调中央交通部海运局任第一副科长，七级工程师。

1958年师从中国传统丹道医学家、峨眉医学十二代宗师周潜川医师学习中国传统丹道医学、炼丹术、按蹻导引术以及各科疑难病症的辨证施治。廖厚泽先生一直跟随周先生临证与讲学，后经中央组织部批准调山西省中医研究所为中医师，参加研究及治疗工作。

1983年被聘为北京市文史研究馆馆员。

1983年受聘为光明日报社科技服务总公司中医顾问，筹办光明中医函授大学。

1986年受聘为张锡纯学术研究会理事。

1987年受聘为北京市环侨医院中医门诊部主任。

1988年离休后，将所藏的约千册中医书籍以及电子治疗仪等，捐赠给湖北省兴山县，并节衣缩食资助成立"兴山县医籍馆"。

1989—1998 年，于门诊之余，应邀在北京中医药大学、北京医科大学、北京联合大学中医药学院、海淀走读大学、广东揭东中医药专科学校等多所医学院校讲授传统中医文化，指导学生临床实习。

1998 年 5 月 11 日在北京因病逝世。

附：廖厚泽先生著述

1.《船用磁罗经校验术》，人民交通出版社 1958 年出版。

2.《海船救生知识讲话》，人民交通出版社 1958 年出版。

3.《船舶消防知识讲话》，人民交通出版社 1963 年出版。

4.《1960 年国际海上人命安全公约》及其全部附件（译著），人民交通出版社 1964 年出版。

5.《明堂浅义》，上海科学技术文献出版社 1989 年出版。

6.《伤寒金匮汇证诠解》，中医古籍出版社 1996 年出版。

7.《金匮要略辑注》

8.《哑科辑要》

9.《本草达仪》

10.《祖国医学思想史论》

11.《癌症治疗》

12.《红楼医事评按》

13.《按跷导引术述义》

14.《观老庄影响论》

赵宇宁　严洁　整理

王高银医师传略

王高银（1931年12月—2000年3月），男，汉族，山东省新泰市人。1948年11月参加中国人民解放军，任卫生员、军医。1961年6月至1965年8月受部队医院派遣，于北京和山西省中医研究所师从周潜川先生学习中医5年。于1966年返回原籍，在当地行医15年。1980年，转业到山东省新汶矿务局机关医院工作。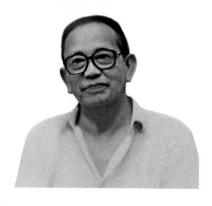
1988年离休后，开办新泰市疑难病中医研究所，继续造福病患。2000年3月诊病途中，突发急性呼吸衰竭逝世。

王高银先生认真好学，任劳任怨，在部队期间，荣立一等功一次、二等功三次、三等功五次，多次被评为沈阳军区积极分子。1959年参加全军积极分子代表大会，受到毛泽东等国家领导人接见并合影。转业到新汶矿务局后，多次被评为先进工作者和劳动模范。

王高银先生师从周潜川先生学习中医后，如饥似渴地挖掘宝贵的峨眉丹道中医遗产，其中对"阴阳大论品""证治大法品""针灸大法品""外科大法品""骨伤科大法品""黄庭经详解""峨眉天罡指穴法""玄门四大丹""玄门九九八十一丹""毒龙丹证治应用"等进行了深入学习，为以后行医打下了坚实的基础。

王高银先生一生治愈病患数万人，对中医内科、儿科、妇科、眼科尤其擅长，受到了广大患者的爱戴。

王强　整理

前　言

　　本书自 2011 年出版以来，已 6 次刊印，无数后学得闻峨眉丹道医学之要妙；峨眉医学诸位师兄多方结集资料，分门别类，剖幽析微，辑录廖厚泽医师生前临证语录、临床经验，弥足珍贵！吾亦是本书受益者，更由此机缘得入师门。

　　何其幸睹兹书哉！吾读此书几十遍，往往手不释卷，夜则放于枕下伴吾安眠。每每研习本书，深深折服于峨眉医道贯通于阴阳、五行之核心，对气化、藏象、六气、标本、逆从之深研，囊括大方脉、草木还丹、针灸、按跷、导引、药饵等博大精深。夫廖老殚心思于轩岐仲景峨眉丹道之学深矣广矣！廖老常言，中医就是道法自然，不能西化了；廖老是船舶航海方面的科学家，他老人家讲中医从来都是实事求是落到实处，把一些玄虚的东西去掉了。子曰：吾道一以贯之。廖老就是秉承《内经》《伤寒》一以贯之，厚积薄发！

　　古人云，得其人乃传，非其人勿教，诚重之也。故扁鹊仓公辈，禁方不轻授人也。廖老慈悲为怀、金针渡世，"经方课徒传心录"篇中西贯通剖析病 - 症 - 证机理，以阴阳为纲，功用为佐，详解体、用、能、所及阴阳相配互为牝牡、合方为剂、青城十四味、越脾法、柴胡桂枝法、现量、比量、性量、田甲由申等诀，甚将以往不传之秘皆和盘托出；"医学伦理学"篇体现出峨眉历代先贤对德艺双修、知行合一的高度重视，对后学提出了殷殷期望；"丹医语录"篇条条皆为临证治病可参之治验，珍宝璀璨，跃然纸上。透过文字，仿佛能感受到廖老当年行医济世，传道授业之慈悲大爱之心，油然而生感怀之情。吾恍惚看到一古稀之年的老人满头白发朝我慈祥地笑着，白天搭脉看病，晚上骑车奔走，于北京中医药大学的课堂上传道授业，孜孜不倦……

　　白圭之玷，尚可磨也，因本书多为学生记录廖老师临床跟诊语录经验，有些记录得鱼鲁帝虎，如黄芪与黄芩混淆；有些是打印的错误；有些是引文不够准确……在第2版中这些都得到了订正。

　　此次应广大学子、读者学习需要，并得人民卫生出版社的大力支持，师兄赵宇宁组织再版审校，衷心感谢朱靓贤、胡朝阳、高慧芬、唐风祥、徐金巧、秦瑶、周少慧、王昭儒、张述亭、倪娅文、安栋、单宇宁、左亚忠、高辛白、赵海蓉、李永兰、袁灵素、圣水、陈彦彤、悟简、此里、代玉杰等学生参与校对，更得邓一飞、曲伟、严洁、阮劲平、罗德刚、沈沛民、江南等师兄多次审校研讨，力求精准表达廖老所传医理医道。

　　希望本次再版，能延续秉承廖老先生及峨眉诸位大德之愿，不使医术湮灭、道法蒙尘，以期为有志之士所识，为传承峨眉丹道医学精华，造福广大民众尽绵薄之力。

李永健

癸卯仲秋于上海

怀念恩师廖厚泽

赵宇宁

一

长椿街前槐花迟，峨眉精舍念恩师。

轻锈才蔓铜挂锁，斜阳已染桃李枝。

二

蒙学十载犹难忘，摩义一朝洗药石。

愿承医道精诚志，笑看栋梁与世知。

序言（第1版）

父亲离开我们已有十三个年头了，他的音容笑貌时时会浮现在我眼前。在我的心中他是一位好父亲、好医生、好老师、好朋友。父亲的学识是渊博的，和他在一起，每天都是快乐的。每天都能学到许多新的知识。早年父亲学的是航海，英文讲得非常好，在我小的时候，对着夜空满天的星星，他会告诉我们这是天狼星，那是织女星。记得家里有本世界名画的画册，他会给我们讲米勒、达·芬奇的故事，告诉我们许多艺术家为了自己的追求，一辈子穷困潦倒。他教我们在逆境中要看到希望，顺境中要帮助别人。"文革"期间不准许行医，他做过壮工，给瓦匠师傅扔砖，每天累得筋疲力尽。晚上回来他还会风趣地说：因为早年在船上练过扔缆绳，所以砖也扔得特别准。父亲的乐观、豁达、俭朴、正直和他对医术的精益求精都给我留下了一生享用不尽的精神财富。

父亲的一生，可以用无私、大爱来概括。他爱祖国的传统医学、爱身边每一个人，爱病人、爱学生、爱家人、爱朋友，爱大自然、爱小动物，爱世上一切真善美的东西。他最大的希望就是发扬、继承祖国医学。改革开放之前因为种种原因，他常常给病人配药，不给药方。改革开放之后，因为政策好了，他在几家诊所出门诊还带了许多学生。他真想把所有的本事都传下去，把所有的心得都教给学生。每次出门诊他都会耐心地教学生号脉、诊断、处方，细致到把每味药用多少的分量都讲得清清楚楚。一个病人十几个学生诊脉，一天下来要用多少时间？遇到病情比较复杂的病人，开过处方后，第二天他还要亲自到诊所去看看有无好转。记得有个内蒙古的病人全身疼痛，是用担架抬到北京的，经父亲治疗痊愈后自己登上了长城，然后健健康康地回到了内蒙古。每当父亲讲起一个个生动的病例，我都看到他那得意欣慰的样子，感受到做医生的伟大与成就。他常说要用普通的药治复杂的病、艺高才能人胆大，他真的做到了学而不厌、诲人不倦。

今天父亲的弟子编辑了这本书，我十分感谢他们为此付出的辛苦。愿热爱祖国医学的有识之士能从书中领悟到一些有用的东西，谨以此书、此文献给父亲，寄托我们的怀念和敬意。

廖为群

2011 年 2 月 26 日

前言（第1版）

———————— ❖ ————————

一九九八年五月，恩师廖厚泽先生仙去。先生生前之病例资料原件大部遗失，幸有林强、龚明哲等师兄曾对重点患者病例复印存档，而使部分珍贵的病例、处方得以保存。

十余年来，各位同门师兄锲而不舍，寻找、整理廖师所遗病例、处方等资料，以期行于文字，著于竹帛，为后学经验，庶几告慰恩师在天之灵。

二〇〇八年春，时值恩师逝世十周年之际，众师兄弟拟将收集整理的文献资料结集出版以为纪念。师母闻讯欢喜，给予大力支持，然我辈后学，念廖师多年来教诲之恩，遂辞去师母所馈，自筹资金，竭尽所能，欲将廖师珍贵的医学经验传之于后学。

然大凡好事多磨，辗转两年余，其间屡次用命，未能得偿所愿，我等廖师门下，深感愧疚。今日幸得人民卫生出版社独具慧眼，愿将恩师文献付梓，而使峨眉丹医一门绝学不致湮没，为我中华传统医学再添一叶，令我等心下不尽感慨！

宇宁于本门资浅齿稚，德能不具，蒙诸位师兄不弃，公推主事，实汗颜无地。唯念恩师之事为唯一心愿，故自不量力，遂为担当。

本书上编以师兄罗非饬之先师北京医科大学讲座为蓝本，润以其随师临证指导、课徒入室见闻；下编以老师生前未刊之著述为主，汇集山东新汶王高银师叔、廖育群师兄等相关文章，以期展现峨眉丹道医学学术之全貌。唯部分资料散失或者论述不全之处，挂一漏万，希企读者见谅！

全书凡易十余稿，得杨曙光、罗德刚、阮劲平、刘焰等师兄多次审看校对，深感吾道不孤。

廖师厚泽先生之子廖育群先生（时任中国科学院自然科学史研究所所

长，教授、博士研究生导师）对书中部分疑难问题逐一作出了指正，特此致谢。

最后，感谢廖师长女廖为群女士为本书作序，将我们对恩师的感念与缅怀形诸文字，提纲挈领，发我辈思念之情。

赵宇宁

辛卯孟春

目 录

上篇　经方课徒传心录

下篇　廖厚泽遗论及后学论文合编

上篇
经方课徒传心录

第一章　绪论

第一节　东方文化的特征

首先这里并不是在探讨什么是科学，如此大的论题见仁见智，这里所讲的是中国的传统医学，中国的传统文化。中国传统的学问，从大略上可分为"象、数、理、气（炁）"，是哲学、科学之综合体。相比之下与西方的科学还是有很大差异的。

科学的尖端是什么？不得而知，但有人说过是两个核：原子核、细胞核。又有人说是三事，具体来讲就是：精神、物质、信息。科学认识事物在相对表浅的层面是比较确定的，但是在相对较深的层面则在有无之间，较不确定。

"象"者，形象义，如石有二类：火成、水成，由象可知。除形象义之外还有象征义、抽象义，均为哲学的高深境界。《周易·系辞上》云"形而上者谓之道，形而下者谓之器"。如《尚书·周书·洪范九畴》云"天乃锡禹'洪范'九畴，初一曰五行"，由此可知是义来之久远，当早于夏、周书中已有之。近多有人论及，曰古籍为秦汉时人所伪造。日人《医籍考》云："秦汉时人何与也？如春季葶苈子多，则夏季雨水多；看槐之盛衰，知麦之好坏；湖广熟，天下足等，皆象学也。"古人本能也就是人之天性，在古代本能甚强，但近代日渐失落。此以格物之知日增故。今人之危机，在于微观、宏观之物质变化多有探索，知道的科学知识与日俱多，而人本身气化则不加探究，更不知为何物。《道德经》云："人之生，动之死地。"科学每进一步，便向死亡前进一步。欲学古人者，当模拟古人。古人生活简单，言简，息少，心宁，远官。如《太平御览》云："日出而作，日入而息，凿井而饮，帝何有于我哉？"《道德经》云："我无欲，而民自朴。""数"者，数字之变，如今日之数学，亦甚复杂，但医学所用的简单。"理"者，物变之理，如生理、心理等。列宁云"心理是不成熟的意识"。宋明理学，论空之学也，今渐淘汰出医学。"气（炁）"者，道云"无火"，炁，本义为呼吸，即能量，分先天真一之炁、后天呼吸之炁。气与数合，称"气数"，是一门极高深的学问，当深通阴阳五行之学方知。知之者，可以预言矣，如《史记·项羽本纪》："楚虽三户，亡秦必楚。人气数至，便见其异。"若能合此四学，可有新的学问出现。

象者，抽象也，象征也。"抽象"一词，非凭空想象，乃指从具体到原则的认识功夫。它不是贬义词，乃指概念之升华。例如：生长于树木之上那些绿色的片状物，统称"叶子"。大的概念，在语言上，吾人只要说"叶子"二字，对方就可在他的脑海中形成叶子的形象。若再于"叶子"之前加桃、李、松、柏等定语，对方就又会产生桃叶、李叶等概念。所以概念是从具体事物通过"抽象"功夫而来的认识。概念还可以进一步"升华"来做"判断"。例如农民种庄稼，只要种子一旦发芽出土，有经验的农人根据幼苗的苗壮与否，结合当年的气候和水土等，就可判断当年的收成。这种情况就是概念的再一次升华。这种升华是从幼苗的"象"而来，所以中医的"望诊"，便是以"形"到"象"的升华为其基础的。故望诊也是一种生命科学。

数者，数字或数学也。"二五之精"之类便是，世间一切事物的实质，都可用"数学形式"来加以陈述，解析几何学里的"经验方程"便是。再如人的寿限，是受人体细胞分裂次数的极限（50 次）来制约的。但在中医看来，若有精深的中医药学的帮助，此说也是可以商榷的一个变数，而非绝对。

理者，道理也。任何事物的变化，都是由其内在之"理"所决定的。以上所云中医的"四理"便是。故学中医若不通四理，何以言医。我国宋代理学家所谓"格物穷理"之说，虽言之不透，但也不离"理"字。

气（炁）者，能也，事物变化之动力、动能也。养生或治病之道，无非是依据医学，以维护或增进人身之自然疗能而已。

以上是纵向的分法。若横向分类，亦有五术：山、医、命、相、卜。

佛学中有三量论，现量、比量、性量（圣言量）。性为本有性质，现为现前之数量，比为比例。又有三际论：过去、现在、未来。

任何现象均有物质基础。找出物质基础，是医学的任务，决不可空言无物。例如，粉墙忽然出画，俗称"鬼洗墙"，民间云主不吉利，其实为真菌。无论如何解释现象，能找到物质基础，才能得到知识。故一切鬼神附体等现象均应加以物质解释，如"白布障""鬼打墙"等，虽幻犹真。又如做梦，梦至少有三种。一云复现，所谓"日有所思，夜有所梦"；二云藏象反映；三云信息，天地之间种种信息所感。

儒家文化中亦有卫生知识。如《论语·乡党》曰：色恶不食，臭恶不食，失饪不食，不时不食。又云：食不言，寝不语。吃饭是一次大修养，专心方可。《左传》曰："男女同姓，其生不蕃。"但是儒家没有专门发展医学而是将医学融入文化之中了。

注：廖厚泽先生于中医学方面有着宽阔的视野，这本应当是中国传统医学必然具备的东西，只是现代科学的微观研究逐渐让这种源自人本性和本能的思想方法逐渐被忽略，渐次退居二线，甚至于被当代医学拒之门外。致使很多疾病能从微观上得到认识，却无法从宏观上找到彼此的联系。廖先生用这段朴素的语言，简单地告诉学生，中医学习本质上是发现各事物之间的普遍联系，重视天地人的各种现象，以及现象背后的深刻哲理，本着格物致知之学，最终做到知行合一，方能诊疗疾病。

第二节　中医学基础知识

一、概述

中医尽用此四学。象者，医用观相之学。因命运决定于性格，性格决定于生理，生理决定于五脏，五脏之气见于面。如脾气旺则鼻头圆，肺气旺则耳美等。五脏依五行而生。

故学者必读经。经中多有隐语，如经中"少阳之上"，是少阳经上行之义。又其中讹字者，当能正之。读经后应能治病，理而可用。

中国传统医学中有四门：生理、病理、医理、药理，皆须认真学习详加体会，才能成为一个合格的医生。

二、中医生理概论

中医生理：分为经络论、气化论、标本论、逆从论、藏象论等。

（一）经络论

医界有言：不懂十二经络，张口动手便错。经络学说是中医学的基础，应自行整理、掌握之。中医治病靠经络，非神经路线也。

经络者，非止针灸铜人所示。首先，经络非线状；其次，穴位亦有正误之处。《针灸品》曾纠正许多错误。而经络内在之交会，则需入定方知。古之修证与医学结合，有"内景"之谓。今之经络挂图均是经络表支，而里支则需"内景"功夫方可知之。"内景"二字，当受用一生。知"内景"方能治病。

《伤寒论》论六经。《周易》谈四象：太阳、少阳、太阴、少阴。六经中再加阳明、厥阴，以其实有其脏腑、经络、疾病。再以足经统摄手经，共十二经矣。正经者，人身左右对称之脉也，内连脏腑，共十二条；《奇经八脉考》云："奇经凡八脉，不拘制于十二正经，无表里配合，故谓之奇。"正经如有线电，奇经如无线电。如以武功打人，当干扰其奇经，扰其大脑方可。如在人面前，阳掌变阴掌，可令人一晕，即此义也。手经是足经的分支。如太阳篇，即是足太阳经。外行由额下足小趾，里支络于膀胱。手太阳自小指外侧起，内络小肠。其阴面是手少阴心经，一内一外，称相表里。如腕外侧痛，则捏起手肉，对穿两经之穴如后溪、神门等处即可治疗。又如合谷透鱼际亦是表里对穿。

表里者，两条经络在内部相通，外部彼此有络脉相通。表里之学的应用，则有肺病需治大肠，大肠有病需治肺之论。如外科治疗痔疮之法，用桂枝二三两（注：一两为 30g）久煎浓汁，喝后，坐一会儿再开刀，则可忍受手术而痛楚大减。治愈后再吃两服补肺之药，则不复发痔疮。此法根据肺与大肠相表里。中医之法，当及表里之经，不可孤立。如肺与大肠为表里，故痔疮必治其肺。

手足经相统摄者，足经为主，足经粗大、气足，易刺、易得气（酸麻胀痛）。如足三里穴在两条肌腱之间，按之则足背动脉消失，自觉酸痛。又如列缺穴，用鹰咀劲捏拇、食二指扣之，则太阴、阳明两经俱麻。手穴浅，气弱，反应小，疗效少，十二正经手经归于相应足经统摄。

《灵枢》云"在门者，邪循正气之所出入也"，"神乎，神客在门"，知神居门中也。故刺门字穴者，可补可泻。如刺期门可泻肝气，亦可补之。如肿瘤剧痛、胸水者，用门字穴手法治疗则易见效。亦可炒热盐包以烫之，然不可久用。亦可利用红外线治疗仪。每日手法治疗十人者，不致伤及自身。

中医经络有子午流注学说。营气 4:00 出于肺，至 2:00 归于肝。故人早晨 4 点要翻个身，呻吟一声。尤其是犯人最为明显，古称狱啸（古人常用啸字，如松啸等），以心中苦闷也。12:00 至心，故午时勿开玩笑打人，正午时出手易伤人。16:00 至膀胱，不尿者此时多来尿。流注之时，非仅此一脏有气，实则他脏亦有气，至流注之时偏旺而已。

子午流注是一种特殊的时间医学疗法，具体方法在这里不做详释，但是它在按摩和点穴等一系列疗法中都有应用。如毫针刺法、如点穴用剑指法：将示、中二指伸直，拇指扣住无名指与小指，相互用力张紧，则可以发力矣。若指正对云门则感觉手上气脉不通，是肺经出病。又如针刺麻醉，在肺手术时，在肺经上需刺许多针。古时用马嚼铁制针，甚粗。若针麻用毫针，则需刺许多针方可定痛；用粗针则一两针可阻滞经络，从而止痛。

（二）气化论

如尿不出而治疗胰脏，即是气化之思路。我们认为三焦孤府在物质基础和生理功能上与胰脏有着密不可分的联系，治疗胰脏就是调治三焦，三焦为元气和水液之通路，所以我们可以用调整胰脏的气化功能来解决尿不出的问题。

（三）藏象论

藏象者，乃脏腑气脉在高级神经中枢的反射，是脏腑功能之学。中医说脑是反射器，非神器。五脏方为官。如夜梦蛇缠、夜梦失火、夜梦红衣小儿多为心神外逸，梦或幻见小黑人多为肾病等。《金丹大成集》云"婴儿在肾，姹女在心"。如所谓神经衰弱，多因胃气不降而致。医云：五脏各有阴阳。关于藏象之详论，中医有《素问》《灵枢》，道家有《黄庭经》，略有不同。

（四）标本论

标本者，标为现见症状，本即脏腑之实变也。《灵枢》云：不知根结标本，不足以为工。如膝盖痛者，实为胃病。偏头痛者，三焦经病，小柴胡汤加减可也。再如肩痛多病在脾胃。

（五）逆从论

逆从者，逆为正治如白虎汤，从为反治如白通汤。如高热，凉药可解，热药亦可。修道即修逆道。顺道成人，逆道成仙。如引气下沉以养内脏。

三、中医病理概论

中医病理：即发病之原，包括阴阳、五行、六气。如初冬咳嗽者，是内热未尽，外寒束之。治宜滋阴解表。

中医的病理学是研究发病的学问——即人为什么会生病，这与现今所谓的细菌学说、病毒学说、神经学说、体液学说等，虽有某些可以互通之处，但有精粗、深浅、然否之分。在我看来，西方的这些探索，虽然也有一定成就，但总的来说，只不过是一些"形而下"的表面认识，在许多方面，似仍停留在"试验医学"的水平上。而在中医的眼光里，人们之所以会生病的根本原因，主要是"本气自病"所致。而细菌、病毒等"邪气"，只不过是"外因"。所以《素问·评热病论》教导说："邪之所凑，其气必虚。风雨寒热不得虚，邪不能独伤人。"《素问·生气通天论》又说："阴平阳秘，精神乃治。"故曰"治病必求其本"。本者，本气也，即人身之"免疫功能"。考细菌，在《黄帝内经》称为"苛毒"，苛者，按《说文解字》训为"小草"；而"病毒"在《黄帝内经》称为"疠风"或"戾毒"，即一种不正之气，它可以从皮毛进入人体，亦可从口鼻进入人体。若按中医观点，邪气只不过是疾病的"第二性"原因，而非疾病的"第一性"原因。即中邪气之后，或有发病的，或有不发病的。西洋医学史上记载：在德国一次学术辩论会上，有学者当众喝下霍乱杆菌而未发病。有名的"伤寒玛莉"事件，不也是旁证吗？所以，在中医看来，防病与治病的主要要领，首先必须着眼于人身免疫功能的恢复与维护，才是"上乘"。否则，难以言中医药之全也，这便是中西医学的主要分野。

（一）关于阴阳

中医之"阴阳"，阴属有部，阳属无部。在人体有部是可以观察到的、物质的，即皮毛、筋脉、骨肉等"有"的，无部是无具体形态，但有功能状态的，即经络、气化、藏象。阴阳有三义：一者，事物之一体两面。阳为功能，阴为物质。二者，可分而不可分。故曰：孤阴不生，独阳不长。三者，阴阳不二而又非一。

中医是治阴阳者，故别阴阳而知用药，阴阳是用药总则。如龙、牡是阴药，玄参、麦冬亦是阴药，不过力轻而已。《伤寒论》云：桂枝下咽，阳盛则毙；承气入胃，阴盛以亡。故非药治病，当依阴阳为治。故无麻黄用芝麻秆、紫苏叶亦可；无桂枝用生姜、桑枝可代等。药物可变通使用，如全蝎治外科，亦可治胃溃疡；黄芪治外科，亦治十二指肠溃疡等。故李东垣升阳益胃汤可治胃溃疡。屈原《九章》云：览民尤以自镇。当学习民间之方法，如《串雅》《抱朴子》以开阔视野。

开方中的阴阳应与患者调和。如甲亢之人，阴不足，故脾气大，或生闷气。治之当补气、下气、清热、育阴。民间俗称气脖子，文言称气瘿，长大下垂成瘿赘，此时再吃碘则无用矣。患此之人均白胖，眼睛大，皮肤细致，头发细。相书云：有憨福，脑子不好用，数理不行，语文、外语好，记忆力强，理解力差。厚道、胆小、善良。方用：人参、白术、茯苓、紫苏子、莱菔子、生石膏、玄参。若无效，当与参附龙牡汤。故高热用石膏，不退反用姜、附。故用方必须知其方解，亦应知其患者之脉证。

《道德经》云"万物负阴而抱阳，冲气以为和"，是知一体两面之中还有核心也，即是阴阳能结合者。东方哲学所云体、用、能、所四字，体者体系，一体也；用即两面。屈原《天问》，拜太庙观壁画而问之，其中曰：阴阳三合，何本何化？此即体用问题。事物自己内含动力。能所者，能即其能力，所即其所用。如防风通圣散，能为清热除湿，所治外感初起，湿热流注。又如修水库，贮水即能，又称位能，发电即所。

释阴阳：

世间万事万物，皆有其"一体之两面，可分而又不可分"的普遍性。古人常用"阴阳不二，而又非一"这样一句术语来加以概括。

那么，在人体上，什么是"阴"呢？凡人体的一切生理构件（如：皮、膝、筋、骨、血、液、毛发爪甲、四肢百骸、五官七窍、痰涎涕唾，乃至汗液、大小便等排泄物……）、一切有形有质的部分，皆属于"阴"。

什么是"阳"呢？在人体上，凡肉眼看不到的那些"功能作用"（energy and function），如：心功能、肾功能、脑功能……乃至经络、气化、内分泌作用、抗病功能等，皆属于"阳"。

又如在药物性味上，凡"辛温发散"能促进人体功能的药味，皆为阳药。反之，那些酸寒收敛或甘寒生津的药味，统称为"阴药"。

如果一个生物体，只有阴而无阳，便是一个死体。这在《易经》里叫作"孤阴不生，独阳不长"。所以，阴阳两象，必须相互依存，两者又必须相互摩荡，才能相互发展，而现出生机。这就叫作"阴阳互根"。相传楚国的屈原大夫，他在祖宗的太庙里，看到墙上的一些壁画，感触万端，于是在他的《天问》篇里，不禁向天问道："阴阳三合，何本何化（阴阳三合者，按《黄帝内经》说：太阳与少阴为一合，阳明与太阴为一合，少阳与厥阴为一合）。"意思是说，阴阳两象，何者是变化的物质基础？孰为变化的原始动力？这样的问题，常使千古读者不禁长想悠悠。

《道德经》也说"万物负阴而抱阳，冲气以为和"。意思是说，在自然界里，阴阳两象，其所以能相互推动，而又能相互发展的那种"能、所"作用，就是所谓的"冲和之气"，亦称"冲气"。为帮助思索，举例明之：天上水汽，积而为云，遇冷则下降为雨，其理浅近。可是大旱之年，天上云彩很多，为何不能凝为"甘霖甘澍"，来拯救那些望眼欲穿的"生灵黎庶"，而必待科学家用飞机播以电离过的硝酸银溶液的水雾，才能作人工降雨呢？这硝酸银溶液，就可用来比拟"冲气"，又如药物固然抗病，但在中医看来，内服药物并非直接抗病，而是通过药物调动人体的"潜意识"促进人体阴阳两象达到"阴平阳秘"，才起治疗作用的。再如高热患者，必待喝了"白虎汤"之类药剂之后，才能退烧。这样看来，白虎汤并不抗生，更不杀菌，只不过白虎汤在这种情况之下，起了一种"冲和"作用而已。

所以《伤寒论》说："桂枝下咽，阳盛则毙；承气入胃，阴盛以亡。"这也是说明：药物的阴阳体性与患者的生死关系，不过是人体阴阳与疾病的阴阳是否不同而已。

以上所举大端，以明"阴阳论"在治疗上的道理，限于篇幅，不及详赘。

中医按此道理，辨证施治，常有神效者以此，西方人士不解中医阴阳之理，常以所谓"东方神秘"贱之，殊属可笑。

《后汉书·郭玉传》云"医者，意也"，良有以也。不明阴阳，何以医为？

（二）关于五行

五行者，金木水火土也。在人为五脏，在天为五星。《黄帝内经》云：

"七曜纬虚，五行丽地。"《千字文》云："天地玄黄，宇宙洪荒，日月盈昃，辰宿列张。"

五行在人是五种格局，父母所与。内脏是五脏。五行者，地上五种物质与天上五大行星相关，受其影响故生。经云："七曜纬虚，五行丽地。"如观星可以预报洪水，亦可以得知对五脏的影响。又如彗木相撞，则长江流域发红眼病。今知五行大冲（照地球最长，或行走转向）之时，对地面感应最强。

"五行"即心肝脾肺肾。董仲舒认为：五行可归纳为形声色气味，称大五行；其余称小五行。五行首先是"五形"：金、木、水、火、土；五声：宫、商、角、徵、羽；五色：青、黄、赤、白、黑；五气：臊、焦、腥、香、腐；五味：辛、甘、酸、苦、咸。故金木水火土为小五行，形声色气味为大五行。五行之论，周时已入档案，见于《周书·洪范·九畴》。

五行学说是生命起源的学问。《周书·洪范》引之，《左传》引之于五材。《周书·洪范》说五行与五脏人体生命相连，此乃商朝元老箕子的心得。历史也与五行有关。我们自称黄帝子孙，实则我们更早的祖先应是炎帝。因中国别名震旦、赤县，知其属火也。《炎黄源流史》云：中国不止起于尧舜，应起于华胥氏，此是公元前 40 世纪。如木型人，身材细长，面不圆，性喜扶摇直上，遇打击则病，能直不能曲；火型人，鸭蛋脸，性急躁，不稳定；土型人，五短身材，肥厚，颈后有肉，性格保守，代人受过，不会投机；金型人，四方白脸，嘴平腮方；水型人，圆面黑面，目中有光，称水色，黑白分明。再依形声色气味大五行分类，可观察事物矣。

五声者，如经云"木音可可"[1]，角读 gō，发音用唇齿舌鼻；徵音 zhì，齿舌音；羽音 yù，为唇音。如脾脏病，念宫 - 冬 - 通；肾脏病念羽，徵是振动心脏之音，商为肺音。五音亦可于发音位置推究唇、齿、鼻、喉、舌。

古人云"木曰曲直作酸"。故木型人不可压制。凡瘦高面长色青者是。是人直言，应利导之。肝病则喜食醋，亦反酸。"火曰炎上作苦"，火型人尖面而红。"水曰润下作咸"，水型人黑面而圆。"金曰从革作辛"，其人面白而方，有决断性。"土曰稼穑作甘"，其人五短而黄，面厚。

五行的关系有生克乘侮。相生者，如木生火，肝木可生。虚寒体质之

---

[1] 出处待查。

人，欲改善之，当先条达肝气，如柴胡桂枝汤，即是木生火。条达木气，就可振奋心脏。如李东垣"升阳散火汤（葛根、升麻、羌活、独活、人参、白芍、柴胡、生甘草、炙甘草、防风、生姜、大枣）"即调木气以散火之义。火生土，如用桂枝强心，可以使脾胃正常。所谓"益火生土"，即小建中汤之义。幼儿若不吸吮手，脸色乌黑者，当益火生土，散寒则愿吃矣。小建中汤益火生土，可治疗小儿脾胃不调之面黄肌瘦。土生金，即所谓"扶土生金"，即肺虚病治脾胃法，补气滋阴，以肺为阴脏，应滋养之，如天地人膏（天冬、地黄、人参，天冬、人参补肺，地黄滋阴），琼玉膏（人参、茯苓、地黄、白蜜）等，俱是此义。如肺结核，当用四君子加地黄、山萸肉，培土以生金，勿令其咳破也。金生水，欲令肾壮，先调其肺。若气下降则肾气足，气隔于上则血不下，故小腹冷，经络不通故。男科病，少腹冷，用柴胡桂枝汤加沉香、莱菔子，即金投于水之法。古云：金投于水，则水生发。故令肺气下降可治男女不孕症。水生木者，古云：滋水涵木。滋肾阴则木气缓，收敛肾阴可平肝气，如六味地黄丸可降血压。

五行相克者，隔而克之。治疗时有隔一、隔二、隔三之说。中医称生克制化。中医当知生克制化。如肝炎即是木克土之疾，用扶土抑木之法。又如肾炎不尿，乃土克水也，当调土，整好胰脏则尿通，如柴胡桂枝意。生化者，不生者生生，不化者化化。

乘侮者，子欺母为侮，如火大伤肝。反克为乘，如大红胖子，土气太旺，则肝气衰。

五行学说，按它的诠真面貌而言，是古代医家通过古人所谓的"内景功夫"，并结合所谓"象天则地、远亲近择、取类比象、触类旁通"等法则，所获得的关于人体五脏生理、病理、医理、药理的一些"抽象"性的规律，所以它不是玄学。数千年来，它一直被认为是中医的理论基础，并在临床治疗中起着重要的指导作用。科学家们常把它与古希腊"自然学派"，如泰勒斯（公元前624—547年）、阿拉克西米尼（公元前585—524年）、拉克里特（公元前540—480年）、恩培克多克（公元前490—430年）等人所谓的"四大学说"（地、水、火、风）那种简单直观的认定相比拟，这是不全面的。在"四大学说"的指导下，西方至今没有孕育出一种像中医这样精深的生命科学。

至于五行学说的起源，在我国历史上有文字之前，或已存在于我国古代哲人之间，试观西安半坡村出土文物中就可看出其端倪，半坡村出土一把骨梳，其上就刻有类似"八卦"的图案，不过因为这把梳子在地下保存的年代久远，八卦图的各阳爻还可清楚地辨认，而各阴爻的图案则因自然腐蚀的关系，看起来都有点像阳爻而已。读者若有机会到西安参观，最好不要忘了到半坡村文物展室里用放大镜对这把梳子亲做观察，是幸。

今再从现存古籍来加以考察，《夏书·甘誓》就曾记载："有扈氏威侮五行。"《夏书·甘誓》相传是夏王朝传到夏禹的儿子启时，在今陕西的户县有个部族有扈氏，因为它的首领对"公天下"一变而成了父子相袭的"家天下"的政治模式的现实不服，启于是兴兵予以讨伐。史官记录下了当时的誓师宣言，故名《尚书·夏书·甘誓》，这事距今大约已有40余世纪的历史。

《尚书·洪范》篇，也有关于五行学说的文字记载。相传武王克殷的后二年，向商朝遗老（箕子）请教治国大略。箕子于是根据《洛书》传给武王九种治国大法，史官记录了箕子的话，即今所见的《周书·洪范·九畴》。其第一畴即"五行"。其文曰"初一曰五行：一曰水、二曰火、三曰木、四曰金、五曰土"，并解释说："水曰润下……作咸；火曰炎上……作苦；木曰曲直……作酸；金曰从革……作辛；土曰稼穑……作甘。"这是什么意思呢？今从有关各书特别是《黄帝内经》加以体认，那就是说：任何一位人君，若欲把他的臣民治得很好，除了要重视其他"八畴"的要点以外，首先要懂得他的臣民"五脏"的先天禀赋所产生的五种不同的气质或本能，然后因势利导，综合平衡，用长避短，使之各有所适。若按《黄帝内经》教义，大致可以体认如下：

"其一曰水"者，大致是说：人体之肾脏主一身之精水。它具有灌溉人体上下、表里、内外……各"阴元"之功。治肾当用"咸以润下"之品，如龙骨、牡蛎之类的收敛镇静剂。若其人先天禀赋以肾气主事者，则性格上常带有迁就下属的本能，云云。

"其二曰火"者，以心脏属火，心主人体之动能，有开发人体机能之功。若其人先天禀赋以心气主事者，常易心火上炎，固执己见，善用心机。若其人心火过旺，当用苦寒药如黄连、栀子之类直折其心火，云云。

"其三曰木"者，是说肝脏之本能，犹如树木，喜直而恶曲。若其人先天禀赋以肝木主事者，其人常欲扶摇直上，怕受委屈，其性刚直，喜净谏。若其人肝气过旺，当以酸收的药味如白芍、五味子之类以收敛平伏之，云云。

"其四曰金"者，以人体肺脏属金。肺脏在人体司"治节"，常欲使人体之气机开关合于常度，并能促使人体之生化不断地因机体需要而生变革，古文"金曰从革"。若肺气因外来的风寒而闭滞者，当以辛辣的药味如麻黄、桂枝、生姜之类予以发散。若其人先天禀赋以肺金主事者，常不满足于现状，而思变革，云云。

"其五曰土"者，是说土是脾脏的属性，脾在人体中的功能犹如土地的作用，为各脏的生理运作提供精气，是"生化"之本，脾易生湿，因其为太阴之象，除脾之湿，用燥湿的药物（如苍术、白术、茯苓之类），若其人先天禀赋以土主事者，善容他人，调和事物，有中庸之德，云云。

五脏彼此之间有相生与相克的有机关系。

木（肝）、火（心）、土（脾）、金（肺）、水（肾），此五者，依次影响，谓之"相生"，即木生火，火生土，土生金，金生水，水生木。例如：其人肝虚，如肝硬化而致心力不足者，当用辛温发散之药，调补其肝，则心力自旺，如李东垣的"升阳散火汤"之类是也。若其人心火不足，而脾土自虚者，当用辛温之药益其心火，则脾土之气自旺，例如张仲景的"小建中汤"之类是也。若脾虚损而肺气不足者，如脾虚所致的肺虚病，则可用补气健脾的"四君子汤"之类，扶土以生金。若其人之肺气不降而肾水不生者，当以适当药味（如"三子养亲汤"加沉香之类）下其肺气，使金水两气相交，俗称"金投于水"法，则水自生。若水亏于下，虚阳上越，而成头晕、目眩、耳鸣、血压偏高等症，则可用"壮水涵木"的"六味地黄丸"，以敛心火，则肝阳自平矣。以上释"相生"。

木、火、土、金、水，此五者，依次为"隔二"的关系，谓之"相克"。即木克土，土克水，水克火，火克金，金克木。

肝木过旺而脾土自败者，如忧伤过度而食欲不振，当用适当药物条达其肝木，则脾土可望恢复其功能。

脾土过旺而致水道不畅者，当以适当药物健其脾土，如张仲景"越婢加术汤"之类，则水湿自去，而脾阳可复。

若水寒于中而心火不旺者，利其水湿，则心火自旺。

若心火过旺而克肺金者，抑其心火，肺金自安，则燥咳之疾可愈。

若肺金之气过旺，而肝木不舒者，泄其肺金，则肺气自平。钱乙"泻白散"之类可酌用之。

以上所举，乃某脏有余之证之概略。若某脏之气不足而影响其"隔二"之脏而致病者，则谓之"乘"，其药法与此有异矣。限于篇幅此处不赘。欲知其概，可参阅有关医籍。

以上关于五脏"生、克、制、化"的关系，对中医临床至关重要。否则必陷于"头痛医头、脚痛医脚"的泥沼，而莫知其纪，遑论出奇制胜也。此即《列子·天瑞》所谓的"不生者，能生生；不化者，能化化"之义也。以上释"相克"。

（三）关于六气

六气者，风寒暑湿燥火。风者吹风，寒者受寒。暑有阴阳，阴暑者，夏日贪凉得之；阳暑者，夏日中劳作久而昏晕，脉数无力，唇缩齿枯者。中医用清暑益气汤（黄芪、苍术、升麻、人参、泽泻、炒神曲、陈皮、白术、当归、麦冬、炙甘草、青皮、黄柏、葛根、五味子、生姜、大枣）治阳暑，症状危重者不可用十滴水、万金油等，用之则死，以其心衰故。或用附子理中丸半丸亦可，不可灌酒。湿者，环境中有外湿，体内亦有湿毒。燥者，如秋日之口干等。火如上火，分真火、贼火。正常人维持体温的功能等为真火、子火，若无则手足冷、瞌睡、畏寒、心力不足；贼火即局部过热，发炎等。热与火之别：未现形者为热，已现形发炎者为火。

六气之中，以寒热两者为其大端。也就是说，六气以寒热二者为纲。火与热有别：热是无形，火是有形。热时症状细微，唯由脉象及自己仔细体察方知；待多聚而成火，方才能有症状，然已难治。如中风之人，主要由于火、气、痰、湿，未发治前，否象已现，如面红、眉白等，这些就是先兆。病无分种类，明寒热则可决矣。西医之病毒者，中医有云苛毒、疠气、戾气等。《说文解字》曰："苛，小草也。"苛通"疴"，故知苛毒即现代病毒微生物。然总归不离寒热虚实，再加表里真假，依此八纲可知逆从之法矣。例如，腹痛当视是内寒、外寒？又如妇女发热虚损者，不可用寒药处之，否则无效。当用热药反治可解。旧以阴阳为八纲之内容，实则阴阳可概括此八纲矣。孔伯华氏两纲六要学说亦足参考。

中医有本气论，即《内经》所说，是人体之一种保护能量。若此本气失去，则受种种病。其治病亦根据本气论，先加强正气，则疾病自然消除，非为病原治疗也。《内经》是阳气学说，治病则需保住阳气，否则阳陷于阴，则病矣。

中医病理以内因为主，故传染学说、营养学说不尽可靠。《内经》云：上古之人，可祝由而已；中古之人，可醪醴而已；今世之人，必以毒药。

四、中医医理概论

中医治病的程序分三步：筑基、攻病、善后。

中医之方、剂不同，方为规矩，合方为剂。

中药是调整作用，如白芍对血压之双向调整。故云白芍养阴、调气、定痛。古云："治病务求其本，本气自疗。"《道德经》云："载营魄抱一，能无离乎？抟气致柔，能如婴儿乎？"即将五脏之气脉团结则生，气脉瓦解则死。

中医治病，在治正气。正气足则诸病皆去矣。而正气又是一个广泛的概念。

中医的外科即是内科，外科亦应从内治。如阳和解凝汤（熟地黄、鹿角胶、炒白芥子、肉桂、生甘草、炮姜炭、麻黄）可化阴为阳，促进收口。

中医有汗、吐、下、和等治法。病在皮肤肌肉，汗之可已；病在肠中，下之可去。吐亦可致汗，可治疗胃中之病。

中医的医理学即包含其治疗学。中医治病，既有"热病用寒药"的"正治法"，也有"热病用热药"的"反治法"。例如：中医伤寒"阳明病"发热，多用白虎汤（知母、生石膏、粳米、甘草）；但若传变到"少阴病"阶段，虽然也是发热，那就该改用"温经扶阳"的白通汤（附子、干姜、葱白）。

五、中医药理概论

中医药理为性味学说。以鼻闻口尝之，则可治病，不关注有效成分。药物可以替代，性味不可弄错。五气为鼻闻，臊焦腥香腐是也。另丹医云：臊焦香腐瓮。五性为食入后之体觉，寒热温凉平是也；五味为口尝，辛甘酸苦咸是也。如桂枝辛温，是性温、味辛。喜食某物，即是内脏之需要。如女子喜腥，男子喜臊，故女喜食鱼，男喜食五脏下水。龙牡味咸，可收敛、强心、泻肾气；苦可败火，湘人火气大，故喜食苦瓜；山西人喜食醋，亦水土之故，可收缩心、肺，故五味子治疗肺气肿。

中医药理非有效成分论，因配伍之后即有新的变化。如小儿惊风，用生石膏、朱砂两药为粉合服。妇女痛经，用香附子、黄连或香附子、黄芩配伍。早年间江湖上有百味散、百药煎等，取百药合成，可为补药。将各种药渣去金石品晒干，称百味散，为补药，可补肾，以其味咸故。粮食的综合性味为甘，故可营养，补肚子。此处用肚子不用脾胃，宜详审之。

生药中主要有四类有机物：挥发油、植物酸、植物碱、糖类，故不可提炼，只可为丸散。如鞣质（单宁类）在提炼时均会失去。故有些药物需冷浸方可。煎药时，需先煎矿物药，然后加水，加入植物药，煮几分钟即可。有些药物用开水浸可用，如金银花、菊花、茶叶等。若许多种药物共同久煎，则只剩复盐。如当归久煎，当归油挥发尽后，剩当归碱则破血而非补血；炒枣仁安神，生枣仁则提神。煎药时间勿太长，第一次水量宜多，以提高溶解度。医术越高，用药剂量越小。如十岁以内的小儿，麻黄用 1g 足够。

五味者：酸主收，入肝为泄，入肺为补。如肝火旺高血压，或心脏扩大者，以酸泄之；肺扩张者，以酸补之。辛入肺为泄，入肝为补。如伤寒用麻黄开其毛窍，则泻之；肝硬化之人，用辛温之剂，即可补之，切忌用苦寒之剂。苦入心为泄，入肾为补。如温热病，用黄连无法去其热，需用平寒之药；昏睡者以咖啡、茶叶可提其神。咸入心为补，入肾为泄。如龙骨、牡蛎、金石类、盐类，少量草、水果、蔬菜等味咸。故肾气衰者，食龙骨等则肿，今说钙盐可停水，故需加佐药以制之。

知性味者，可灵活运用药物。如喻嘉言所创参附汤治疗气虚、术附汤治疗脾虚、芪附汤治疗阴虚自汗等。

药物有气、性、味。《黄帝内经》云："天食人以五气，地食人以五味。"其天象阳，地象阴。气雄之药，补人之阳，如附子、麻黄、桂枝、羌活、独活等，可激活人之功能。气厚者为阳中之阳，气薄者为阳中之阴，如紫苏叶、薄荷等。味厚者补人阴，如地黄等为阴中之阴，味薄如天冬等为阴中之阳。故阳不足者补之以气，阴不足者补之以味。又辛甘发散为阳，酸苦涌泄为阴。中医治病，用神韵，不用死方。如腹水者，或肾炎水肿，用新鲜石韦、海金沙煮水代茶，水肿俱消。

故不可依赖单味药物的作用。如草河车（又名七叶一枝花）能抗癌，但需加阴阳之药调之方效。过去产妇多用益母草，实则益母草为清湿热之药，不可久服，否则可致虚损。又白花蛇舌草常被用于抗癌，然此药性味不雄，单用不能治肿瘤，唯清热除湿而已。

中药之采集，当取天地间阴阳之气性，合而为方可矣。采药时，药物之大五行特征亦有参考意义。形者，如核桃象肾是补肾；麻黄等中空之直草茎可解表，而大葱、芝麻秆、紫苏梗等亦同；金银花的形状亦有意义。声者，如槐树子中有一颗响槐，可用二分法寻之。许多药均有声音，如核桃壳、白果壳等扣于耳上细听均有声音。色者，如红色药物补心、补血、补火，枸杞子、丹参等皆是。气者，如芳香药物有冲动的功能，香味越大，则冲动越大。如乳香、没药可通气定痛，中医定痛不用麻醉法。补正气可以镇痛，散寒可以止痛，清热亦可止痛。气不通者，调气亦可止痛。柏子仁可加快心跳，沉香、木香可鼓动肾气。味者，如甜药无毒、苦药败火、麻药有毒、酸药收敛等。

中医药理学认为，中医用药必讲求药物的"气、性、味、能、所"，不是片面对个别药味做"有效成分"的分析与筛选。必据众多药味配伍后所呈的"阴阳体性"而用之。中药的品种万千，药味的排列组合，几率无限，其配伍要领，皆以配伍后所成之"药剂"的性味阴阳为准，以适应病情之阴阳，方可取效。否则，莫知其纪矣。

六、中医诊断概论

看病当明病、脉、证。

中医四诊：望闻问切。望而知之谓之神。闻者，五音也，即宫商角徵羽，然非音阶。

古人诊脉，如内经所述，是分经候诊法。三部九候者，头、手、足各有三处可候也。实则人体有二十部脉可诊，如桡动脉即太渊脉候肺，尺动脉即神门脉候心，中指之中有离经之脉。以手捏之。不应者，先按摩阳池穴。古时切脉为遍求法，周身切之，再总结情况。切诊亦有切腹之法。以定其病之区域。可参考日人稻叶克所著《腹证奇览》及其弟子和久田寅所著《腹证奇览翼》。

中医脉诊，由经络之脉象推断脏腑之病，此为象学。应戒酒色财气，则智慧灵活，可明也。诊脉时，不可聊天，当闭目听其脉息，视其象。有时需摸青灵穴，若青灵穴无脉则不可救。神门脉，乃至手足温否以断之。又需摸腹主动脉之太阴脉。若太阴脉大小不对，或位置不对，皆是病。如太阴脉在脐中，是脾病。将死之人，太阴脉可移至肚脐右边。足上脉亦应摸，可知其上下盛衰。此称升降开阖，调脉之法也。如开发太过，当急收敛之。

奇经八脉者，不可摸到，需以手探其经气。奇经无穴可求，其与正经的关系如江河之与湖海，可调解溢满，如水库之蓄积补阙也。

改进人的素质，需要中医的知识。人之气脉，互可感应。如合十则左右交合，礼拜则上下交会。又如"未语先叹气，无事手托腮"。两人靠近之时，气场即可相互作用。奇经八脉，即是人之气场。人即是两极振荡。如磁铁棒，两端1/12处即是极点。人也同样，气从蹻脉由足至头，则可平衡。故欲打倒人者，干扰其蹻脉即可。八脉包括任、督、冲、带、两维、两蹻。蹻者矫健也。故人站立稳否，尽在蹻脉。人老易跌、中风、进行性肌萎缩者即是蹻脉问题。维者维系，令经互相出入。任者任养，任不好则对怀孕、月经不利。任督皆从丹田发，自会阴至于口。故平时常闭口养气。经云：八脉假正经之穴以行事。奇经行诸体外，故体健者气外达于奇经也。是以体壮者欲远离人，体虚者欲近人。

十二正经，其所代表者脏腑。脏腑通过经络达于脉动。反此是为诊脉，由动脉诊其经气，以查其脏腑。如胃之虚实，可手按其胃，亦可诊阳明经之趺阳脉。趺阳脉位于解溪与冲阳之间，分寸关尺，即可知阳明经气。此种诊脉者，称象。经云：所以诊太渊者，以脉会于太渊也。此会者集中义。因分经候脉是具体义，太渊穴不可针，只可按摩。候脉者，太渊是肺之经穴也。井、荥、输、经、合，所入为合，所出为井，所动为经，所溜为荥，所注为输。脉会太渊者，是抽象义。二十部动脉皆在手中有所现也。以是故，加以古人授受不亲，故脉渐渐集中其象于手，而余脉失传也。故《内经》云：能合色脉，可以万全。

脐上三寸为建里穴，上下推之若硬，是胰脏硬化也。又腹痛患者当视是否有肠痈。故需切腹之诊。

江湖医生亦有好的。如清·赵学敏著《串雅》。江湖医生有三手：顶、串、截以当汗、吐、下、和、温、清、补、消八法。

七、学习中医的方法

学医四步：经书、药方、病理、心法。学医的好处是外修功德，伸手就可救人；内益自身，避免医源病、药源病。如小儿感冒鼻塞，吃奶则哭叫、吐，用方：麻黄 1g、杏仁 5g、生石膏 15g、甘草 5g，即可救治。

学医需自行总结。《内经》云：道生智，玄生神。道者阴阳，不仅研究此，且应抽象提炼，故谓生神。此玄非神秘。学医如宗教，学修之后需行，方能提高。

学习中医需严守唯物论，勿论神学。此处"神"者，指拟人之神而言，非精气神之神。医者当通神，用心感应也。如林楚泉、补晓岚之治病。按摩即是通神之基础。

学医当注意观察现象。"象天则地，远观近择"。故讲课则肺动，津液不守而涕易出矣。

学医要先学习按摩，方知人体结构、穴位、经络之机转。

八、关于医德

中国传统文化，包括文、史、医、哲。如韩愈云：文以载道。故必有道在其中。如由伦理而获道德。孝悌忠信礼义廉耻，此道德也；天命观者，儒家之伦理学也。故学医要学医道，不可只有医术。须知而能行道方可。医者意也，学医必须眼中观人类疾苦，以发慈悲恻隐之心，然后以心求道、以道御术。

医者天人之学，故须从天命、性天、道、教（此处所指非道教）开始。有仁爱慈悯之心。由此入手方可成良医。屈子所谓览民尤以自镇也。而性天功夫必须从谦、俭、廉开始。

为医当不计酬劳，不求闻名，德行、气质应处上层。但做医生不可不收钱，否则既害医生，也害患者，因不能得到正确的反馈，不能提高故也。

孙思邈云，医者当有佛心。今之医者多世故，以怪药难倒病家，使其知难而退矣。《备急千金要方·大医精诚》云："先发大慈恻隐之心。"吴鞠通

《医医病书》云："医者，代天宣化。"天使其行其道，故不受威逼利诱，治病则对患者负责，将名利家产性命置之度外。此医者之气度也。

医者勿主动拉人看病。古云"医不叩门"。以病人多忌讳，故亦勿问病人愈否。

治病时应与患者说明病理，以普及传播医学道理。

孔子曰：君子有三畏，畏天命，畏大人，畏圣人之言。

第三节　关于《伤寒论》

一、关于作者

《伤寒论》，今云张机作。张机，古史无此人，《针灸甲乙经》首见。其序中尝有"后人推之"之语，究其文，似非汉文也。故当研经求法。《伤寒论》之序，今考亦非张机原著，以其为晋之骈文也。而伤寒原文优于现文。

《伤寒论》，古名《伤寒卒病论》或《伤寒杂病论》，是谓汉刻。至西晋有太医王叔和，晋东南高平人。父为江湖医生。叔和官至太医令，得《伤寒杂病论注》十六卷，乱韦编而成两部，即《伤寒论》与《金匮要略》。其所遗之简，编为《金匮玉函经》。今则不复见十六卷本矣。今多用《玉函经要略》以考证《伤寒论》。如：表有热，里有寒，白通汤主之。《伤寒论》多误为白虎汤。

今市售有三种：金·成无己注本，明·赵开美、汪济川刻本及徐容刻本。以赵本为佳，以其多用古字故，可能原本较古。成无己还有《伤寒明理论》，注解《伤寒论》中名词，此书可考。此三本中均有王叔和所加内容。王叔和亦著有《脉经》存世，供学者参考。经中衍文来源有三：一为传抄刻印之误，二为注文误成正文，三为杂糅而入。《伤寒论》中，凡带有"故尔""所以然"等字样的条目，均宜详审，以作明辨，以其非经书原文故也。此是日本人山田正真的观点。

《伤寒论》卷首太阳篇之前，系叔和所增内容。《金匮要略》亦多有唐宋所加的内容，其中佛教影响尤多，先贤考证疑为孙思邈之手笔。然康有为曰：伪书不伪言，即是好书。故仍可参考。

二、关于六经辨证

《伤寒论》主体是六经辨证。人体有六经，再依手足分为十二经。如太阳经分为手太阳小肠经和足太阳膀胱经，称为相统摄。又如手太阴、手阳明的关系，称为相表里。每一经之证又分为经证和府证，后者再分为脏证、腑证。总结如表1。

表1　三阳经辨证纲要

经别	干支	脏腑	主证与治法
太阳	手	小肠	经证为头项强痛、恶寒
	足	膀胱	府证为小便不通等
阳明	手	大肠	经证为实热，白虎汤主之（清法）
	足	胃	府证为燥实痞满坚，大承气汤主之（下法）
少阳	手	三焦（胰*）	
	足	胆	

*注：胰脏在胃下，旧称化食丹，与胃感应使之蠕动。胰液称"甜肉汁"。胰也称"脺"或"脺"。

古中医相信，凡能动者皆有物理作用。如丹田。胰脏亦可发音如"嘻"音。《老子》云"谷神不死……是谓天地根"，此中用同位格，故知谷神即是天地根。谷神者，胰脏也，即中丹田。下丹田为两肾间空窍。上丹田为印堂内，松果体处。

谚云："学太阳能赚钱，学阳明能治病，学少阳能养生。"此可明三阳经之地位。

脏腑之分：脏之经络在阴面，腑之经络在阳面。静者为脏，动者为腑。脏能满而不能实，腑能实而不能满。故腑证传化快，脏证传化慢。阳经有经证、腑证，阴经也有经证、脏证。

手太阳在肘阳面外廉，经颈上面，与足太阳经相通。足经为干，手经为支。伤寒谈六经，即是以足经统摄手经。六干六支，共十二正经。

六经归纳：太阳寒水，阳明燥金，少阳相火，太阴湿土，少阴君火，厥阴风木。经云："冬不藏精，春必病温。"

以阳明经病为例。如胃气不降，则肺气不均；肺气不均，则血行不均。因胃为腑主降。而肺为相傅之官，治节出焉。故治血行不均先治肺，治肺则先治胃。故高血压患者，若尚未衰败者，可处方如下：

人参 2g、党参 20g、沙参 10g、焦白术 5g、茯苓 10g、全蝎 5g、蝉蜕 5g、厚朴 5g、枳壳 3g、酒军 3g、黄芩 10g、黄连 2g、陈皮 3g、法半夏 10g、生石膏 30g、生甘草 10g。

方解：人参长于补虚，短于攻疾，为佐药，宜用生晒参，勿用红参或石柱参，因其麻黄水煮过。沙参养胃阴、去胃火。白术健脾、敛汗，若用苍术则气略雄且致汗出。芩连合用泻三焦、大肠之火。陈皮燥湿开气，化痰顺气，为化阴药，若有心动过速，再加玄参、麦冬、生地黄，即增液汤。用药有田甲申由四法。田者填补义；甲者下行义；申者升降同时，如升麻至顶、桔梗至咽、柴胡至两颊，即升气降血；由者只升不降，如补中益气。半夏祛痰、强心。全蝎可治癌症，其性凉，且血肉之品多为咸寒，能消除不利蛋白，并可解痉，节肢动物均可有解痉之用。蝉蜕解痉，角质蛋白亦均有解痉之用。厚朴宽胃下气，枳壳亦然，枳实可攻下，当选自落者入药。故承气汤下者用枳实，通气者用枳壳。大黄有三种：生军、蒸熟为熟军、酒制为酒军。生者泻，酒军泻力小于生军，且可活血行血，逐瘀生新。故大黄为阴将军，附子为阳将军。生甘草调和诸药、强心剂、校正性味，桂、附热而强心。附子、干姜为纯阳药，非将重症不可轻用。甘草凉强心。《神农本草经》云：赤小豆强心，大麻通神。又万年青强心之力同附子，但是凉药，可与有热人用，但应用中国的。其叶如兰花，中央抽茎结果，如此样者力弱，毒性大。万年青根叶皆可入药，但勿多用。治心衰、期前收缩、心动过速等，每饮一次 4~5 小时有效。又银杏叶亦强心定痛，每服药中有半片即足。

燥金实热者，用承气汤方能泻之。故于大黄、芒硝中加厚朴、炒枳实。少阳相火者，往来寒热，当知清火。

三、《伤寒论》的写作依据

《伤寒论》即根据《素问·热论》，将其具体化而成。此据《针灸甲乙经》而言。然两者亦有别。如《素问·热论》云其病两感于寒者，后世医家多引云必死。两感于寒者，恶寒不能发热，当在麻桂之中加姜附。《素问》曰"病一日则巨阳与少阴俱病"是表里俱病，后寒发热不出；"二日阳明与太阴俱病"是谓漏底伤寒，高热而腹泻；"三日少阳与厥阴俱病"，厥阴心包者，心之肉体，包括冠状动脉、主动脉弓、大静脉等。此时胸闷、气短、心间麻木，此厥阴之证，现于皮部也。如胃癌若中脘见红疹，十余日将死；食药中毒体表见疹；肺肿瘤鱼际青黑等。《伤寒论》亦未言具体治法。

《素问·热论》云："今夫热病者，皆伤寒之类也……人之伤于寒也，则为病热。"故伤寒仅初起应汗，入里即化热，故不可一律汗之，应先辨寒热。所以者何？以内有邪火，故感外寒。西医之伤寒，中医称为湿温。治宜清热除湿，以菊花、薄荷、大黄、麻杏石甘等，以清热净胃。所谓无热不感寒。甚则关格。关格者，表里不能出入，寒热相拒不能透出也。总之，因内热外寒所致者皆伤寒。中医之论为比量，故易学而难精，非唯读书所能明也。

《素问·热论》言六经辨证，一日太阳，二日阳明……六日厥阴。医者即应截其病，不令发展。

四、伤寒与温病

中医经典之中，《素问》（《内经》）、《灵枢》（《针经》）为经书，《难经》为纬书。《难经》中说伤寒有五种：伤寒为感受寒邪、中风为受风、温病为温热病、湿温为湿热，或西医之伤寒、热病为因热致病。《伤寒论》中仅说前三种。实则湿热与热病亦见于《伤寒论》中。《黄帝内经》云"今夫热病者，皆伤寒之类也……人之伤于寒也，则为病热"，前一句为本质，后一句为传变。有人说伤寒六经辨证已完备，不必另说温病。湿热之病，《伤寒论》未具论，然有"湿热不攘，大筋绠短，小筋弛长"之说，绠短为拘，弛长为痿。余虽皆论及湿和热，然未并论之。盖以秋发之伤寒为湿温也。

湿温初起同于伤寒，然湿气重，面黄多为阴黄，懒言，下午低热，状似阴虚。至薛雪（字生白）方定湿温之法。薛曾写《湿热条辨》，云湿温为脾胃之变，以二者一主湿，一主热故。因体内湿气重，不能代谢。同如风湿病等，治脾胃即可愈。风湿病不可用散风除湿，因散风药乃发散之剂，而发散意味兴阳，如升阳益胃汤等。关节炎本湿热，故兴阳则加重。若用除湿热法，即可治之。

湿热病，为证最奇，不只伤寒与关节炎，肌萎缩、肌无力、舌不用、颈酸痛等亦是。肌肉萎缩，亦是湿热，久用清热除湿可治之。偏瘫是火气痰湿，但此等治标，当返本还原方可。湿热者，脾湿胃热。以水不能运化，饮水则尿，水液不化，故生肿、疮等。首因脾为湿困，不能运化。故南人矮，象皮腿、生疮、肢体坏死诸症多。《黄帝内经》云"脾恶湿、喜燥"，故若药中地黄、玄参等过多，则体水盛而脾损矣。此属医源病、药源病。如抗生素太多，则普遍免疫力下降矣。又安非他明，即麻黄素，服之兴奋，以为吸毒，可兴奋、振奋神经。但激素久用，烧骨灼髓，则骨易折，或病理性骨折。此乃过度开发人体功能也。如肉鸡激素所成，炖之易烂，骨亦可酥。故《道德经》云："动皆之死地十有三。"谦，需自知无能；俭，当少消耗社会上物质；廉，廉洁，无贪财、卖方、妄言夸大乱做广告等。又如过服六味地黄则易矮胖，黄而无神矣。胃热者，口臭、齿痛、大便不通等可知。脾湿胃热，故用清热除湿之法。故一方可解决多种问题，经证府证同时治，表里之脏同时治，方可善后。且不可每次只治一处，否则必难保全。除湿需健脾，再加清热，故治者必调脾胃。段慧轩提出清热除湿的原则，方用麻黄2～3g、石膏20～30g等，即越婢加术汤加减。曾有患者夜梦女子压身，以磨牙咬之方去。其人胖，面黄乌青黑，脉沉洪迟，舌厚苔白，其人是农民，身体结实。其面阴黄，是脾虚也，若人长年面阴黄无精神，不好，《内经》有颜色之论。大牙乃胃与大肠之经，压身重者，湿重也；牙咬是胃气动而起矣。此病以越婢加术汤治之，以调阳明而愈。又如苍术白虎汤（白虎汤加苍术）、二妙丸（黄柏、苍术）、三仁汤、防风通圣散等，其义皆同。西医肠伤寒初起，湿气为主之时，三仁汤可治之。此属湿温，当表里双解。又如病久热不退者，日人令喝老母鸡汤，退热后五脏轮病，至三伏天不脱棉袄，西医云是黑死病，以三仁汤加减（杏仁5～10g、豆蔻仁3g、生薏苡仁15～20g）加滑石10g，若嫌力小则冲服或吞服之，竹叶3g入心，多用则苦，灯心草1g入小肠，白术、茯苓、石膏治之愈。此亦清热除湿之法耳。杏仁宣肺祛痰，豆蔻仁除胃湿，薏苡仁除下焦湿，白术、茯苓健脾等。注意：豆蔻仁热燥，不可多服。又如瓠子、芦根、白茅根，皆清热除湿也，但不可常用。李东垣清暑益气汤（黄芪、苍术、升麻、人参、泽泻、炒神曲、陈皮、白术、当归、麦冬、炙甘草、青皮、黄柏、葛根、五味子、生姜、大枣）可用于暑湿之气候调整。越婢者，发越脾气。麻黄辛温燥湿，石膏辛寒清热，故有此效，以二药互制故。补药中必加麻黄，否则无效。纵用参茸，不能治性功能。正常人参茸刺激性神经，则发泄，致内脏空虚。麻黄少刺激而可生内气。又如临床阴证多骨疽，皮肉溃烂，破骨增生外露，当需麻黄振奋正气化之为阳证，方易诊治。

越婢汤

麻黄（六两） 石膏（八两） 生姜（三两） 甘草（二两） 大枣（十二枚）

水六升，煮麻黄去沫；内诸药，煮取三升，分三服。恶风，加附子一枚。

喻嘉言曰："越婢汤者，示微发表于不发之方也。大率取其通调营卫。麻黄、石膏二物，一甘热，一甘寒，合而用之，脾偏于阴，则和以甘热。胃偏于阳，则和以甘寒。乃至风热之阳，水寒之阴，凡不和于中土者，悉得用之。何者？中土不和，则水谷不化其精悍之气，以实营卫，营卫虚则或寒、或热之气，皆得壅塞其隧道，而不通于表里。所以在表之风水用之，而在里之水兼渴而小便自利者咸必用之，无非欲其不害中土耳。不害中土，自足消患于方萌矣。"

孙思邈于越婢汤中加苍术10g或苍白术各5g，则成越婢加术汤，其燥湿之力强，且有清脾之能。

后人再用，则加荆芥、防风、金银花、连翘用于解毒，药到即得。

桂枝寒证用2g即可，如姜汤用姜两片、葱一段、甘草10g，生姜两片寒重者用，热重不用。

薏苡仁20g用以理脾，《诗经》中所说之苤苢，即是薏苡仁，又云是车前子，但可疑，周时为饭。文王母相传不育，食薏苡仁而生文王。薏苡仁当生用。

酒军3g用以泻脾，以脸乌黑，则知有瘀血，当泻之。治脾之术，除理脾、泻脾外，尚有健脾如人参健脾丸：人参、土炒白术、陈皮、炒麦芽、山楂、炒枳实、神曲煮糊为丸，归脾如归脾丸。

此越婢汤之大端也。热重加石膏；湿重加麻黄、苍术；阴虚、腰痛而热重加玄参；寒重加桂枝；老人体弱加枸杞子、山萸肉；再弱加天冬、五味子。各家本草之言不可全信，需参详，自观其性味，以配伍定补泻。

五、《伤寒论》中的问题

《伤寒论》中有许多错字；其按语亦有正误，需要分析；有些条文也需要重排。相关的处方需要整理，错误需要修改。另外，中医功能学与西医解剖形态学要结合。前辈的经验也需要介绍。

第二章　太阳病

第一节　总　论

一、太阳病经证大纲

第1条：太阳之为病，脉浮，头项强痛而恶寒。

●用"为"而非"谓"，是"造成"之义。因本府与邪成病。浮者，举之有余，按之不足。此受邪之后，气血之力暂衰也。太阳病一般阳浮而阴弱，左手脉大，右手脉小。头项强痛，谓不灵活。项者，前颈后项也。此中恶寒为要，是表层血行障碍，故发冷。此经证初起，是为总纲。以下两条分述中风与伤寒。

膀胱经，足太阳之脉：经起于目内眦睛明穴，此穴为气脉相会之处，上额顶，交颠；下风池，此处针之解感冒、头痛，令气脉通四肢，后沿脊柱两侧，即肾俞外高起之肉，又谓之夹脊双关，又名辘轳关，下臀，下委中，于此处静脉放血可降血压，经外踝至小趾尖。此表支又称浮支。里支又称内支。经腰眼入里，络膀胱；又有一支络肾。太阳为寒水之经，故病则寒气、水亏。故经云："冬不藏精，春必病温。"《外经微言》又云："勿劳尔形，勿摇尔精。"又云："冬伤于寒，春必病温。"以春为发生之季节也。春生、夏长、秋收、冬藏。故秋日咳嗽，吃梨可平，下气故也。以秋季气上冲肺故咳。植物亦同，如花生种于地，经云："子叶为太阴，子芽为少阳，出须为少阳生发之气。"

二、中风与伤寒脉证大纲

第2条：太阳病，发热，汗出，恶风，脉缓者，名为中风。

●"缓"者，不紧之义，缓和义，平稳义，非指脉迟。汗出：身上潮者，非大汗也。所谓大汗淋漓病必不除。汗出说明毛窍未闭，热可外透。

第3条：太阳病，或已发热，或未发热，必恶寒，体痛，呕逆，脉阴阳俱紧者，名为伤寒。

●"紧"者，非数，乃按之不移，如脉气挣扎欲推病出。要者，背上有汗，为中风，背上无汗，为伤寒。此两证，均是外有寒，里有热，方会发病。后人云：风主疏泄，寒主收凝。中风必发热，伤寒有已发热或不发热。受寒后心力被打垮，身体功能受到抑制，故恶寒；内在起反抗之力，故发热。"或已发热"是患者自有抵抗力，故易治；"或未发热"是无阳之证，难治。解表有两条路，养阴除表、扶阳解表。如何运用需因病证而定，如上条无阳者，当扶阳以助其汗，用姜桂附，即可汗出而解。脉之阴阳有三：右为阳，左为阴；如生病则两边脉不同，如蛔虫多时可见此象，右脉大而左脉甚小，此血枯故。后世左右之分有反者，或区分男女者，此误也。故不论男女，右大是气盛，左小是血衰。浮为阳，沉为阴；寸为阳，尺为阴；动为阳，静为阴，静为低沉、不弹手，无动象。故右寸弱者，宜当审查，多有肿块。诊脉之法：掌后高骨之上近心处为关，两边为寸、尺。又有太素脉法：脉靠近高骨者，较清；近臂中筋者，较浊。可断预后。此证无汗，干热者，当用麻黄汤。有汗是气脉尚足，而可抗邪；无汗亦可为内气已虚。故有汗用桂枝温中，无汗用麻黄开毛窍。故麻黄宣肺散寒。麻黄是发散剂、强壮剂、兴奋剂，亦可起到类激素样作用、类补药。针对肾炎的病理法当用麻黄开窍散寒。旧用黄芪煮水因黄芪固塞毛窍，不得退热除病。肌萎缩用黄芪煮水亦须辨证而为。

诊脉之分部法，左手寸关尺为心、肝、肾，右手为肺气、脾、命门。命门者，两肾间之灵空一窍。在身后正中，当十四椎处有命门穴，前应肚脐之神阙穴，左右是京门穴。穴位中凡带"门"字者，均是气脉出入之处。阙亦是门，如故宫门前两阶间雕龙凤处，是神与天子出入之处，称天阙。此四门交叉处，即是中医、传统学术中所说之命门。所谓"脐下三寸"，非向小腹之下，乃向内三寸也。丹田者，即此四门连结之"田"字也。《素问·刺禁论》云："七节之傍，中有小心。"是心脏以下七节，此即命门也。命门为人身发电之总窍，即丹田之气。故腹式呼吸可壮丹田，而鼓动丹田可护身、可发力。如遇意外时，可鼓丹田以护头脑内脏；又如芭蕾演员举起时，女演员需鼓丹田气以上跃，则男演员易举之。命门即在右尺处候之。又如右归丸补命门火。命门火衰者，其人畏寒，头脑呆傻，如帕金森病者。用硫黄起命门真火可取效。张锡纯《医学衷中参西录》中有许多丹药，如菩提丹即苦参子（即鸦胆子仁）与滑石粉共混外包，则服之不苦，可治痢疾；升丹治疗肉烂坑欲其长起、降丹治疗皮上生瘤欲其长平等。如帕金森病者亦可效此法。

三、温病脉证大纲

第6条上段：太阳病，发热而渴，不恶寒者为温病。

●发热者，为患者自体抗病之能。口渴者，为内热重，津液已烧干之故。伤寒则不渴而口吐清水。不恶寒者，即恶寒短暂，患者不自知之；或先已恶寒即潜伏期。如小儿之恶寒短暂，易发高热也。

伤寒与温病本质上均是寒热病。伤寒、中风二证，内热轻，外寒重；故伤寒勿轻用银花、连翘、牛黄等。温病外寒轻，内热重。故温病为热由内之外以驱寒；伤寒、中风为寒由外之内而发病即是传变。温病多为小儿得，伤寒多为老人得。但亦需仔细分辨之。两者以表里、内外、寒热而辨病机。其传变者，温病快而伤寒慢。如温病，外感而速至高热、惊厥、神昏、咯血。其治疗，伤寒宜辛温解表发散，或助以扶阳如麻黄、桂枝、干姜、附子等，以热药强其心力以抗外感；温病若误用麻黄、桂枝则出血，此时心力已起，内分泌充足，即辛凉解表如桑菊饮、银翘散等亦不可用矣，以其发散故。若患者眼屎多，口臭，高热不退，与服逍遥散则损目。此温病故也。已是阳明病，当速清其热，辛寒清热，石膏也；甘寒滋阴清热，玄参可退高热，麦冬、地黄勿用太早，以其凉血故也；苦寒泻热，芒硝、大黄是也。此处当用白虎汤是也。伤寒与温病四诊可别，如温病有体臭。部分肿瘤患者亦见体有异味。脉象：伤寒浮紧或缓，温病为洪、滑、数。洪脉，状如蚯蚓，主有火。滑脉，节奏不清，指下滑动如滚饮，主热、痰。就病机而论，温病是外感而内热偏重者，伤寒则是内气已虚，恶寒重，内热轻。若两病兼有，则合辛温辛凉，用麻杏石甘汤，可表里双解，治受寒，略恶寒而咳者。其人脉浮滑，内热已将出而表未解者，称为寒火。是谓辛温辛凉合用法。

周学霆《三指禅》曰："有医如井底之蛙，只知墟虚，不知石实；如冬虫夏草，只知寒，不知热。"如有人"被窝寒"者，三伏天畏寒，舌苔黄，是内热太重，故有此象，治宜越婢加术汤。其脉亦为阳明实热之脉也。如血液病、转氨酶升高、甲亢等，皆是热证。

温病起时，即已是但热不寒，表明烧透了，外寒已尽，表明经络已通，热透出，但内部这个热机未止，脉洪、滑数，此时足已热，表寒发热者足凉，患者自不欲盖被。此时宜清热，以白虎汤。白虎汤方：知母、石膏、粳米、甘草。方中石膏为钙质，可稳定神气，知母可稳定肾中阴阳。注意：知母为倒阳药，老人应改为麦冬。年轻人气满而咳，用二母宁嗽丸（知母、贝母、黄芩、山栀仁、石膏、桑白皮、茯苓、瓜蒌仁、陈皮、炒枳实、五味子、生甘草）合承气汤治之。前医有验："温病下不厌早，伤寒下不厌迟。仍余寒者，宜麻杏石甘汤。"

温病若久汗，可见古人所云："唇不包齿，津液已亡。津液已烧干，死证也。"故治温病不可强责少阴汗。最后出者为心汗，如惭愧、紧张时，腋下之汗也；其次为额头之油汗，不流不干者。见少阴汗，需速服大量滋阴强心之药，如参附龙牡，牡蛎广东称蚝。龙牡可敛助心气，但寒大，故遇寒重人当加肉桂。"补一还少丹"（此为补晓岚先生常用方剂），加温中药桂枝，固表药黄芪等，或加滋阴药地黄等。若心脏病未达此地步，但亦有心间歇，心电图见 T 波倒置等，此等人亦可是死证，当慎之。此时可看虚里脉，位置在胃上主动脉弓下降处，出左乳下。若此脉盛而太阴脉（又称常在脉，位置在脐旁）却不见跳动，则知不久于人世矣。虚里脉其动应衣者，亦危象。此皆元气不足难固，当急与补一还少丹。

金元四大家中，刘河间（完素）之论较好，但今人则多尊张元素、张戴人、朱丹溪等。清·陆九芝著《世补斋医书》云："伤寒有五，传入阳明遂成温病。"故依阳明篇以下治温病可矣。如本条"不恶寒"者，烧已透则不恶寒，此已入阳明，当清其热。

第 6 条下段：若发汗已，身灼热者，名风温。风温为病，脉阴阳俱浮，自汗出，身重，多眠睡，鼻息必鼾，语言难出。若被下者，小便不利，直视失溲；若被火者，微发黄色，剧则如惊痫，时瘛疭；若火熏之，一逆尚引日，再逆促命期。

●此中"自汗出"者，以"阳明为热越，法当多汗，不汗为死证"；只高热而不汗者，以麻黄汤加辛凉解表药，如佩兰、薄荷以透表取汗。或是由发汗过度，"强责少阴汗"而来。当汗不汗，为失治；不当汗而汗，为误治。"脉阴阳俱浮"者，谓左右手俱浮也。"身重"者，无力也；"多眠睡"者，地方水质不好之处，人多嗜睡。为湿热熏蒸，或心力不足所致；《伤寒论》：但欲寐。寐，总打瞌睡，但别人言语尚可闻者。"鼻鼾"者，出气有声，醒时亦可闻之，此时知过劳，或由身体亏损而来，小儿见此当休息，并冲生脉饮与服。此会厌松所致，先是湿热熏蒸，肌肉松弛，下颌落下，睡眠则鼾。此时当托其两下颌角向上，扯直喉咙则可止之。若攻下，则令小便失溲；大小便相关，尿多则大便干，泻肚则小便少。"被火"者，火针及灸等，肿瘤及腹水均不可火之，否则加剧。肿瘤患者勿近烤明火。火针即针上蘸烧酒点燃，然后刺入穴位，则火熄灭而针热。亦包括其他火疗。此证被火时，胆汁则倒流，故微黄。湿热初现阳明，则舌苔黄；热甚则周身皆黄矣。惊者心惊，痫者，抽。瘈疭者，即鸡爪风。熏之亦不可。又此间风温非《温病条辨》所云，乃先有内热而过于辛温之故也。

此条是发汗过多所造成之温病。此条总言温病不得发汗，若温病则热已入阳明，故不可汗，纵辛凉解表亦不可。紫苏叶之类不可多用，否则为强责少阴汗，可致人于死也。紫苏叶、木通若用量过大，则汗、尿太过而成死证也。

四、太阳病阴阳真假辨

第7条：病有发热恶寒者，发于阳也；无热恶寒者，发于阴也。发于阳，七日愈；发于阴，六日愈。以阳数七、阴数六故也。

●"发于阳"是阳证，能发热者；"发于阴"是阴证，仅恶寒而不发热者。后者为死证，"无阳"证也，此以正气虚极所致。后面论及陷胸证，即病攻下过早，致成胸膜炎、腹膜炎等。此乃已发热而太阳病未解者，误攻所致。如未发热之阴证误攻者，即成痞证，症见胃中有痞块。

第11条：病人身大热，反欲得衣者，热在皮肤，寒在骨髓也；身大寒，反欲不近衣者，寒在皮肤，热在骨髓也。

●此条与上条是纲领性提示，应牢记之。大热欲衣，此心欲衰也。若身热而手足冷，称热深厥亦深，精神病患者见之。是人自觉冷甚。此是明表里内外之事。中医辨证两纲六要，两纲为阴阳，六要为寒热、虚实、表里，若加入真假为八要，此处是真假之辨，加入气血则为十要。

五、传经与不传经及欲解时

第4条：伤寒一日，太阳受之，脉若静者，为不传；颇欲吐，若躁烦，脉数急者，为传也。

●此中静者，谓仍浮紧或浮缓也。此云伤寒第一阶段，若脉未变，仍浮紧或浮缓，则法可不变，仍可用太阳病之方。"颇欲吐，若躁烦"者，为心烦、急躁之义。躁，古写为鸟在枝上顿足状。阴不足则躁，阳不足则烦。烦者，怎么侍候都不高兴；躁者，什么条件下都觉不舒服。此时脉已不浮缓而数急，病已入阳明矣。数急即洪数，为阳明经证。若经证已无，面不红，胃不化，肠不通者，为府证，此时脉反沉洪迟。

传经与不传经者，发热、恶寒、脉浮，头项强痛，称太阳病；若表未解，或过发其汗，则成阳明之证。亦分两种：但热不寒为经证，太阳病，发汗或利尿过度，则表虽解而里伤，则成阳明经证；经证未清，则进而成府证。阳明经证用清法：白虎汤治疗发热；白虎加人参汤用于发热，大渴引饮；猪苓汤用治小便不利，发热；栀子豉汤用于心中难受等。潮热自汗为府证。阳明府证用下法：大承气汤、小承气汤、调胃承气汤等。

第5条：伤寒二、三日，阳明少阳证不见者，为不传也。

●此云虽已过时，而无后证，则仍依太阳治之。

此处宜注意六经之顺序，为少阳、阳明、太阳、厥阴、少阴、太阴。运气之学所用的就是此顺序。本论则用太阳、阳明、少阳的顺序。然而也有采用少阳、太阳、阳明顺序的，如《黄帝内经》。少阳的主证为往来寒热。病邪先感少阳，其次太阳、阳明。然而传变之时，未必完全按照此顺序。如小儿之伤寒，可由太阳速入阳明。其中有来诊之时已传的，也有直中于阳明、少阳的。其传变有直接传的，也有隔经传或直中的，如直接感到食后胆胀痛者。

以上两条，为判断用药之要点。

第8条：太阳病，头痛至七日以上自愈者，以行其经尽故也。若欲作再经者，针足阳明，使经不传则愈。

●针足阳明者，刺合谷、足三里，泄其火则止之。注意：虚证不可针，此条当牢记。如肿瘤、半身不遂、糖尿病、腹水等均不可仅用针刺。刺足三里泻胃热，可止牙痛，亦防病传入阳明，以此泻阳明之气也。足三里在胫骨外两筋间，膝眼为经外奇穴。奇穴，即不在经络之上者，人体有许多，知之可提高疗效。又有所谓阿是穴，即哪里痛刺哪里。阿是，吴语一云唐语。下三寸。同身寸，患者左手中指两关节间横纹末端距离，屈指取之为一寸。按紧足三里则解溪之跌阳脉停，则是正穴。此足三里穴不可垂直体表刺入，必水平，当患者仰卧刺入，方可中穴而有针感。

第10条：风家，表解而不了了者，十二日愈。

●"表解"者，谓不恶寒；"不了了"者，谓未愈，仍有咳嗽等症状。此是风温不尽，应滋阴，或以柴胡汤调之。

第9条：太阳病，欲解时，从巳至未上。

●此中欲解之时，余证类推之。如阳明后错两小时等。又如重患者多在夜里阴阳交关之时死。

第二节　桂枝汤证

一、桂枝汤正局

第13条：太阳病，头痛，发热，汗出，恶风，桂枝汤主之。

●此是桂枝汤典型之证，当属中风之证。此中"汗出"二字为要，汗出者，非大汗淋漓，身潮即可，腋下等处有汗即可。汗出是毛孔未闭死，恶风是表虚。如无汗，即是伤寒，当以麻黄发汗。桂枝则非汗剂，乃调和表里之意。故有汗者用桂枝而不用麻黄，否则即是强责少阴汗。《灵枢·营卫生会》有云："夺汗者无血，夺血者无汗。"若汗出尽，则血枯矣。又大汗可亡阳，应用四逆汤或附子理中丸救之。

第12条：太阳中风，阳浮而阴弱。阳浮者，热自发；阴弱者，汗自出。啬啬恶寒，淅淅恶风，翕翕发热，鼻鸣干呕者，桂枝汤主之。

●啬啬者，微微义；淅淅者，阵阵义，如汰米状；翕翕者，热在于体表也，唯身体周围方能感觉到热；不似温病距离很远即觉其热。感冒之人，右脉大，左脉小，右脉大故能发热，左脉小为水分、血分不足。太阳中风，实则双浮，唯左手脉小些耳。部分肿瘤患者右寸脉无，服药后脉复则病可愈矣。若两寸无，尺脉大，称阳陷于阴，陷脉也，《难经·三难》称阳乘阴脉；反之是逆脉，称阴乘阳脉，阳气有余也。乘，凌驾，欺压意。陷脉当温、提、补气，逆脉当寒、降、滋阴。此条中二"者"句，当是衍文。此证需合前数条，乃知其脉证之全。此条明中风表虚用桂枝汤。

桂枝汤方

桂枝三两（去皮，味辛热） 芍药三两（味苦酸，微寒） 甘草二两（炙，味甘平） 生姜三两（切，味辛温） 大枣十二枚（掰，味甘温）

右五味，哎咀。以水七升，微火煮取三升，去滓，适寒温，服一升。服已须臾，啜热稀粥一升余，以助药力，温覆令一时许，遍身漐漐，微似有汗者益佳，不可令如水流漓，病必不除。若一服汗出病差，停后服，不必尽剂；若不汗，更服，依前法；又不汗，后服小促其间，半日许令三服尽；若病重者，一日一夜服，周时观之。服一剂尽，病证犹在者，更作服；若汗不出者，乃服至二三剂。禁生冷、黏滑、肉面、五辛、酒酪、臭恶等物。

桂枝汤：桂枝三两，白芍三两，炙甘草三两，生姜三两，大枣十二枚。方中的重量，应有一个历史观点。这不仅是度量衡问题。因两千年前之人静而简。如《内经》载，人一日一夜呼吸13 500息，今人则大致26 000息。故知古人语慢，而今人行速。如金元时期《儒门事亲》云"乱世多热，盛世多寒"，亦此意也。

方解：桂枝汤的药理为调和营卫，卫者，卫气，是毛孔中的一种功能，可保护体表，不使津液渗出；营者，十二经脏腑之气也。卫气平旦由玄关出。此处即睛明穴，在目内眦小筋处，刺之可明目。沿太阳经向上向后下背，布于体表。日行阳二十五次灌溉后背，行阴二十五次即灌溉前胸；夜则由涌泉归内脏，先归于肾，次濡养五脏而终。故人需夜眠，否则损及健康。营气则在气脉中周行全身。营气乃每日子午流注（肺 - 大肠 - 胃 - 脾 - 心 - 小肠 - 膀胱 - 肾 - 心包 - 三焦 - 胆 - 肝）者，卫气则是体表之能量。温中即使口至肛温热。如肝硬化之人，口干而不能饮水，须用温中方可。散寒，驱阴救表。此汤先发汗后敛汗。桂枝调和营卫，桂枝辛温微甘，服后身暖脉通，故能调和营卫，肉桂当以薄而甘者为上品。芍药酸寒、酸收，酸主收敛，故可配桂枝，使营养物质释放。芍药、五味子可收敛肺气，临床可以治疗肺气肿。但久服芍药则收敛心脉气血，故心脏供血不足者，当减或去之。芍药含安息香酸。中医用之治疗高血压，因其只收敛上部血管，使下身血管扩张，故云可调气。如腹痛者，用芍药甘草汤可治。芍药配金银花，可降低胆固醇，称延寿丹，加何首乌称首乌延寿丹。脂肪肝、血脂高者，可于方中加之。如血管粗，胆固醇高，月经痛者可用。痛经以当归芍药散可治。脂肪肝亦可用之。今芍药分赤白两种。赤芍津液少，纤维多，干枯状；白芍水分多，脆易折。甘草内有强心苷，久服易上火，故强心不可妄用，如用附子干姜，脉暴出者死。生姜者，嫩姜也。生姜可发汗，走表，内热轻，食后则汗。可除胃中污物，并可解毒。鸡毒在尾，鱼毒在腮，人毒在顶。故鱼、肉无姜不食。食蘑菇时需加生姜。干姜当以老姜晒制。老姜则热内脏、走下身。附子炮制者，与姜共煮 4 小时，有川人即作类土豆食，然小儿食之外阴肿。附子炖牛肉，一食则半月体仍温暖。故阴寒湿冷之地宜用之。朱子云："生姜开明悟、辟秽恶。"干姜守中，故健脾、启脾阳。如四逆汤（附子、干姜、甘草）可振奋心、肾、脾之阳，而孙思邈温脾汤用附子、干姜配硝、黄，可使泻下之时不伤脾胃，并振奋正气。大枣者，即今之小枣，未经嫁接者，故十二个亦不多。

《素问·至真要大论》云："主病之为君，佐君之为臣，应臣之为使。"是方五味药中，桂枝为君，可解表；芍药为臣，收敛之，体现辛甘发散为阳，酸苦涌泄为阴之意；生姜为使，乃辛温发散之药；甘草为佐，可强心，甘草、赤小豆亦可强心利尿。但须配伍方可。甘草强心、补气，亦可败血。白血病用薄荷、甘草可。大枣亦为佐；甘草在本方中可调解诸药，使诸药不争，故有国老之称。《素问·藏气法时论》云"甘以缓之"，即此意，如欲望强者可服甘草，又尿道痛者，以甘草、滑石泡水饮即可。如丸药中，米占 4g，药占 4g，再加以多种配伍，每种药物所占甚微。故知非有效成分作用，而是配伍作用。中药在体内，是起感摄作用，感应令身体内发挥作用。做成药丸，即可令药在体内久留，是谓丸者缓也。大枣亦可甘缓，又可存津液，此是《伤寒论》之心法。大枣可止欲缓脾，有辟谷之能。古有辟谷丹，方见《镜花缘》。古道士行脚者，若路途落坑堑中，可服之以待救。此丹可暂时中止食欲,是谓辟谷;非谓不吃饭而练功,因宗教之用意在无私以助人,非求异也。辟谷丹方:胡麻仁、大枣。因脾主思,为仓廪之官。若有药可扣住脾之气脉,则可暂止食欲,保护内脏,令其消耗肌肉而不消耗内脏。辟谷之后开谷时,应先饮青菜水,少嚼青菜,令内在本能慢慢恢复。同理,患者食之无味者,是脾、胰的问题。

桂枝汤中,发汗者赖生姜,白芍则敛之。古云"合方为剂",故不可忽视其"合"也。医者自敢用之方,方可开给别人。此为患者负责之义。古人云:病人害大病,医生害小病。以开方之后,心下不安也。故必详知药性,方能心安也。

临床上,桂枝汤是一首很重要的药方,对肿瘤等正气已陷者可用加入大方中。

初沾感冒,勿莽撞应用本方,宜加减使之柔和,桂枝剂量勿太大,1~3钱[1],最多3钱即可。中、西医药理不同。西药需大量使用,维持血药浓度,只有很少一部分作用于局部;中药则调整气机,使之痊愈,故不需很多。

桂枝汤加减法:

(1)典型的,老人感冒,身上微有汗,畏寒,正气不足者,可直用。胃寒脾虚,可用桂枝汤。

(2)若该人有内热,苔黄、舌红,或饮酒之人,可加黄芩,若用桂枝2g,则用黄芩10g之比例,以其苦寒制彼火力,称阴旦汤。甜而不发汗,生津,可为饮料。其温中之力小,抗炎之力强。桂枝汤加黄芩10g、黄连2g,黄芩可治疗胰、胆之病变,入少阳经;黄连清心、大肠之火,故此方可治痢疾。黄连若太多,苦多可化燥化热,则不能退烧矣,故温病当少用。

(3)其他如半身不遂等,内热重者,可加石膏20~30g,称桂枝加石膏汤。《神农本草经》云:石膏味辛微寒,疟疾但热不寒者可用。此中辛温与苦寒合用,阴旦汤为典型;辛温与辛寒合用,以桂枝加石膏汤为典型。但不可加甘寒药如地黄,否则不效或反加重病情,以阴药塌陷正气故也;唯麦冬尚可加。

---

[1] 系根据廖师讲话整理,为维持原貌,部分斤、两、钱、分等计量旧制予以保留。

（4）可加入解毒之药如荆芥 5g、防风 5～10g、金银花 10g、连翘 10g，则无忧其热也。阴药当多用防风，方可化开。荆芥解毒，防风防芍药收敛，金银花解毒。此是辛温辛凉合用之典范。

（5）桂枝汤加石膏及解毒药，用于热证之外感。若老人虚寒，则可直用桂枝汤。

（6）桂枝加大黄汤，治脾肿大、胰腺炎或者胰腺癌，此辛温加苦寒攻下法。总之，有养阴除表、扶阳除表两法。前者用于护阴防火，后者用于无阳之人，如桂枝加附子汤之法也。六经诸法皆有此二途。历代医家中，以刘守真（又称河间）见地独到。河间创两方：防风通圣散（防风、川芎、当归、芍药、大黄、薄荷叶、麻黄、连翘、芒硝、石膏、黄芩、桔梗、滑石、甘草、荆芥、白术、栀子）和六一散（滑石、甘草，加朱砂称益元散，再加人参称人参益元散）。桂枝汤加黄芩、黄连、荆芥、防风、金银花、连翘、车前子，车前子当包煎，否则车前子胶溶解很多，其他药物无法溶解矣。有此药时需多用水煎。再加山萸肉 10g 和五子衍宗之补肾药（枸杞子 10g、五味子 10g、菟丝子 10g、覆盆子 10g），热则再加生石膏，则成太和丸，此武当山（又名太和山）所传之方，可补养人心肾。老人肝硬化，可用此方为丸缓服之。

古人煎药法亦别。如本方云："右三味，以水七升，微火煮，取三升。"即说略煮至变色即取三升。"去滓，适寒温服一升。"此升与今不同，当注意秦汉时期之升大小。

中药均为天然药，一般含四类成分：挥发油、植物酸、植物碱、糖类。此挥发油久煎即减少，仅剩植物碱。芒硝与石膏，可成分子复合物，称玄金石，道家称"太一玄金石"者。若堆盐贮之，其卤下渗，久之地下可挖出玄金石。今已难得纯物，故可以二味共用久煎以代之。又酸碱亦可中和，发生化学反应也。如食橘饮茶即泻，食乐得胃饮茶则大便黑等。乐得胃的主要成分为 $FeSO_4$，古已用之，然不可久服，否则吐血、血崩。因茶中有鞣酸，与 $FeSO_4$ 相遇即变普鲁士蓝。五倍子中即含鞣酸，与 $FeSO_4$ 合煮，即成蓝黑墨水。是故有些药不可久煎。故今制药有时用冷浸法。如茶，一泡即饮，取其性味。若久煎则仅余茶碱。解表之剂不可久煎。生姜亦不可久煎。解表则少煎，如温补内寒者则可久煎。

桂枝汤服法中，可知发汗不可过催之。服桂枝汤饮热粥者，或用热开水，覆被喘几口气，则正气复，病方愈。汗、下诸方，均需服后卧方效，否则不效矣。"病必不除"者，以桂枝助火故也。

二、桂枝汤变局

第42条：太阳病，外证未解，脉浮弱者，当以汗解，宜桂枝汤。

●"外证未解"即表未解，也就是恶寒、发热、恶风等症状仍存在，说明血行尚未正常。此处需注意：表未解者不可下。然脉浮弱，说明血气、阳气不足。此时仍可用桂枝汤，故用"宜"而不用"主之"。此云即令身体已虚，或发汗使虚者，仍宜桂枝汤以救之。因发散意味着兴阳，故利用兴阳之力以解之。如系神经衰弱者，可汗而已之。又肺实肝虚者，可以辛温以补之。此中明桂枝汤不仅解表，亦可治血气不足者，所谓"益火生土"也。

第44条：太阳病，外证未解，不可下也，下之为逆。欲解外者，宜桂枝汤。

●"不可下也"的"下"指承气汤类，内含芒硝者。其他的泄法称"攻"。此证若用承气则死。因外证未解者，是病仍在表，此时绝不可下。古云：承气入胃，阳虚以亡；桂枝入胃，阴虚则病。桂枝下咽，阳盛则毙，承气入胃，阴盛以亡。

第56条：伤寒不大便六七日，头痛有热者，与承气汤；其小便清者，知不在里，仍在表也，当须发汗；若头痛者，必衄，宜桂枝汤。

●此中"伤寒"者，谓有桂枝、麻黄之证，"不大便六七日"为应传之日。"小便清"，即小便无色之义。"与承气汤"前，有本加"未可"二字。承气者，承肺气，肺气降则可通便而腹不痛矣。承气汤有三种：大承气汤峻下，其中芒硝为峻下剂，大黄为缓下剂。芒硝入血，故能去瘀血，将血脉中杂质除去，调胃承气汤缓下，小承气汤调气。为医当知汗、吐、下、和，不知下不可。会下法的医生可治大病。《玉函经》此条即有"未可"二字，是"表未解不可下"之义，以表未解，正气未归也。复观小便清，故知热仍在表，可汗也。"若头痛者"二句当后置，云服药后头痛可流鼻血也。若恐其衄，可加黄芩制之。鼻衄、发热，在中医均非重证。鼻出血是相对简单的，胜于他处出血。发热表有正气也。但由造血系统疾病引发致出血又当别论。

人之体中，凡津液已变坏者，即不可返也。此因果法，不可逆也。尿亦如是。体内至要者为元精，即体中可互相出入者。如眼中房水之类。其已变者为败精，不可用也。

不可乱用性行为追求快乐或养生。《黄庭经》云"灌溉五华植灵根"，五华者，眉毛、胡须等毛发也；灵根者，男子为外肾，女子为乳房。此养生之要也。若乳房扁、睾丸硬化，则难治。《黄庭经》云："仙人道士非有神，积精累气以成真。"所谓采药者，丹经云：采自自身药山。《备急千金要方》中采补之学，非为纵欲，乃挽救将瓦解之家庭关系所用也。若妄行采补，必致败精内蓄，前列腺、副睾将肿大，动脉也将增粗等。故道家言，四十岁后，有家室者，可修道矣。修道者即不动情。不动情，则元精不动。意动则精生，如已动情，即成败精，难可返矣。故有真元者，如婴儿类。如《道德经》云"抟气致柔，能婴儿乎"，即团结脏腑气脉，令柔和如婴儿。人长大则五欲所动，元精乃分也。元气者，自体内不动之气也；元神者，相对运动之识神，谓如如不动之性天功夫也。基因的本能是自私，故需转欲以养元神也。

第24条：太阳病，初服桂枝汤，反烦不解者，先刺风池、风府，却与桂枝汤则愈。

●"反烦不解"是有热之象。风府不可深刺，风池亦刺不深。针者，泻也。头上勿乱刺，勿随便灸，亦勿用凉药抹，如万金油之类。需用半寸针，提捏其皮刺入。刺风池法：先寻其凹陷正中，然后针尖对准对侧目而刺则正。风府不可乱刺。风池通四肢，刺之气血入四肢，故治半身不遂、手麻者，可刺风池、肩髃、合谷。肩髃取法：平臂侧举，肩上凹陷中取之。

第15条：太阳病，下之后，其气上冲者，可与桂枝汤，方用前法；若不上冲者，不得与之。

●"下之后"者，云已是坏证；"其气上冲"者，云太阳病误下之后，尚未损伤其正气，尚可积蓄力量，仍欲热者，未成陷胸之证，则可汗之。不上冲者，谓正气已被损伤，即脉静，脉沉，病已入里，而表解者，则不可亦不必汗之也。

万事皆有常与变。应知常达变，守其常而通其变。如《道德经》云"道可道，非常道"，即云读此经者，应以变通之法观之，不可以常道论之之义。

第 94 条：太阳病未解，脉阴阳俱停，必先振栗汗出而解。但阳脉微者，先汗出而解；但阴脉微者，下之而解。若欲下之，宜调胃承气汤。

● "脉阴阳俱停"者，摸不到也；"振栗汗出"者，正气作象。此中调胃承气汤只清热而不泻，大承气汤泻，小承气汤则只是活动肚子。

第 45 条：太阳病，先发汗不解，而复下之，脉浮者不愈。浮为在外，而反下之，故令不愈。今脉浮，故在外，当须解外则愈，宜桂枝汤。

● 若已在内，则用泻心汤、陷胸汤等。

三、桂枝汤禁则

第 16 条下段：桂枝本为解肌，若其人脉浮紧，发热汗不出者，不可与之也。常须识此，勿令误也。

● 脉浮紧是内力盛，欲推邪出。高血压患者多脉洪紧。如与桂枝则汗不出而内热愈盛矣。此中之证，系伤寒之脉证。如温病汗出不止，可以桑叶略炒研末，以米汤水送一钱匕，即可止汗。

大汗亡阳之急救：大汗不止，心率高，体温低约 35℃，尿糖高。《伤寒论》中云以温粉粉之，然不知为何物。《串雅》云以五倍子、生龙骨为末，以患者自己口水和涂于脐眼即止。喻嘉言有三附汤：气虚用参附汤，表虚用芪附汤，脾虚用术附汤。本论中亦有四逆汤（附子、干姜、甘草），或用附子理中丸（附子、人参、白术、干姜、甘草）。

第 17 条：若酒客病，不可与桂枝汤，得之则呕，以酒客不喜甘故也。

酒人内热，胃热盛，与桂枝则更热矣。饮酒之人须加黄芩、石膏。葛花、枳椇子是解酒药，产于南方。北京产金钩梨，以酒浸或水煎可解酒。不会饮酒者，可饮枳椇子酒。

第 19 条：凡服桂枝汤吐者，其后必吐脓血也。

● 亦是内热之故。

四、桂枝汤类证变法

第 18 条：喘家，作桂枝汤，加厚朴、杏子佳。

● 喘家用桂枝汤需加厚朴、杏仁。此随机而变之心法也。厚朴味苦、性温，令气下；厚朴下气，则降肺、胃之气。故云：胃气不降，则肺气不均；

肺气不均，则血行不均。故治疗高血压，用四君子芩连二陈（陈皮、半夏、茯苓）加石膏（钙质，可降压）、小承气，有风象者加蝉蜕，消导药加焦三仙。杏仁味苦、性平，杏仁须水浸、去皮、微炒，可去毒，然后服用。此乃六经形证之下的喘家所用之法。

第 43 条：太阳病，下之微喘者，表未解故也，桂枝加厚朴杏子汤主之。

●此云误下后，气上下不定，故用厚朴下气，杏仁宣肺，兴奋呼吸中枢，扩张气管。

第 14 条：太阳病，项背强几几，反汗出恶风者，桂枝加葛根汤主之。

●此即桂枝汤证。葛根为提升之药，可提升阳明大肠之气，治疗腹泻、脱肛、胃肠下垂、麻疹未发、热利（痢），亦可对心力衰竭、心律不齐者用之，解酒，酒不醒者，可用葛花、野葛。三阳解表之剂：羌活解太阳之表，葛根解阳明之表，柴胡解少阳之表。此三味再加荆芥、防风、金银花、连翘、石膏、（生姜）等，治外证而三阳之证俱存者。葛根内含淀粉，可解肌，缓解肌痉挛，故治项强。葛根是阳明经药，主颜面、内脏。其性提升内气至颈部，故解痉。今之颈椎病者，用桂枝加葛根加黄芩可治之。太阳经药为羌活，少阳经药为柴胡，故此三药及石膏加入方中，可治疗感冒。故有大羌活汤（九味羌活汤去白芷加防己、独活、知母、黄连、白术）或九味羌活汤（羌活、防风、苍术、细辛、川芎、白芷、黄芩、生地黄、甘草，加葱白、生姜）之设。明·陶节庵有再造散（人参、黄芪、甘草、桂枝、羌活、防风、川芎、炮附子、细辛、煨生姜、大枣、酒炒赤芍），但其力不足，故道家分之。

第三节　麻黄汤证

一、麻黄汤正局

第 35 条：太阳病，头痛，发热，身疼腰痛，骨节疼痛，恶风，无汗而喘者，麻黄汤主之。

●麻黄汤主证为太阳病，头痛，发热，身疼，腰痛，骨节疼痛，恶风，无汗而喘，共八症。身疼者，非神经痛，寒束也；骨节痛者，是寒湿入骨节也；喘是肺气闭塞也。古云："中风表虚有汗用桂枝，伤寒表实无汗用麻黄。"方中桂枝为臣，调和营卫，强心通气，令毛孔开，汗乃出也。麻黄即泄卫气，解表发汗，为君。杏仁为佐，宣肺，因肺气不降故病，以杏仁宣泄之。故肺气虚者不可用之。杏仁可兴奋呼吸中枢，扩张气管，润大肠，润肺下气。肺与大肠为表里，肺燥则喘咳，气上顶则咳、咽痒。紫苏子可治咽痒，以诸子皆降故，杏仁亦然。肺虚之人不可多用，如肺痨等。无杏仁用郁李仁、桃仁可代之。甘草为使，引药出表。麻黄不温经，但强心、补肾、定喘、发汗、止痛，加桂枝则温经，加杏仁方可宣肺。若但用麻黄则肺气肿、气管扩张矣。

温病：发热而渴，不恶寒。若发热恶寒，是表未解，用辛凉发散剂解表。如桑叶、菊花、荆芥、薄荷等，荆芥亦是辛凉（峨眉临济医学观点）。若表已解，但热不寒者，陆九芝《世补斋医书》主张同于阳明伤寒。表未解者，用麻杏石甘汤。若表已解，不可复汗，应清之。辛凉解表还可用栀子豉汤。

表虚者，即卫气虚，表实者即卫气实。卫气虚者，以桂枝汤敛之；实者，以麻黄汤发之。

"阳明为热越，法当多汗"，不汗为死证。因无汗毛窍不开，热度难退。

若高热不退者，可加佩兰2g、薄荷2g。佩兰辛凉发散，叫清肌肤之热，不在卫，不在血者，然不可多用之。紫苏叶亦然。

二、麻黄汤证变局

第37条：太阳病，十日以去，脉浮细而嗜卧者，外已解也。设胸满胁痛者，与小柴胡汤；脉但浮者，与麻黄汤。

●"十日以去"者，以六日为一阶段，"七日传经"之义也。六日中病仍在太阳，七日乃传也。故此时仍有表证。"嗜卧"者，心衰可见，但欲寐，脉弦细，为心气虚，或脾气虚、脾为湿困。是心阳不足或脾阳不足。后者宜越婢加术汤等清热除湿。若脉沉细者，血不足，或血管不通畅，心脏无力也，为心阳虚之义。脉沉洪滑微迟。"胸满胁痛"者，肋下为胁，即胸胁苦满，肋间痛也，此少阳病之主症。少阳主证：胸胁苦满，心烦喜呕，往来寒热或低热，嘿嘿（即冷寂无情义）不欲饮食，口苦咽干目眩。《伤寒论》云："呕而发热者，小柴胡汤主之。"此条中，若脉浮细，与小柴胡汤；但浮者，与麻黄汤。外证已解，无少阳证，而脉仍浮，可再与麻黄汤发散之，此兴阳补阳之义。以发散就是兴阳也，如升阳益胃汤（黄芪、人参、半夏、炙甘草、羌活、独活、防风、白芍、陈皮、白芷、茯苓、泽泻、柴胡、黄连）之义。

第 46 条：太阳病，脉浮紧，无汗，发热，身疼痛，八九日不解，表证仍在，此当发其汗。服药已微除，其人发烦，目瞑，剧者必衄，衄乃解。所以然者，阳气重故也。麻黄汤主之。

●"目瞑"者，不欲开眼也。"衄"者，是热重故。如今之色白体胖之人多甲状腺疾患。白胖之人，组织疏松，打之痛剧，针则易出青紫。此类人儿女好、夫妻好，有憨福。儿女亦皆白胖，但读书需努力。文科较好，数理一般。小儿白胖则多属先天不足，黑瘦则气足。人有"面皙白，如莹玉"，或"黄白净"，而面胖，眼胀涩，头发纯白，润如银丝，喜肉食。因此类人有消食之证食火风，体温稍高。睡觉魇语，踢被子等，失眠，梦多，闭目伸手时抖，类扑翼振颤，是为痰多。胖人多湿，瘦人多痰也（火为无形之痰）。五心烦热亦可见。如是之人，服麻黄汤当衄，然衄后可解其热。如脉紧高血压、中风患者，出血或放血可解也。如委中静脉放血可泻热。蒙古族人放血用飞针，其法用缝衣针，尖缠以线，露出数分，刺入肱动脉，松手则飞出，名飞针。钩端螺旋体病，中医称"打谷黄""蚕豆黄"，因收稻之时，稻中病原飞起入呼吸道而患。其过程如伤寒，中有一过程流鼻血可愈。蚕豆开花时亦有。其分布由东北至西南。以流血后气脉破，卫气泄也。

甲状腺问题的依据有：①眼胀，视物模糊，眼角干；②咽干、咽喉不利似有痰，地图舌，俚俗之语，即阴阳苔，又如黄褐斑称面黔，粉刺称面疱等，疱音包，疱之繁体；③甲亢，中医称气瘿，人身上有许多气囊，颈上偶有，故鼓。胖子肚大者，亦是气在其中。甲亢之人脖子粗，越长越胖，此乃阴虚火旺，盛世之人均胖；④心动过速；⑤手足发热；⑥眠差梦多。若病而未调，则成甲减，手足凉，面乌黑，智力低，畏寒，眼凸，可服金匮肾气丸。不治则后代不如常人矣。治则为补气、清热，治法：其脉洪大者，应急收敛；脉沉细无力者，应急补之以金匮肾气丸。若过滋阴亦不可，因其气不足。

第 47 条：太阳病，脉浮紧，发热，身无汗，自衄者愈。

● "自衄者愈"，如上所述。

第 55 条：伤寒脉浮紧，不发汗，因致衄者，麻黄汤主之。

● 此中与麻黄汤者，意为破其卫气，令邪气泄，以免脑内出血也。不可多服，服一二次，解则止。

第 57 条：伤寒发汗已解，半日许复烦，脉浮数者，可更发汗，宜桂枝汤。

● "半日许复烦"者，有内热也。

三、麻黄汤禁则

第 49 条：脉浮数者，法当汗出而愈，若下之，身重心悸者，不可发汗，当自汗出乃解。所以然者，尺中脉微，此里虚，须表里实，津液自和，便自汗出愈。

● 脉浮数者，为内热。心悸者，心前自觉跳动。此证应稍候其自汗。

第 50 条：脉浮紧者，法当身疼痛，宜以汗解之。假令尺中迟者，不可发汗。何以知然？以荣气不足，血少故也。

● 若尺脉短，勿发汗，因血亏不能达于下。但当服麻黄汤者，仍应发之。

第 88 条：汗家，重发汗，必恍惚心乱，小便已阴疼，与禹余粮丸。

● 阴疼者，尿道痛、小便痛也。禹余粮者，石中所夹含铁矿之黄（红）土也。以往宣武公园太湖石假山石缝中可寻得。小便阴疼者，可与八珍汤；有感染者可用甘草梢治之。古人治茎中痛，用甘草。无感染而痛者，是肝急所致，法当甘以缓之，方用人参六一散，即六一散加人参。六一散：甘草、滑石，共研为末，和以白蜜，冷水或灯心汤调服。此刘河间之作。六一散加朱砂称益元散，清热除湿，热盛再加荷叶，称荷叶益元散，夏日可冲水为茶。治疗夏日汗出尿少而痛者。六一散加青黛为碧玉散，六一散加薄荷为鸡苏散。方中甘草清热强心，滑石利湿。其他玉石、琥珀、汉白玉、大理石等皆同，然而硬；滑石则软，故古人说饵玉者，食滑石也。若在越婢加术汤中加滑石亦甚佳，尤其在夏日暑湿之时。

第87条：亡血家，不可发汗，发汗则寒栗而振。

●贫血者不可汗之，血虚故也。因麻黄为正发汗。如需用，宜加石膏。

第86条：衄家，不可发汗，汗出，必额上陷，脉急紧，直视不能眴，不得眠。

额者，道家称日月角，即前头角，是太阳、阳明经气。日月角丰满者，是数学头脑，处事冷静，以数学考虑问题。相书云：出远门。若颞叶发达者，手艺高，善于模仿、模拟。相书云：身在朝廷，志在方外。后头角称青龙角，若痛则用川芎治之，因三阴气脉皆挟喉咙，抵舌本。肝经由此上注于目。丹医云：鱼腰处有一小脉，斜上青龙角，再上百会，交督脉于颠顶，肝经之气脉方尽。日月角是肝经经气。肝经上抵舌本，旁出至目，上至青龙角，交督脉于颠顶。故舌头发硬者，三阴经气不足也；头顶青龙角痛者，肝气大所致。《珍珠囊补遗药性赋》古云：头角痛，用川芎，血枯亦用，当减量。此即青龙角痛，此等人肝气旺，脾气大，涵养差，说话直。故医学学到高层次，与相法相通，与儒学相通。如小儿高热者，以大承气汤下之。变通者，以绿雪（绿雪由寒水石、滑石、磁石、石膏、玄参、升麻、甘草、青木香、丁香、石菖蒲、玄明粉、硝石、水牛角、青黛、朱砂组成，含水牛角、玄明粉等），绛雪（含朱砂、玄明粉等），紫雪（含犀角[1]等），均为下之。若是温病则可；若是伤寒，下之则病内陷，颏中则陷矣。颏在两目间、鼻骨与头骨解缝处，即山根。衄家发汗则如是。磁石，铁矿周围多见（延展知识）。

第85条：疮家，虽身疼痛，不可发汗，汗出则痉。

●此云大痈毒。有患者皮损则成大疮，用三三饮（黄芪、当归、金银花各三两[2]）加灵参丸（威灵仙、苦参）再加解毒药。人体中有2kg寄生物，称灵物。植物中含"仙"字者传统医学认为亦通灵。苦参寒，苦参子又叫鸦胆子，可外用治瘊子。将瘊子挑破，捣碎鸦胆子，涂其上效佳。其中黄芪壮卫气、助收口。此外科之总方也。金银花解毒，当归泻血，威灵仙软坚，苦参为阳明经药，但多服则伤胃，需少服其剂。

第84条：淋家，不可发汗，汗出必便血。

●淋，中医有三：①梅毒：中药用汞制剂为丹或用金银花加土茯苓，大

---

[1] 现已禁用。

[2] 为体现"三三"之意，保持廖厚泽先生语录原貌。

量煮水常服可渐消之。其横痃，即大腿内侧烂、鱼口、小便流脓等，当用清热除湿，或甘草泡水为茶饮之可有效。②淋证。③砂淋，即小便有砂子；膏淋即乳糜尿；白蛊即小便白浊色，尿中草酸或有机盐多故；血淋即肿瘤、破口等，前列腺肿大、小便提不住者皆是。此中所指乃非性病之淋，血淋不可汗也。

第83条：咽喉干燥者，不可发汗。

●《白喉治法忌表抉微》中反对用发表之剂治疗白喉，推崇养阴清肺之法，认为白喉不可发汗，否则易死人。此等患者，应与养阴清肺汤，外用玉丹擦之。咽干、咽痛之类，当滋阴可愈。

玉丹方：生白矾、生硼砂（即月石）、牙硝。比例为3∶3∶1。炼法：将三味置砂锅中，盖严泥封，火上缓缓烧之，令其脱水尽。用白陶砂盆或砂锅无釉者，于小火上烧热。锅红后，先下白矾，次下牙硝，一云先下牙硝，焙后次下白矾，最后下硼砂，以小火缓缓烧之，令热气冒尽，待干成浆糊状时密封，再倒置火上烤干，烧至脱水尽，取下稍冷，复置猛火上烧之使微熔化，敲令脱离锅底而铲下。又法：将三物化成水，在锅中收干，烧去结晶水。干后粉碎成末，加入牛黄、麝香、冰片。普通加冰片即可，冰片有几种：梅片色黄而贵为木本，点眼有痛感；艾片为草本冰片，撒眼上不痛。共研细末。可先砸成粗粒，再用粉碎机打碎。若炼制时不翻烤，以小火熬20～30小时，则此丹极白；翻烤者颜色稍黄。

方解：白矾吸水，可使腐败蛋白凝固，令水澄清；硼砂有渗透之能，可渗透到皮下，因而可治疗皮肤深处疾病；牙硝有腐蚀性，令皮肤稍破，然后药物可以渗入，亦可消炎止痒。硼砂、牙硝亦可杀菌消毒。此方华佗称玉钥匙。《千金方》中亦有类似者。注意：丹药不可乱用，否则易中毒。如铁剂和各种矾多用则上火。

此方可治各种皮肤病，各种急慢性皮炎，肚脐流水，阴囊流水，湿疹，头面疮疖等，乃至色素斑、卡波西肉瘤。卡波西肉瘤者，皮下多有疙瘩，非无名肿毒，皮黑，穿破后亦有脓，此类患者应给大量补药，切不可清热，此艾滋病类、皮肤癌等，如龟头癌以玉丹撒上。疣、雀斑亦可治。或皮肤感染寄生虫，如螨虫、蜱、癣等，亦可治疗。也可治疗静脉曲张，静脉曲张可用肤疾宁剪小块贴之。其有色素斑者，亦肿瘤之类，此皆气亏。中耳炎1～2

次，先用棉签吸出脓，以玉丹水洗，再以干玉丹点入。青光眼、白内障等，孙思邈眼科多用此法等。治青光眼时应内服药以降眼压。又治眼痒、迎风流泪、红眼、砂眼、眼周之各种皮肤病如麦粒肿等。迎热风流泪用蔓荆子，迎冷风流泪用五味子。玉丹可干涂，亦可化水擦麦粒肿初起，可将玉丹置于毛巾上擦之；成脓者令仰卧，将玉丹置于肿物上一分厚，片时再洗去。近视眼亦可用玉丹外擦，内服参附龙牡汤。

妇女病，阴道滴虫等，以玉丹干撒或化水洗之即可。又翻症，即阴道外翻、肛门外翻，可以玉丹擦之。克山病之翻症亦可治。克山病，类急性胃炎见吐苦水、急性心脏病、羊毛疔、翻症，治愈后即成慢性胃炎、慢性心脏病，最后成大骨节病。

玉丹亦治牙出血，牙痛。咽痛者，以1∶20～1∶40溶于水中，漱口漱咽，可治咽痛、白喉，亦可以长杆棉签蘸水蘸药扫其喉，则假膜可脱。此白喉开关之要法也。扁桃体发炎不可轻易开刀，若切除则病易入而热不发，成阴证矣。不论舌、咽、鼻，发炎咽痛、扁桃体发炎者，常以玉丹化水漱口，可防止阑尾炎、关节炎、肾炎等病。发炎时扁桃体肿出者，服小青龙汤加玄参、麦冬、甘草、桔梗，外用玉丹点之令收，或鼻窦炎、鼻炎者，亦可扫之而愈。鼻窦炎者，将玉丹化水倒毛巾上，用鼻吸入咽部再吐出。20分钟后鼻中脓液流出。鼻中之病，鼻涕应吸入咽吞下，则涕、痰少。外擤之则多而不止。痰亦不可吐，应咽之则痰少而无，否则越吐越多。

又治狐臭，先上药，再用湿毛巾洗之，擦干。可治肚脐眼流水，如糖尿病引起之阴道瘙痒，阴道真菌，滴虫，宫颈糜烂等。亦治甲沟炎、脉管炎、蟹眼、鸡眼等。足底湿疹、脚癣，用玉丹加一倍食盐擦之。糖尿病足中医称瘭疽，身体进行性烂掉。当须补其元气，提高免疫力。注意：足有病者不可轻擦，以足上排毒故也。

瘟疫流行时，用玉丹洗口、鼻、眼，可保护人，免得瘟疫。高热不退者，用此点鼻可退。痔疮亦可用洗。阴道滴虫亦可用，又可治黄疸。

治肾炎者，必先治疗扁桃体，用前条之方法治之，则肾炎易愈。或以麻黄、杏仁、石膏、甘草加玄参、麦冬、桔梗、荆芥、防风、金银花、连翘，再加利尿药；虚寒重者以小青龙汤代麻黄、杏仁、石膏、甘草。例方：麻黄2g、杏仁10g、玄参10～20g、麦冬10g、桔梗10～20g、荆芥5g、防风

10g、金银花10g、连翘10g、酒军2～3g、车前子10g、生石膏20g、生姜两片；慢性发炎、心力不足，不发热者加桂枝2g，消化不良加焦三仙20g。方中有玄参，则防风可以多用。金银花配桂枝，即是清热解毒之剂。

扁桃体已切者，常现如阴证，故治疗当细辨之，不可将外感误为内伤虚劳，以其面色不佳故。误补之则加重病情。故不可令切。如小儿发炎发热者，不可顿令退烧，应依伤寒论法缓缓解之，方不留后患，否则易致不治。

打针有可能降低免疫力。如白虎汤中，知母抑制肾上腺，石膏清胃热，皆非杀菌而能退热也。高热骤退猛烈压制可致免疫力下降。

第89条：病人有寒，复发汗，胃中冷，必吐蛔。

●有寒发汗，则肚中冷，故蛔虫吐出也。

总之，阴津亏、血液少、中寒、里虚，此等证皆禁汗。此麻黄汤禁则之总纲。

四、麻黄汤类证变法

第31条：太阳病，项背强几几，无汗恶风者，葛根汤主之。

●几，音苏。颈之后及两侧为项，前面喉结及人迎两处为颈。葛根可解除肌肉痉挛。再加麻黄于桂枝汤中即可。

人迎脉亦应看。《内经》之"人迎"指右手脉。若按人迎致晕倒者，速取绛宫穴，按之则苏。绛宫在剑突骨（古髑骬）下一寸半，旁开一寸处，当胃上口。此处肿瘤可见噎膈。噎者，用力可下；膈者，不能下。反胃者，食后吐。若食道松弛弯曲，则食下不利，亦见噎，或打呃逆，今称膈肌痉挛，实则是食道痉挛，物不下故。噫气者，胃内自出气；嗳气者，先吸气而后打出；哕者，冷吐。此乃训诂之学也。此条中，乃用葛根解表发散之力以解肌也。如小儿麻疹不出，于麻杏石甘加解毒药中加少许葛根，一剂可，勿多用。若是协热痢，胃气陷者，用葛根芩连汤，是用其提升胃气之力。葛根配麻桂，则发汗；配芩连，则止泻。

第38条：太阳中风，脉浮紧，发热恶寒，身疼痛，不汗出而烦躁者，大青龙汤主之。若脉微弱，汗出恶风者，不可服之；服之则厥逆，筋惕肉瞤，此为逆也。

●此中"若脉微弱"以下，是后人所加。此即麻黄八症，多一烦躁者，大青龙汤主之。太阳病寒重者，大青龙汤主之。肺中生水者，小青龙汤主之。烦躁为内热之证候，故宜大青龙汤，方是麻杏石甘汤加桂枝、生姜、大枣，其口诀为"外解寒、内清热"，用石膏者，内热也。故石膏相对比例要大，重量也可用到3～5钱，这样就可以透汗而解寒热。若脉微弱，则应减麻桂剂量，则无忧矣。此方为辛温辛寒合用之规矩，解外寒内热也。

厥者，手足与心中冷；逆者，无脉。厥逆皆有寒热之别，当注意。夜间觉冷，脚抽筋，与人参养荣丸半丸即可。古云：人参养荣即十全，除却川芎五味连。四物中，归芎芍地分别对应血中之寒风湿热。川芎兴阳于厥阴，振奋肝阳故头晕者勿用，于养血脉不宜，故去之。加五味子，收敛其肺。十全者，四君子、四物加桂芪。如精神病患者可见厥逆，但内热极重。肝硬化者，是寒厥。《素问·六节藏象论》云：肝者，罢极之本……其华在爪，其充在筋。罢极者，四肢之末也。四逆汤（附子干姜甘草）治寒厥，四逆散（柴胡、芍药、炒枳实、甘草）治热厥。筋惕者，腿抽动；肉瞤者，肉簌簌动。大青龙汤服后出现厥逆等，乃配伍不当故。原剂量对寒重而有热者，外解表，内清热。今之人阴虚者多，即热病多。古人有云："盛世多寒，乱世多热。"故今人用时剂量为麻黄3g、桂枝3g、杏仁10g、生姜3片、大枣4个、甘草10g、生石膏20～30g，否则寒去而热独留。又如湿证，用苍术、陈皮等燥湿，可见湿去而热独留。滋阴亦可生寒。故必须知配伍之法。

第39条：伤寒，脉浮缓，身不疼但重，乍有轻时，无少阴证者，大青龙汤发之。

●无少阴证者，无心、肾衰之征象也。时轻时重，可治以大青龙汤。若有少阴证，当调整剂量。少阴证者，脉沉细弱，心脏已无力。当养阴扶阳以除表，于大青龙汤中加扶助药。如孙思邈治腹中痛不知其因者，用温脾汤（人参、附子、干姜、甘草、当归、芒硝、大黄），即是攻补兼施之义，互为牝牡也。又如防风通圣散，汗不伤表，泻不伤里，以药物组合后成为新药，一方中治疗数病也。故云："医者，入德之始基，通神之始基也。"

第40条：伤寒表不解，心下有水气，干呕，发热而咳，或渴，或利，或噎，或小便不利、少腹满，或喘者，小青龙汤主之。

●小青龙汤者，外解表寒，内逐水。此汤共四主症，六辅症。心下有水气者，水射肺也，是肺、胃或膈膜有水也。干呕为胃有水，咳为肺。咳，

《说文》云高声叫，是咳字古写。治渴者，活动身上水气；又若饮水则臀部肿，或手足肿，或面肿，移时则消者，此称溢饮，小青龙汤可治。治利者，治其热毒。小便不利者，水湿不能运化也。有水气者脉必沉，如水肿之人脉沉洪迟。如尿不下，用越婢加术汤、二妙散、防风通圣散、六一散等。少腹满者，小肚子胀也。肚子胀者，不可用寒药，当用此方。此条诸主症皆有共同内涵，即有水也。噎字甚为重要，噎轻、膈重。故食道肿瘤、狭窄、曲张皆可用小青龙汤。故温化药可治疗癌症。癌症必须用温化药，若多用凉药，则应手而毙。小儿喘，用小青龙汤加石膏，剂量要小。

第41条：伤寒，心下有水气，欬而微喘，发热不渴，服汤已，渴者，此寒去欲解也，小青龙汤主之。

● 发热不渴者，有水也。"服汤已……欲解也"，是注解衍文。心下有水气，即使不喘不渴，发热而咳者，也可用小青龙汤。方中麻黄解表、泄卫；桂枝强心、温经、解肌；芍药收敛血管内脏，令湿气出；细辛辛温而不发散，药性可直达任督冲三脉，而附子通十二经，督脉总督三阳，故三阳经有病可加细辛；任脉者任养，故可治不孕、不育、性神经萎缩等，这些患者在补肾药中需加细辛。细辛不过钱，人参不过钱，经验之谈也。干姜健脾，启脾阳，守中就是令中土脾胃暖和，即口至肛门暖和，故泻药硝、黄加之则不泻；五味子酸收，是补肺药。

癌症的总治则是温化。肿瘤应温化，常服凉药则易生癥瘕积聚。欲提高免疫力，勿用抗生素，勿输液，勿用凉药。如部分抗过敏药物、牛黄、冰片即是压制免疫力之药物。发热时体内肾上腺分泌增加，抗病力随即增加。因肿瘤到后来即是虚寒证，肝、胃、脾俱不通。尤其食管癌患者，宜小青龙汤。方中细辛即是兴阳之法。如当归四逆汤（当归、桂枝、芍药、细辛、甘草、通草、大枣）即是此原则。

小青龙汤主症之外有"噎"，是乃因阳虚血亏，肌肉失养，故食道硬化也。方中可加生石膏以助去热之力。"小便不利"者，不可仅开泽泻、虫草、木通、竹叶、灯心草等，应加桂枝，以通利三焦决渎之官，且温脾也。否则徒泄而便仍不利也。

小青龙汤方：麻黄、桂枝、干姜、甘草、芍药、细辛、五味子、半夏。其中麻黄是补肾剂，桂枝可温治虚寒，芍药收敛，配麻黄桂枝可调血行。细辛兼通任督冲，有之方可补肾成功也。干姜守中，可治溏泄，配附子可以兴阳。五味子因酸收，故可强心。半夏强心祛痰。半夏与附子共用，虽反而可兴阳祛痰。半夏、附子、郁金、南星均强心。如青州白丸子：生南星、生半夏、生附片，共用久煎4小时以上，治疗半身不遂，有痰、阴证、阳气将尽、牙关紧、脉弱身凉者，用上三味与姜共煮可救急。不可用安宫牛黄等，否则速毙。是方有斩将夺关之能。

第四节　麻桂复合证

第23条：太阳病，得之八九日，如疟状，发热恶寒，热多寒少，其人不呕，圊便欲自可，一日二三度发。脉微缓者，为欲愈也；脉微而恶寒者，此阴阳俱虚，不可更发汗、更下、更吐也；面色反有热色者，未欲解也，以其不能得小汗出，身必痒，宜桂枝麻黄各半汤。

●桂枝麻黄各半汤，实是用两方各1/3剂量合用。八九日者，拖延时间很长也。圊便欲自可者，内热轻也。面有热色，是胃热将起也，若伤寒则面色青。疟者，每日或二三日一次，每次均下午发之。此证似疟而非，因发热恶寒共存，是表未解也。脉微缓欲愈者，脉已和也。不呕者，未入少阳也。是方者，麻黄配芍药，故不致大汗；桂枝配麻杏，故可发汗也。此证用芩连二陈亦可。

第25条：服桂枝汤，大汗出，脉洪大者，与桂枝汤，如前法；若形似疟，一日再发者，汗出必解，宜桂枝二麻黄一汤。

●若患者需温经多于发汗，则用桂二麻一汤。此为比量之法。其他法类同。此条系阳明证，故不可用桂枝汤。当有错简。

第27条：太阳病，发热恶寒，热多寒少，脉微弱者，此无阳也，不可发汗，宜桂枝二越婢一汤。

●此非是无阳之阴证，而是缺津液之证。故用此方小发汗。桂枝二越婢一汤，越婢者，脾为先天土、己土、卑土；胃为后天土、戊土、阜土。阜者，阳也。脾主食欲、吸收、运化；胃主消化、盛受、转枢。以其有石膏故，可制约麻黄之力，出汗更少但可解表，且剂量更小，故治疗中间状态。

此三方是规矩，明此麻黄汤、桂枝汤二法可加减、合用，视症状而定。此三方称小发汗，麻黄汤则称为正汗。

以上讲经证。太阳络头项，阳明络颜面，故阳明经证口眼㖞斜。胃病将吐、便血者，面即红亮。故见此象知防血症。少阳络胸胁。少阳在胸胁迂回。肺病在缺盆，云门穴处痛，缺盆中痛者，治以小青龙汤加石膏。此方可治出门遇风则咳、痛者。是等人遇寒则生病者，易生癌症。是人为肺、胃虚寒，服此药一剂瘥。心病痛在肩胛腋下。胁痛为少阳为胆、胰。故胁痛而消化不佳者，若治以小柴胡汤加紫苏子、莱菔子顺气则愈。

第五节　太阳府证

太阳经证者，头项强痛而恶寒。当以辛温治伤寒，辛凉治温病。府证者，太阳本府膀胱之病。太阳者，寒水之经。经、府证并非绝对划分，有重叠并出者。如高热时，亦有蓄尿、蓄血、癃闭等。膀胱癌等，亦有此证。

一、蓄尿证

第71条：太阳病，发汗后，大汗出，胃中干，烦躁不得眠，欲得饮水者，少少与饮之，令胃气和则愈。若脉浮，小便不利，微热消渴者，五苓散主之。

●蓄尿者，非瘀也。若多服桂枝，可见尿点滴而下，此是前列腺肿，应清热。多用麻黄、桂枝，则内热而咳也。阳不足则烦，看事不顺心；阴不足则躁，胃中难过也。此中消渴者，非糖尿病，乃太阳消渴，饮水即消而不尿，以发汗多，身体水枯故。三消者，上消病位在甲状腺，中消病位在胰腺，下消病位在肾上腺。此三种人尿皆甜。水入细胞，则细胞外液减少，血容量也会减少，故口渴。若膀胱气足，则可变化水分；若服凉药或打针损之，则水不能化尿，亦不能上舌，故渴而无尿也。史载，司马相如病消渴，是房事过度，无节制之故。

五苓散方：茯苓、桂枝、猪苓、泽泻、白术。此方外解表，内逐水。有人云是以气化为主之利尿药。猪苓去大肠水，大肠水肿者可服。如己椒苈黄丸（防己、川椒目、葶苈子、大黄）治大肠水肿，可加入猪苓以利水。泽泻治肾脏水肿，泽泻只能用5～10g，多用则伤阴。桂枝辛温以补正气，为开关之药，可气化而鼓动之，如小儿尿少，气色不佳，饮食不佳，当以此法气化之。故治种种性功能不良、胃中有水（五苓散或苓桂术甘汤）、血压高者，胃中多有痰饮，隔血脉不得下，故上行也。如老年人不得眠而胃胀亦是。此种病，阴虚则滋阴，气胀则下气，有水则化水，又可调和营卫。利尿欲效，必加桂枝、附片。茯苓以泻为补，除全身之水，茯苓也是强壮剂，故若肩痛者，不可只用茯苓，否则疼痛加剧。故此类患者需用逍遥散（柴胡、白术、茯苓、当归、白芍、薄荷、甘草）时，应改为归芍柴陈苍（当归、白芍、柴胡、陈皮、苍术）加减。白术健脾燥湿，脾脏本身或脾脏所引起的水肿皆可治。五苓中不用桂枝，则为四苓散，其利尿之功效弱，然无热性。无伤寒之蓄水者可用，如温病可用之。五苓散加平胃散（厚朴、苍术、陈皮、甘草）称胃苓汤，再加车前子，可治水泻。五苓散者，趁病在表而小便不利，以之速除邪气即可，因其速效故。故应常备于青囊中。前列腺肿大而尿难出者，非五苓散证。老人有尿提不住，闻水声则出，或尿不出，久立方出者，皆膀胱本府之证也。欲尿不出者，最简单的是用百合，或用贝母，皆百合科，称开关法。从现代医学理解，百合科植物含乙酰胆碱，可增加肌肉弹性。中风患者，大脑不能随意控制肌肉运动，用百合科药物亦有好处。其正症是脉浮、小便不利、消渴。所以为散者，因用散药通尿，则不太影响其原有方案；若用汤则干扰、妨碍正常进程，不易治也。《伤寒论》中的散药均是插曲。

孕妇水肿，用黄芪、党参、白术、茯苓、石膏。"产前宜凉，产后宜温"，否则死胎。

中药有四种剂型：丸、散、膏、丹。散者散也，是一种发散剂，出汗而已，其力发散速，不久居体内；丸者缓也，其性留中，久居不去，以感摄之用，其效长，需注意六味地黄丸不治高血压，且误服不当令人矮。汤者荡也，可速荡邪气故力大，剂量多在半斤以上，浓度大；膏者糕也，如同粮食，补人之用，人人可服，以为营养亦可；丹者单也，只用一二味，单刀直入，如血不足以铁炼丹。又丹者赤也，多赤色故。开散之时，先计其量。如八珍汤为散时，按下述剂量：人参10g、党参20g、白术30g、茯苓30g、当归 20g、白芍 30g、生甘草 10g、焦三仙 80g、黄芩 20g、川黄连 10g、生石膏 10g。散中生石膏不可多开，否则胃受不了。汤中可以多用。因为水煎时溶解有限。石膏投于水缸中，以此水煮饮或烧饭，可治疗水土不好所引起的关节病。此方共 270g，若每次服用 10g，则方中每 10g 药物每次可食入量 D∶10=10∶总重量，故 D=100/总重量。在此 100/270 ≈ 0.4，即方中 10g 相当于每服 0.4g。依此计算再调整剂量，如川连应调至 5g（每服 0.2g）。又散剂加工成末之前，应先烤之。在 60～80℃下加热 24 小时，然后风干水分令酥，再研末成散。烤药应用穹隆炉，炉膛分数层，以托盘承物，药盘在下，火盘在上，以反射之火烤之。此是炼药之法。

丸剂之中，水丸崩解慢，故在小肠之中方起效。如甘遂当以大米纸包之，令其入小肠方崩解，则不催吐矣。蜜丸崩解更慢，时间更长。丸药中每丸 6g，只有 3g 药。故若方大则无事，方若小则多加填料。如上计算，看其剂量是否合适。方大则需多用几丸，方小则需少吃，乃至半丸。不可滥用，如人参、桂枝、当归、石膏等，均应注意。故丸药方不可过大，否则无效力矣。

马钱子炮制法：马钱子剧毒，其上毛尤其毒。故应先将毛刷掉，刷毛之水不可随便倒，否则鸡狗饮之皆中毒，用男童子尿浸 49 日。然后晾干，破壳，压为末。马钱子为丹，可提神，然久服可引起痉挛。丹药不可轻易与人服，尤其不可久服。如朱砂，久服中毒。

第 72 条：发汗已，脉浮数，烦渴者，五苓散主之。

●有浮数、烦渴、小便不利，仍用五苓散。

第 73 条：伤寒，汗出而渴者，五苓散主之；不渴者，茯苓甘草汤主之。

●口渴乃津液干也。不渴而小便不利，用茯苓甘草汤（茯苓、桂枝、甘草、生姜），此方无猪苓、泽泻等利水之剂，治胃分水功能不动，水停胃中，上焦停水之证，以桂枝、生姜、甘草可入胃也；五苓散则治膀胱分水功能不动，因而膀胱停水，下焦停水之证。苓桂术甘汤亦可与此方互用。

第 74 条：中风发热，六七日不解而烦，有表里证，渴欲饮水，水入则吐者，名曰水逆，五苓散主之。

●表证者，有寒；里证者，有水也。水入则吐，是肝肾亏故。此条似急性胃炎之证，但后者是饮食不适如食桂圆过多者等，以此可别之。饮入清水，吐出酸水，知是肝病。如多食猪肉，胰管阻塞，反流自消者，其人吐、泻、腹痛，症似霍乱，但与水逆不同。胃炎或胰管阻塞者，脉洪为阳明，脉弦为少阳；水逆者脉无力为肾力衰败，饮清水吐酸水，饮水后欲尿而无。五苓散中，桂枝即可振奋肾气。麻黄、桂枝之类利于老人虚寒咳嗽，此类患者当以小青龙汤加石膏治之。此法是治肾衰之一法。五苓散服时，每次3g，20分钟服一次，至尿出则止。胰腺炎患者，当以大柴胡汤治之。

第127条：太阳病，小便利者，以饮水多，必心下悸；小便少者，必苦里急也。

●此是茯苓甘草汤证。胃中有水故。里急者，心口中痛急也，或以苓桂术甘汤治之亦可。若见脉洪紧，则知胃中有水，与高血压相同，口干舌燥也。

二、蓄水证

第141条上段：病在阳，应以汗解之，反以冷水潠之，若灌之，其热被劫，不得去，弥更益烦，肉上粟起，意欲饮水，反不渴者，服文蛤散；若不差者，与五苓散。

●蓄水证。意欲饮水是意识，反不渴知是蓄水。如五苓散仍不解者，当加附子。吐酸之人，胃酸不安定，是肝气不舒之证。蓄水、蓄血之人，口干反不欲饮水者，是正气虚，水难化而内停也。

文蛤者，海中蛤蜊之盖，有花纹者。文蛤是祛水剂，应煅去结晶水，略烧其壳，然后研末。烧去结晶水，勿令氧化，不可过烧，否则成氧化钙而无用矣。烧至青烟冒过后即可。蛤仙丹方：文蛤置烧红的瓦罐中摇动，煅之，变黄后放冷压为末，加一半面粉，为5g重丸，用童便送下，能除肺水，是定喘开关之药，亦可试用于胸水。此潜川先生方。市售又有黛蛤散，是青黛、蛤粉共为散，治小儿咳嗽，肺中有水者或效。但黛黄散无效。五倍子是止泻剂。毛蛤壳有条者称瓦楞子。麻杏石甘汤加蛤粉10g，可治小儿肺中痰湿。亦可加入黛蛤散（青黛、文蛤）。青黛是菜，可染衣、化妆。氧化铅用于化妆（名铅白、官粉）时遇氨则变黑，可去虫，亦可用于外科，但内服最好不用，以有毒。今之化妆则用锌白（氧化锌）。蛤粉亦可为白粉绘画。又有蛤仙丹，即蛤粉一半加一半白面为丸，蒸熟晾干。遇哮喘痰多气不通者，与之如龙眼大二三枚，令嚼后用童便一杯送下，可以开关。蛤粉不配童便治喘则无效，此丹亦称童贞丹，当常备之。解后再用他药善后以清热、祛痰、祛湿。注意吸氧不可吸纯氧，高浓度氧气亦不可插入过深，否则烧干肺。

三、蓄血证

第106条：太阳病不解，热结膀胱，其人如狂，血自下，下者愈。其外不解者，尚未可攻，当先解其外。外解已，但少腹急结者，乃可攻之，宜桃核承气汤。

●此中"血自下"，为大便出血也。"其人如狂"者，精神似不自主，但未成疯。精神病、狂犬病皆此类也。急躁偏激之人，必便秘。有人戏称希特勒必有便秘之疾也。《国语·晋语八》云："上医医国，其次疾人。""外解"者，不恶寒也，此人心肾功能已复，血行良好，卫气足。"少腹急结"者，谓肚子里丝丝拉拉难受，以大肠中热药化火也。少腹者，是小肚子两边。刘河间《伤寒直格》云："脐上为腹，腹下为小腹，小腹两旁，谓之少腹。"扁鹊、刘河间皆任丘人。药王庙今供两人：孙思邈、刘河间。《宣明论》中有倒换散：荆芥穗、大黄，治疗尿血、便血，消解大肠之火，阴阳药合用之法也。大肠热重重用大黄，膀胱热重重用荆芥穗，当用炒黑之荆芥穗方好。攻与下不同。下者泻之，攻者活血化瘀之类。表未解不可用芒硝，余药可用；表解血脉通畅，故不恶寒，可用硝矣。此证乃桂枝服多，热结膀胱，血结少腹，皆大肠病也。上则影响脑宫，精神烦愦，神志不清。故用桃核承气汤以泻热。此证非同瘀血，乃热结血结。小儿高热即见其人如狂，此热结于肺、大肠、脾等。此等移热之证，内经俱有述及。如血崩系阳明移热于胞宫。本汤证是热结膀胱、血结大肠之证。血淋乃肾与膀胱出血之证，亦可与桃仁承气汤。

桃核承气汤方：桃仁、桂枝、芒硝、大黄、甘草。去桂称桃仁承气汤。此方中因有甘草，故不致大泻。此方治子宫肌瘤、囊肿、血崩等。方解：芒硝、大黄、甘草即调胃承气汤。三承气汤主症：大承气汤为燥（口干舌燥）、实（脉实）、痞（腹有硬块）、满（胀）、坚（有硬屎）。小承气汤为实、痞、满，调胃承气汤为燥、实。硝、黄本攻下，但加草则缓之，仅清热耳。故泻药勿乱加甘草。桃仁中有杏仁苷，临证桃仁与杏仁可以互代，功能下气润肠，桃仁红花可破血，即败血，令大便运动，如麻仁滋脾丸中加入桃仁、当归，即为活血润肠丸；桂枝强心，调和营卫，通血脉以活血。西医之伤寒，属伤寒病后期，少阴证中，脱发、语音变尖细，必不发热，脉沉细弱。此时下血、肠穿孔、出血时，当以赤石脂等收敛，治宜桃花汤。此时万不可用桃核承气汤。这种患者宜少食或不食。

服药之法：补药可靠近饭服，其余如祛痰药、催吐药、泻肚药均需远离饭。若时间不及，可于服药后以少量饭压呷之，即可泻也。又如孙文云：胃病当食烤馒头片，不饮水，以津液嚼送之可治。如溃疡病，食稀饭或快吃反不好，应食干物细嚼之。

疯狗咬与毒蛇咬者，有表证当解毒，无表证当攻其血。破伤风亦然。疯狗咬者，伤愈后再发炎、发冷，出现"恐水病"。开始有表证时，宜以麻桂等解表。表解者，以桃核承气汤攻其肚子。伤口用虎耳草砸碎外敷。虎耳草叶圆而厚，如仙客来状，是热带植物，可拔毒。仙人掌、芦荟（有当归龙芦荟丸：当归、龙胆、黄连、黄柏、黄芩、黑栀子、大黄、芦荟、木香、麝香、青黛，白蜜和丸，清泻肝胆实热）等皆有拔毒之能。如猫咬手而肿者，用仙人掌捣烂或切片贴之，再用玉丹洗之。疯狗咬后亦可用仙人掌敷之。

精神病有癫即文疯子，狂即武疯子、痫即羊角风。此三者，皆意识消失。癫者，其病在脾，或胃火重；狂者心、胃、大肠之疾；痫者脾、肝之疾。其中狂者易治。此三种病，即生理、精神、思想三方面之病。中医谓人之核心在五脏六腑十二官中。脑则如天线，是反射器。故其更新率低，近乎一次性。故精神病者，先调其生理，如上述关系。精神现象者，皆内脏之变化也。精神病主要治生理，即调五脏之阴阳。其次治精神，待其稍定时，以七情相治，如以怒治思、以恐治狂等。不可麻醉，要利用其思维。再次治思想，开导其心，劝其树立正信、解脱仇恨等。学医当先通理，理明则复解其方，不可死执其方也。须当明自己心，方可明白。

心主神明，胃与心表里（峨眉临济医学观点），大肠与胃同属阳明，故此三家有火为狂。治以安宫牛黄丸［牛黄、黄连、黄芩、栀子、郁金、朱砂、犀角（现已禁用）、雄黄、冰片、麝香、珍珠等］、六一散、千金散、防风通圣散等（防风通圣散方：防风、荆芥、麻黄、薄荷、连翘、川芎、当归、白芍、白术、栀子、酒军、芒硝、石膏、黄芩、桔梗、甘草、滑石），或越婢加术汤加芒硝 5g，或以针泻其足三里，并于合谷加快针泻之可止。狂证治疗之方：①黎芦、常山、白矾，等分为末，每次服 10g；②犀角（现已禁用）、羚羊角解毒等。此二方治心火。或用白虎汤治胃热，见面红如漆者。儿童如是而常闹者为狂。桃核承气汤治大肠热。

脾主思，故脾气不越则为病癫。其人行为怪异，多言善走。故癫则治脾，可健脾而治。可用越婢加术汤或麻黄附子细辛汤，或芳香之药发其脾气。或用四君子加石膏、朱砂，或用石膏（稍多）、朱砂（稍少）两味为末服之可见效，小儿癫痫亦用此法。潜川先生云：脾与胰在经络里支互为表里。故有少阳证者用逍遥散，或柴胡桂枝汤，重者加代赭石、栀子。有呆睡者可以逍遥散治之。

痫者，意识消失如死人而抽，醒时如常。有三阶段：①客忤；②慢脾风；③痫。客忤者，如小儿抱时，愣住少时，谓客气感忤；慢脾风者，发作已长，片时愣住不知，自己亦不觉，然不抽；痫则抽而厥。客忤者，用普通健脾药：人参 1g、白术 3g、茯苓 5g、生甘草 5g 加焦三仙 10～20g、酒军 2g、生石膏（先）20g 即可。客忤不治，成慢脾风，可有轻度抽，用前方加蝉蜕 3g；再加重成痫，当治肝脾，用健脾平肝之法，方用四君子加石膏、全蝎等息风之剂，蝉蜕、凤凰衣需带壳，热重加羚羊角、玳瑁、穿山甲。或①于加味越婢加术汤中加入蝉蜕、全蝎、凤凰衣等以平肝，②加味麻黄附子细辛汤，证见热重，大便不通加玄明粉；证见阴虚，心跳过速加龙骨牡蛎。

第 124 条：太阳病六七日，表证仍在，脉微而沉，反不结胸，其人发狂者，以热在下焦，少腹当硬满；小便自利者，下血乃愈。所以然者，以太阳随经，瘀热在里故也，抵当汤主之。

●此中表证谓发热恶寒，不结胸者，无胸膜炎也。少腹硬结，谓已硬化也。凡内有瘀结者，小便均自利，而大便不通。抵当汤治小便多，大便黑硬干结，妇女闭经久之者。单纯月经不来者，不可攻之，否则是下血而非经也，将损其血。抵当汤方：水蛭、虻虫、桃仁、大黄。方中水蛭、虻虫可令瘀血减少，水蛭可化血为水，有活血之用，水蛭咬人者，以鞋底拍之可落。高血压眼底出血者，以水蛭吸太阳穴处，可以治疗。水蛭可在人鼻中寄生，或入鼻除之难出者，以青鱼胆晒干为末，吹鼻中，打喷嚏即出；桃仁、大黄令大便下行。此证是老血之证。此方需辨证准确，知是陈久瘀血且体质壮实者方可用。虚人不可用，心脏病患者尤当慎用。

心脏病患者应以小活络丹（丹参、当归、乳香、没药）加小承气汤、桃仁以通瘀。承气汤加小活络丹，可治脸上蝴蝶斑。其中乳香是进口香料，丹参相当于四物汤，然而性寒。如"倒天柱"者，天柱筋弛，表现为斜颈或颈软，治宜清热除湿，方宜越婢加术汤、苍术白虎汤、三仁汤（杏仁、半夏、白蔻仁、厚朴、白通草、竹叶、薏苡仁、飞滑石，甘澜水煎）、防风通圣散、六一散等。或用丹参60g煮水饮可治。四物汤中，当归除血中之寒，白芍除血中之湿，如高血脂、高胆固醇等皆此类，地黄除血中之热，如犀角地黄汤，川芎除血中之风。血寒之人，不可用地黄。外感之人，可用辛凉、苦寒，但不可用甘寒药，否则陷病入里。

凡跌打损伤非急性期、腰痛、内有暗伤或骨难接者，是有瘀血。治此证，或风湿诸痛有外用酒方：

①当归10g、丹参10g、乳香5g、没药5g、血竭5g、自然铜5g；②川乌10g、桂枝5g、白芍10g、赤芍10g、细辛5g、麻黄5g；③豨莶草20g、透骨草20g、青风藤10g、海风藤10g、王不留行子20g、刘寄奴20g。

此中①有活血治跌打损伤之效，可治新伤；②可温经止痛，治旧伤；③有祛风止血之用。

①、②可单用，①与③、②与③可合用，或三方合用。每次用好酒二斤浸泡，每剂可浸两次。每次浸泡4小时即可。用时擦或喷于患处，或再按摩之。或点燃用热酒搓之。

第125条：太阳病，身黄，脉沉结，少腹硬，小便不利者，为无血也；小便自利，其人如狂者，血证谛也，抵当汤主之。

●大便干，小便多，方为血证。沉结者，重按为沉，水蓄阴经病，需温补而不可攻也。

第126条：伤寒有热，少腹满，应小便不利，今反利者，为有血也。当下之，不可余药，宜抵当丸。

●以证轻，故用丸药。丸中有蜜则缓之。

四、癃闭

癃闭者，前列腺肿也。癃为尿难，闭为不出。症见尿点滴而下，膀胱胀痛，此太阳病桂枝多服，病已入阳明者可见。此时应滋阴以下其水。故此法称为"提壶揭盖"，下不能出而于上滋阴以败其火。此当补其气，或刺三毛以疏肝脾。若无他病，即是胰脏障碍，当以柴胡桂枝汤治三焦，外用建里穴以治之。若麻黄、桂枝类多用致癃闭，用滑石、导赤散（木通、生甘草梢、地黄、竹叶）等阴药可治之。若系阴证，则用阳药治之。

《素问·灵兰秘典论》云："三焦者，决渎之官，水道出焉。"胰脏是最重要的脏器，故小儿不可乱吃。按潜川先生《阴阳大论品》云"三焦即是胰脏"，丹医称三焦为化食丹，俗云化石丹。鸡内金为末，以黄酒和水调服，可调胰与胃。胰靠近胃，有物理作用，"闻乐则磨"，其振荡可令胃动。若吃坏则不动，为运水食之功能乃坏。吃喝玩乐，易损胰脏。《道德经》云："谷神不死，是谓玄牝。玄牝之门，是谓天地根。"玄牝者，人体有玄关、牝户，诸说不一，但有认为是胰脏者。故中医主张节食俭用，少吃少占。若长期饮食无味，则见死证矣。

中医是藏象论，如膀胱亦有吸水功能，非仅装尿也，可直接排水至膀胱。《素问·灵兰秘典论》云："膀胱者，州都之官，津液藏焉，气化则能出矣。"又如："肺者，相傅之官，治节出焉。"周身上下左右是否均衡，皆由肺负责。

第六节　太阳病类似证

第152条：太阳中风，下利呕逆，表解者，乃可攻之。其人漐漐汗出，发作有时，头痛，心下痞硬满，引胁下痛，干呕短气，汗出不恶寒者，此表解里未和也。十枣汤主之。

●此处中风者，直中也。漐漐，音直，如水浸石义，出小汗也。发作有时者，有时出汗且所出为黏汗。痞者为不通，按之有痛处；硬为块，满为胀；下利者，内有水之代偿也；此中"表解里未和"者，谓不怕冷，外邪已解；而内有水积，胸膜、膈膜生水发炎。肺亦水停，故短气；干呕为少阳证，太阳主寒，阳明主渴，少阳主呕。水影响胰脏故呕；以三焦为决渎之官，三焦是指每一脏均有三途。称胰脏为三焦者，隐遁之词也。如肝气下陷而血崩漏者，用柴胡桂枝汤提之可。又如长期便秘，则脑子易生肿瘤，眼睛亦不好。胰败故停水，水停于膈、胸故"胁下痛"，且肋骨亦痛，可发肋膜炎；"心下痞硬满"者，胰腺之位也，其汗不多。满者，胀也。此即胸水。可用龙探爪劲对胸胁作用，应手有热动者即为有水。胸水多半在左下肋，可叩得噔（deng）音，即"钝音"，现代术语称"浊音"。十枣汤证主要是胸水，但亦有肋膜炎症，如"引胁下痛"。感冒表未解而妄攻者，易见胸水。若腹膜亦发炎，称结胸证。

十枣汤是攻逐利水剂。方中芫花利尿，甘遂亦利水，令人吐泻、利小便、出汗，大戟麻人舌咽，有毒。甘遂是泻药，可去胸水，剂量不过3g。甘遂是苦寒之剂，应炒令成焦香，其泻则弱。炮制时应剪成如豆大之节，用饺子皮包之，置火上烧糊表面，此时甘遂焦香黄，此为煨法。用柴火余烬煨之佳。将末置于汤药中即可。若恐其吐泻，可压碎，以山萸肉裹之，与煎好之药吞服，则不吐只泻，不伤胃矣。芫花利水，剂量当在3～6g。书云：甘遂宜火不宜水。煮称水鼎，烧称火鼎。中药凡麻嘴者不可轻服。无论树皮草根，嚼之麻者速吐！大戟多用开水烫之，生大戟可吃死人。大戟是分水之药。故此方不可轻用。果见其证，而掌心黏汗，水停心下，方可用，否则当易以他方。若体壮者可服，体弱者则难下水，或败其气而致死。故体强者、小儿、青年人、急性肾炎、无尿而肿者可用。十枣汤，丹医只用甘遂或加芫花，大戟不随便用，以其有毒麻人故。此方不可随便用。

服药法是时空之关系。如山萸肉包药，是空间关系。平旦服者，以此时阳气足，攻之不致气陷，丹经云：从阳之性而攻之，从阴之性而补之；若下午、夜间攻之，则易陷矣。大米粥可饱和胃气，生津，不致口干。粥可缓和。道家服此方法与《伤寒论》不同，以山萸肉，亦称枣皮，或用大枣皮亦可，包甘遂末，和芫花水服之，可免伤其胃。甘遂最多每次1g，一般用0.3g。服吐下之剂前，当准备米粥，应稍凉服，则可止吐泻矣。

潜川先生治水之法：水臟为脾，发可凹性水肿，气臟为上气发胀气、腹胀而硬，如按鼓皮，血臟名单腹胀，即四肢瘦弱，而颈亦瘦极，肋骨突出，面色阴黄发青，唯腹胀者，即肝腹水也。肝硬化腹水，中医称"单腹胀"，仅肚皮绷紧，静脉皆现。急性肾炎腹水则周身肿，皮肤发亮，如蚕三眠，中医称风水。肾水用利尿剂如芫花、商陆攻之可，利尿后即需补之，否则数月后将死。肝水者，肝脏破坏，血不能回，故水渗入腹。当用化水自还、化血自还之法。肝腹水中医又称血蛊。治法：

（1）斩蛊丹：柴胡10g，秦艽10g，制川乌（先）10g，吴茱萸2g，川连2g，肉桂2g，僵蚕5g。此方中，柴胡和解少阳，升肝气；秦艽通四肢；川乌温阳；吴萸子辛温暖胃，可治寒呕，吴茱萸加川连称为左金丸，左为肝，金为肺，肝为青龙，肺为白虎，二者易斗。如乐育堂云：青龙白虎，战于玄黄之野。肝肺相左则岔气，故应调肝肺。玄者肾，黄者脾，吴茱萸温之，川连则消炎。肉桂温化强心，调和营卫。僵蚕是发物，可将阴证转化为阳证。如多骨疽或称巴骨流痰，是腿有疽，肉黑，骨枝生出者，应以血脉灌溉，令成阳证方可治之。

（2）荡邪汤：酒洗当归10g，酒洗白芍10g，柴胡5g，炒雷丸5g，桃仁10g，酒炒牡丹皮5g，炒枳实3g，酒军3g。雷丸即竹根之菌核，其黑而未破者可用，可驱虫、泻下、破血逐瘀，体弱者可不用；如月经闭者，应先补之而后泻。归芍补血；柴胡和解少阳；桃仁逐血；牡丹皮可化血，使血稀释，令血化为水；枳实下气；大黄攻下，酒炒后逐瘀血生新血。

腹水患者，若慢治者，只用第一方，打丸为梧桐子大，蜜丸或水丸，每服7粒，每日2～3次，则可化其疾。其体弱不堪下者尤宜。或和其两方可治弱证。加减法：无尿加海金沙10g，石韦5g，以此二味利肾，锦灯笼、景天去火，通草、山萸肉，可以利尿。此方为王道，令血化血自还。十枣汤为霸道攻逐。化血自还者，其水自入血脉，故较安全也。十枣汤唯救急。

此类患者愈后，一二年内当强心、健脾、补肾，以麻黄附子细辛汤，每一二周服一二服，待其彻底痊愈后方可停。否则心、脾、肾亏，正气难以为继。故表解里未和，汗出头痛痞满者，可以利水之法破之，唯虚者勿用，且用后应调补。

十枣汤不可乱用。腹水均是阴证，攻之必死，不可用十枣汤等峻剂攻之。水分为阴水、阳水。阳水（急性肾炎等）脉洪而数，阴水脉细弱，应用化水自还之法。瘀血之血蛊，应化血自还。十枣汤治胸膜炎，必患者身壮可攻，且不攻憋气欲死者，可攻一次。龙探爪法：掌心如含鸡蛋样，打之，则可以换气矣；若患者自觉内部热、烫、活动，则知其有水矣。此是探水之法。胸膜炎有干、湿之别。阴水慢性病不可用。血蛊为阴水，如实急脉洪大而肿者，是肝、肾、胰堵，是为阳水。阳水可攻，阴水万勿攻之。大戟勿用，甘遂偶尔可用以救急，当置于四君子汤加桂枝、黄芪中。甘遂最多每次1g（虚人0.5g）。甘遂炮制法：甘遂宜火不宜水，否则吐、泻、尿。制之应变苦寒为焦香，以饺子皮包之放火上烧焦糊，去其外皮，则甘遂仅少许糊而焦香，则不复吐泻矣。或用红枣皮裹之服用，令其直入小肠。高血压患者大便不通者，可以小剂量甘遂治之。

若患者年龄已高，不能抽水或攻之，或无强攻之经验者，可方便用①柴胡桂枝汤加瓜蒌、白术、茯苓、利尿药；②加味越婢加术加苍术、利尿药、葶苈子、杏仁即合葶苈大枣泻肺汤。春季见葶苈子多，则为涝；甚少而易枯萎者，为旱。此物候之学也。又如看槐种麦，槐花多则多种，看鹌鹑知水灾，窝高则有水灾，窝在河边则有旱灾。当多看书以明之。多看书则不失眠。又老人睡娃娃觉夜间多醒是正常，非失眠也。此中①以少阳管水，故需和解少阳之法；②非攻法，而是从脾气发越除其水。小青龙汤太热不可用。

第166条：病如桂枝证，头不痛，项不强，寸脉微浮，胸中痞硬，气上冲胸咽不得息者，此为胸有寒也。当吐之。宜瓜蒂散。

●瓜蒂散中，瓜蒂即甜瓜之蒂，切下晒干为末，其味苦，可导吐。吐亦可解表，又可畅通人体气机。如胰脏不通者，吐之可通。吐又可治精神病。寸脉浮，此脉虽浮，但必底脉尚有，是胃脉在。《素问·平人气象论篇》云"人以水谷为本，故人绝水谷则死，脉无胃气亦死"，即此义也。胃气者，弦濡有根。有胃气方能消化。故见浮如桂枝汤证，实则见胃脉者，可吐之而已。胸中有物，气上冲者，水证也。"胸有寒"者，实为"胸有痰"之误，为胸中有痰，胃中停食也，以瓜蒂与赤小豆等分为末，服之可吐。《素问·阴阳应象大论篇》云"其高者，因而越之"。病在上，不必令其经肠胃下泻，以免伤气，吐之可也。

第102条：伤寒二三日，心中悸而烦者，小建中汤主之。

●二三日，可能已传，亦可能未传。心中悸者，跳得不舒服；烦者，阳虚也。小建中汤方为桂枝汤加胶饴即麦芽糖，桂枝少而芍药多，白糖亦可。桂枝汤调和营卫，发汗，收敛毛窍；加糖则不汗，解表力量小而仍有，加饴糖温中力量增强。此是"益火生土"之心法，强心则脾胃自强也。治疗小儿眉额阴黄，口鼻乌黑，脉细而快，个子不高，食欲不好，手足冰冷，头发稀疏，颏中、太阳穴青筋者，是感冒成寒，病止而寒未尽者，可以此方治之。此等人，直接补脾无效，故应用此方益火生土为隔一法，强心、健脾、温中，或治肝为隔二法。

中医治病，要在治脉。浮沉迟数，为四大纲。数则为热，迟则为冷，浮表沉里。心动过缓者，用前方托阳即可。太阳脉浮，阳明洪数，少阳为弦。故由脉可辨明三阳之证。再问证候可知是经证或府证。

第177条：伤寒，脉结代，心动悸，炙甘草汤主之。

●结者，脉来缓，时一止复来。促者，时一止复来，脉数，其脉有力，非死脉也，心气虚故。为阴中之阳证，如小儿发热常见，当视其火气痰湿而治之。结之脉缓者，一般脉也。结脉是心脏重病之象，但非死脉。代脉亦时一止，不能自还，良久方来，先渐弱而止，止后由很弱慢而渐增，如是反复者是。代脉最为危险，将死之象。成人促脉当用四君子加石菖蒲、远志复之，不愈用参附龙牡汤；结脉用炙甘草汤，不愈用参附龙牡。结脉普遍存在，用归脾丸（黄芪、白术、茯神、龙眼肉、炒酸枣仁、人参、木香、当归、远志、炙甘草、生姜、大枣）即可治之。心动悸，动者，弹手之脉；悸者，筑筑而痛；动悸者，心中有异动如气泡者，在心与胃之间跳动，是胃干扰心。怔忡，音"征冲"者，是心骤停之空，心时有过速而难受也。炙甘草汤（炙甘草、桂枝、生姜、大枣、人参、地黄、麦冬、阿胶、胡麻仁）中麦冬需去心，其法：水浸，用刀片破开，抽出其心。若服之则头闷、胸闷。甘草有三种：生甘草，炙甘草（蜜炒），粉草（去皮留心），还有草梢。草梢可利小便，治尿道痛（淋）如前列腺、性病者，以之代茶饮可以治疗。甘草可强心，其中炙甘草补心，生甘草败火清热。甘草可缓为补药，可强心，治淋证。妇女尿痛，用甘草泡水可治之，或用人参六一散冲水饮之可矣。甘草、桂枝共用可扶阳。阿胶：内含多种蛋白质、酶，多服上火。胡麻仁：可治风疹、皮肤神经过度敏感所致皮肤发痒、艾滋病引起的皮肤瘙痒、荨麻疹、风湿疙瘩等。服之心平气和，减慢代谢速率。中医云："气虚则痒，甘缓可愈。"养生家云："代谢缓慢，营卫之气转动慢者，可以长寿。"除气功之外，胡麻仁也有减慢代谢之功。以胡麻仁做成芝麻盐，也可食用。胡麻是芝麻的野生原种。

第174条：伤寒八九日，风湿相搏，身体疼烦，不能自转侧，不呕不渴，脉浮虚而涩者，桂枝附子汤主之；若其人大便硬，小便自利者，去桂加白术汤主之。

●八九日者，谓已到很后期之义。不呕，谓无少阳证；不渴，谓无阳明证。风湿相搏者，外受风寒，内有湿也。脉浮虚而涩者，不活泼、不流利也，风湿关节患者亦是此脉。此条是在伤寒六经形证下的关节炎，特别是在太阳形证下的风湿病之治法，不可滥用，必有发热恶寒之人方可用，否则可上火。须知普通关节炎多是湿热之病。感冒初起周身痛者效佳。桂枝附子汤（桂枝、附子、生姜、甘草、大枣）治风寒重、心虚者，是祛寒用治寒重者。大便硬，小便自利，是风湿重，故用桂枝去桂加白术汤（术、附、姜、草、枣）治湿重，脾虚者。若大便不通、小便通，亦用去桂加白术汤，因大便硬不可加桂枝，余生姜、附子仍可解表。

第175条：风湿相搏，骨节疼烦，掣痛不得屈伸，近之则痛剧，汗出短气，小便不利，恶风不欲去衣，或身微肿者，甘草附子汤主之。

●掣痛，即风驰电掣般痛；短气，即气不足；恶风为表虚。甘草附子汤（甘草、附子、白术、桂枝）即前二方去姜枣，治热重者。此方乃风湿热兼治之法。若年老骨质疏松、坐骨神经痛、湿热无风者，不可用之。否则风去而热独留，或寒去热独留，则难治。

普通关节痛，可用透骨穿山丹（透骨草、豨莶草、穿山甲、黄芩、川连、四物汤、防风、鸡血藤、青风藤、海风藤、吴茱萸、薏苡仁、泽泻、车前子、生石膏），自行加减为是。许多关节痛是肠胃蕴热，故用石膏。薏苡仁、泽泻、车前子祛湿，防风祛风，黄芩、黄连清热。鸡血藤必有，其他藤可或缺。风湿热多有效。此方治疗上肢最好。若是下肢关节炎，俗称鹤膝风者，宜用独活寄生汤加减：秦艽祛风湿、通四肢，独活散风，祛下肢风湿，羌活通上肢、独活通下肢。道家有羌活、葛根、柴胡、加石膏，是三阳解表之剂，由此变出九味羌活汤、大羌活汤等大发散药。桑寄生可通经络，桑树、枫树、梧桐、槲树均有寄生。五加皮味道很香，药店有香加皮，不香，其条可编筐；五加皮则香，衣袋中装五加皮或玉兰花苞，则数日其香不散。四物汤、牛膝，湿重用山萸肉起命门火，山萸肉起火，枸杞子补肾，为左右归丸之义。命门与心同，皆可起火。故寒重者，起命门火可治，如山萸肉、硫黄等皆好。山萸肉不刺激性欲，枸杞子则刺激性欲，故俗语有云"隔家千里，勿食枸杞"。薏苡仁、泽泻、车前子的运用，如金匮肾气丸加入牛膝、车前子，即济生肾气丸（山萸肉、山药、熟地黄、泽泻、牡丹皮、茯苓、肉桂、附子、牛膝、车前子）。若走不动路，两脉亦陷者，则是气不足，当用发散药：麻黄、桂枝、苍术、防风、当归、白芍、川芎、升麻、生甘草，对老太太畏寒之关节痛亦效，或加银花、连翘等解毒。风湿之人，脉浮，或洪滑沉，或迟。若见弦脉，则知是少阳证，当用当归、芍药、柴胡、陈皮、苍术加牡丹皮以活血，表象见肚子大、耳大、血脂高者皆可用之。焦栀子去心火、定痛。此方治因肝气而周身痛者。

腰腿痛，多见于腰椎间盘突出或坐骨神经痛，中医称"踝厥"，"太阳经急"即筋如折，腘如裂，"少阳经急"。是人气亏，不能支持脊骨，脊骨下压故致此证。人可担二百斤，而骨不碎，以有气故；死骨则碎矣。《素问·生气通天论》云："湿热不攘，大筋緛短，小筋弛长，緛短为拘，弛长为痿。"大筋为主要肌腱，小筋为小肌腱。湿热者，脾湿胃热也。脾为先天之土，为阴土，为卑土，为湿土。先天土者，在母胎内即可工作。阴土者，脾主阴静也。卑土者，脾主事则谦卑，如黄面矮胖之人。湿土者，脾坏则体内之湿停也。胃主燥，为后天之土，出母胎乃用，为阳土，为卑土，为燥土，胃主事人不谦，此二者共病者，为湿热病。此事至薛生白方明确。

湿热多者，则筋松，筋松则骨为重压，元气为湿热所伤，故病。治宜清热除湿。用越婢加术汤：麻黄 2g、生石膏 30g、生姜、生甘草、大枣、白术或苍术 10g，去湿用苍术，健脾用白术，或苍白术各 5g。

腰腿痛者，其尺脉多弦洪动。动者，谓弹手也。弦者内痛，洪者内热。病在脾者，脉沉迟洪滑，表涨水而肿痛也，其脉象如鸡举足。治宜加味越婢加术汤：麻黄 2g、苍白术各 5g、荆芥 5g、防风 5g、金银花 10g、连翘 10g、生晒参 2g、党参 20g、生薏苡仁 20g、泽泻 5g、车前子 10g、山萸肉 10g、生甘草 10g、生石膏 30g。

颈椎病者，实亦湿热，然其筋急重故。于清热除湿之外，应加补气之剂以伸之。若苔薄白及黄者，加桂枝 2g、白芍 10g；黑者加滑石 5g；寒证加桂枝 5g。

第176条：伤寒，脉浮滑，此以表有热，里有寒，白虎汤主之。

●中暑即表有热，里有寒，口温高，腋温低，故应用白虎汤。表热者，发热也；里寒者，肚腹中冷也。故用白虎汤治之。此乃反治之法。所谓逆者正治，从者反治。《素问·至真要大论》："奇之不去，则偶之，是谓重方。偶之不去，则反佐以取之。所谓寒热温凉反从其病也。"如肿瘤患者高热，凉药不效者，当用热药反治可解，以其是虚寒外烧之故。

虚证高热，如肿瘤、白血病、无名高热、化疗后高热等，当用附子、干姜加芒硝即麻黄附子细辛汤加减。血压低可酌加肉桂。

发热者，周身汗，整天热，脉洪大者，为阳明经证。阳明经证者，宜白虎汤。阴已伤者，用白虎加人参汤。心中懊侬者，是中焦热在膈膜上，用栀子豉汤。府证则潮热，至不热为太阴病。自汗者，两鬓、鼻尖、水沟出汗，是为府证，应攻之。攻下之法中，燥、实、痞、满、坚五症俱全，方用大承气汤。然而若五症不全，但阴已将绝者，应急下存阴，故可用之。

汗法中有养阴除表方用麻杏石甘汤加玄参、麦冬、甘草、桔梗，如小儿发热咽痛，即是此证。扶阳除表，如无阳证人，加附子干姜入桂枝等汤中可治之。如桂枝去芍药加附子汤，治误下后心脉收缩，胸闷者，故去酸收之芍药。桂枝甘草汤亦是此义。下法中亦有养阴与扶阳之分。如上麻黄附子细辛芒硝，即扶阳攻下。黄龙汤即四君子汤加承气汤亦是。

第七节　汗吐下火迫变证

一、变证总论

第 16 条上段：太阳病三日，已发汗，若吐、若下、若温针，仍不解者，此为坏病，桂枝不中与之也。观其脉证，知犯何逆，随证治之。

第 90 条：本发汗而复下之，此为逆也；若先发汗，治不为逆。本先下之而反汗之，为逆；若先下之，治不为逆。

●明需知次序，不可越序。

温针之法，针上缠蘸油之棉线，点燃后刺入，再移时吹灭之。或于火上烤热刺之。湘人多用。针为泻，潜川云：针无补法。虚寒、腹水或肿瘤等重证，不可针之。实证如精神病、痈肿之类可用。如妇人产后鼠蹊鼓包，刺长强则缩回。或疼痛、流鼻血等均易效。灸为补，宋·窦材《扁鹊心书》云，医生应知三事：艾灸、附子、硫黄。火针亦是补。如虚寒证，少腹痛，阴缩者，用姜桂附，或火针或灯草灸之。

第58条：凡病，若发汗，若吐，若下，若亡血、亡津液，阴阳自和者，必自愈。

●阴阳自和有二：可以药调正，可以自疗之力而愈。

二、误汗

(一) 误汗损阴伤阳证治

第68条：发汗病不解，反恶寒者，虚故也。芍药甘草附子汤主之。

●不当汗而汗之，为强责少阴汗。误汗损阳，正气已虚，故恶寒。炮附子者，以火钳夹附子，置于红灰中烧之以去毒。芍药甘草附子汤收敛扶正，可治阳虚或汗后虚者。

第70条：发汗后，恶寒者，虚故也；不恶寒，但热者，实也。当和胃气，与调胃承气汤。

●发汗后热者为实，故以调胃承气汤（芒硝、大黄、甘草）治之。芒硝水泻，大黄缓泻。芒硝败血热，收缩肠胃，使水不吸收，周身之水回还入肠胃。大黄可令肠蠕动加快。然而加入甘草缓和其性，则不复泻，唯以芒硝清血热，以大黄降和胃气。

第62条：发汗后，身疼痛，脉沉迟者，桂枝加芍药生姜各一两人参三两新加汤主之。

●桂枝新加汤中，生姜开胃散寒，人参补气滋阴，治疗阳虚阴耗，身痛，脉沉迟者。

第20条：太阳病，发汗，遂漏不止，其人恶风，小便难，四肢微急，难以屈伸者，桂枝加附子汤主之。

●汗后漏不止，谓误汗后汗出不止，然未亡阳者。出汗不止，四肢痉挛，故扶阳，用桂枝附子汤，即桂枝汤加炮附子。附子炮后药性缓，可强心散寒。若回阳救逆则用生者。大汗亡阳者，当用四逆汤（附子、干姜、甘草）。附子有斩关夺将之功，能救危亡于顷刻。

第29条：伤寒，脉浮，自汗出，小便数，心烦，微恶寒，脚挛急。反与桂枝汤欲攻其表，此误也。得之便厥，咽中干，烦躁吐逆者，作甘草干姜汤与之，以复其阳；若厥愈足温者，更作芍药甘草汤与之，其脚即伸；若胃气不和，谵语者，少与调胃承气汤；若重发汗，复加烧针者，四逆汤主之。

●脉浮、出汗，桂枝证也；心烦、"脚挛急"，明证阴已虚，纵发热亦不可投桂枝矣。素阴虚者，发汗则脚抽筋、发热。故白胖之人发汗必加阴药。上证若给桂枝汤则厥现手足冷，心中冷之象。干姜、甘草可复阳，辛甘发散故可治疗肾脏疾病。其干姜应炮，令其减热。炮姜法以火钳夹干姜片，置红灰中拍几下。"甘温除热，酸甘化阴"，酸甘且可增加体液。如妇女月经不来，子宫脱垂，用二红汤：红枣、山里红。又松叶用红糖水熬成膏，长期服可治疗长年闭经。此是道藏中之"松针不老丹"。"此误也"以下是衍文。此种人是阴虚，平时足烧，脚抽筋，今复发汗伤体液，故此时当滋阴，不可用干姜甘草汤养心，当用此芍药甘草汤可使其伸脚便利。烧针致亡阳，故用四逆。四逆汤方：附子、干姜、甘草。是扶阳之纯阳药。若汗出不止者，用附子、干姜可止，或用附子理中丸一丸可止之。

此证总的是阴阳两虚，阴虚为主。故先以甘草炮姜甘温除热，阳药阴用；芍药甘草增阴液；热甚用调胃承气；亡阳甚用四逆。

第30条：问曰：证象阳旦，按法治之而增剧，厥逆，咽中干，两胫拘急而谵语。师曰：言夜半手足当温，两脚当伸。后如师言。何以知此？答曰：寸口脉浮而大，浮为风，大为虚，风则生微热，虚则两胫挛，病形象桂枝，因加附子参其间，增桂令汗出，附子温经，亡阳故也。厥逆，咽中干，烦躁，阳明内结，谵语烦乱，更饮甘草干姜汤。夜半阳气还，两足当热，胫尚微拘急，重与芍药甘草汤，尔乃胫伸。以承气汤微溏，则止其谵语，故知病可愈。

●此为注解前面几条者。

（二）误汗损心肾证治

第64条：发汗过多，其人叉手自冒心，心下悸，欲得按者，桂枝甘草汤主之。

●此是误汗损伤心肾。发汗多，心血不足，心中空难受，故用桂枝甘草扶其心力。

第65条：发汗后，其人脐下悸者，欲作奔豚，茯苓桂枝甘草大枣汤主之。

●奔豚，脐下有物奔突上冲于心，即命门气动，如小猪拱者。此是命门火衰，寒气凌心。欲作奔豚，治以苓桂草枣汤。此方中，茯苓祛湿，桂枝温经。奔豚难治。小腹冷、腰痛、上冲时发牛鸣音，是寒重。

《修龄要旨》记载"十六锭金"，又称李真人长生一十六字诀，云："一吸便提，气气归脐；一提便咽，水火相见。"气功步骤：①腹式呼吸；②闭气观想；③提肛咽津。有此三者即为初步。大体分为六类：①表演。②技击，如铁砂掌，先用米置缸内，以掌插之，至可没臂。再换用砂，乃至铁砂。须插入二尺，方为成功。习内功者，可预探其气，避其锋以袭其后。③和尚。④道士。⑤医生。⑥患者。患者先炼小炼形，即腹式呼吸，然后闭气，呼气时观想肚子，引出其脉冲。过程分①神与气合，注意呼吸如何进出，腹中如何动。②神与脉合即观想脉之动。③舍气从脉。提肛咽津者，令气归丹田。咽津应试其仰头、平头、低头咽之别。有此三步毕方可学周天运转。

练气功或者导引术偏差的药物纠正法则：①降气，四君子汤加小承气、焦三仙等；②镇静，参附龙牡汤。有痉挛者加八珍汤。

古人有所谓"左肾右命门"之说，此指左腿肾主事，右腿命门主事。又有"左肝右肺"之说。如小儿一侧面赤者，左侧赤当以羚羊角平肝息风清热，右侧赤则当以白虎汤清热。一侧耳红或目赤亦然。另外，肝左肺右，左肾右命门之说，提示人体皆是左右交叉者也。巩膜出血，是肝气郁，门静脉回流不畅，故血液从眼、鼻而出。故应用当归、桂枝、羚羊角等扶阳化血息风以治之。此是阴阳药并用之法。若左目红，此为肝已堵，不治可死人。平肝之方：羚羊角粉（冲）2g、蝉蜕5g、玳瑁2g及桑叶、菊花、贝母、茯苓、白芍、生地黄、莱菔子、半夏、人参、当归、竹茹。外伤目出血亦可先服此方，继以活血化瘀。

第82条：太阳病发汗，汗出不解，其人仍发热，心下悸，头眩，身瞤动，振振欲擗地者，真武汤主之。

●身瞤动者，抖也，如眼皮跳。眠中易肢体移动而惊醒，称筋惕肉瞤，可以参附龙牡治之。欲擗地者，站立不稳欲倒也。真武汤中，生姜温化行水，配白术、茯苓利水，白芍收缩血管，附子强心逐水、温养肾水。治疗心、脾虚，有水者，是温经化水；而附子汤（人参、白术、茯苓、芍药、附子）则治疗心、脾气虚者，大汗亡阳之证。

真武旧称玄武，为北方水神，白虎为西方金神，青龙为东方木神，唯缺南方火神之朱雀汤。潜川先生据道藏资料补入朱雀汤方，可暖子宫，治疗妇女不孕，用此方加减。亦治血崩及人工流产、剖宫产、引产等引发的疾病。可加八珍汤等，治十年绝孕无子。久服亦可治疗妇女冲任气脉亏所致之心脏病，以能补女子命门火故也。

真武汤主水，朱雀汤生火，肺热用白虎汤，肝气旺内热用青龙汤。

（三）误汗劫阴，热传肺胃证治

第 26 条：服桂枝汤，大汗出后，大烦渴不解，脉洪大者，白虎加人参汤主之。

●大烦渴者，内热、肠中热盛也，故用白虎加人参汤（人参、知母、石膏、甘草、粳米）。知母可抑制肾上腺、甲状腺功能，可退热。若恐其寒，可用麦冬代之。知母配石膏，其退热之力则强。人参养阴、生津。参考 25 条之注解。此当是说有此证，与桂枝无效而变者，用桂枝二麻黄一汤。

第 63 条：发汗后，不可更行桂枝汤。汗出而喘，无大热者，可与麻黄杏仁甘草石膏汤。

●汗出而喘，有为表者，有属心衰者，亦可用麻黄强心。麻杏石甘汤是辛温辛凉合用法，实则是辛凉解表，其效速于桑菊、银翘辈。下后，伤寒余热未尽，外有表证，亦可用本方。麻杏石甘加白果可治咳，称定喘丸。银杏叶可治心脏病，亦可治关节痛。银杏叶制剂注射可定痛。白果润肺止咳，但多食有毒，不可超过 100g。应炒熟（此时呈蓝色如宝石）撕开去子芽，方可吃至 100g。白果泡酒可治冻疮。白果、莲肉尚可固涩。

麻杏石甘汤，温病第一方。温病初起当用辛凉解表为总原则。如麻杏石甘即是，再如大青龙汤、桂二越一汤等亦是。温病者，现用麻杏石甘制其热，再以麻细附扶其正气可也。因伤寒是内热外寒故。方：麻黄 1～3g、杏仁 5～10g、甘草 ≤10g、石膏 15～30g。麻黄 3g 即足，哺乳期小儿可开 1g。甘草勿超过 10g，否则强心而上火。哺乳期小儿石膏可用 15g。麻黄中有副睾素，故补人，配石膏是辛温辛凉合用。加减法：麻杏石甘加荆防银翘、车前子，痰多加陈皮、法半夏、生姜，咳加紫苏子、莱菔子下气，小儿加焦三仙，咽痛白喉者加玄参，寒不重，热不高者加玄参，咽痛高热者需多加玄参、麦冬、桔梗，寒重、遇冷则咳、肺中鸣者，加桂枝以温之。本草云：诸子皆降，诸花皆升。如车前子下气、利尿、除湿；金银花性升。今有以玫瑰花入药者，实无大用，可发散、舒肝而已。

秋季非阴虚火旺之咳嗽，即可用上述加减治之。秋季应注意两事：清热、下气。但若寒重症见唇青，舌发白，痰音重则加桂枝2g。此方外解表、内清热。太阳病，外解表，内清热，即不会得重病。若误治，则阳陷于阴矣。

婴儿一般不发热，肺炎亦不热。见其鼻翼煽动则知其喘矣。以口唇试其额，热则为发烧，冷则为受寒。婴儿鼻塞、呛奶，用此四味水煎灌几勺即通鼻矣。小儿麻疹今已不典型，旧时耳后有疹、颊内有白斑者即是，不小心可成肺炎，但不可便退烧，更不可用安宫牛黄。当以此方治麻疹初起，再加入芦根、白茅根以清血热、凉血止血、荆防银翘等，一剂出则止。小儿肛门周烂者亦可用之。小儿欲身体好，发育好，应备此以治感冒，以免感冒后期变生他病。

第75条下段：发汗后，饮水多，必喘；以水灌之，亦喘。

●发汗后，水气射肺故喘。以水灌时，皮毛中肺气受阻，故喘。皮肤有病当治肺，如黄芪、党参、金银花等。

（四）误汗损伤胃阴胃阳证治

第66条：发汗后，腹胀满者，厚朴生姜半夏甘草人参汤主之。

●此汗损胃阴胃阳也。汗为心之液，胃经里支靠近心脏，故与心相表里，因而发汗可伤胃。关节处经络浅，故易阻滞而关节痛。经络在体表亦非直线，而是如河水，有宽窄深浅不同。如合谷、膻中、耳周均是大片。又如足太阴经应由周荣至大包；小肠经本应绕肩胛，今无，等。故经络需内景方可明之。雷少逸（丰）父子均是良医，其子大震云：九种心痛皆责之于胃。胃病者必有心不正常；心病之人必有胃病。此是定中所得。厚朴生姜半夏甘草人参汤中，厚朴下气，生姜、半夏和中。

第76条上段：发汗后，水药不得入口，为逆；若更发汗，必吐下不止。

●此即膀胱府证，再汗则水装不住，周身水入肠胃，则吐下不止矣。当用附子汤、真武汤、理中汤等救之，否则脱水矣。

第122条：病人脉数，数为热，当消谷引食，而反吐者，此以发汗，令阳气微，膈气虚，脉乃数也。数为客热，不能消谷，以胃中虚冷，故吐也。

●引食，引水者，吃不下也要吃；阳气微者，功能弱也。

第157条：伤寒汗出，解之后，胃中不和，心下痞硬，干噫食臭，胁下有水气，腹中雷鸣，下利者，生姜泻心汤主之。

●发汗解表，但胃伤，心下硬。腹中响即是胃气虚，当温化，故用生姜泻心汤。方：生姜以解表和中、暖胃，甘草、人参用治气亏，干姜以健脾兴阳，黄芩以清三焦热，配姜寒热共用，治胃鸣、打嗝等，半夏与黄芩共调寒热不均，黄连清心与大肠热，可厚肠胃。此方治汗后胃中阴阳不均。

三、误吐

第120条：太阳病，当恶寒发热，今自汗出，反不恶寒发热，关上脉细数者，以医吐之过也。一二日吐之者，腹中饥，口不能食；三四日吐之者，不喜糜粥，欲食冷食，朝食暮吐，以医吐之所致也，此为小逆。

●不恶寒、不发热、关脉小，自汗出。夏日服仁丹、八宝丹及清凉药易见此。知饥，是脾正常；不能食，是胃伤。喜冷食者，胃热重也。朝食暮吐，此胃不动，装不住故。吐药食后，吐不止者，少嚼人参，服糜粥可止吐。

四、误下

（一）误下总论

第140条：太阳病下之，其脉促，不结胸者，此为欲解也。脉浮者，必结胸。脉紧者，必咽痛；脉弦者，必两胁拘急；脉细数者，头痛未止；脉沉紧者，必欲呕；脉沉滑者，协热利；脉浮滑者，必下血。

●促者，数而时一止复来。脉纵者，弛也。结胸，胸腹膜炎也。脉滑者，如在水管中晃动，节律不清也。若脉浮，当用小柴胡汤或柴胡桂枝汤加大枣等。

尿崩症，用利尿剂如双氢氯噻嗪即可止。中药用逍遥散、越婢加术汤、四君子芩连二陈加石膏，胃寒加桂枝。后方亦治中风初起，亦可代泻心汤。

第139条：太阳病二三日，不能卧，但欲起，心下必结，脉微弱者，此本有寒分也。反下之，若利止，必作结胸；未止者，四日复下之，此作协热利也。

●误攻结肠，仍应下之。协热利者，发热腹泻。用葛根芩连汤治之。葛根提升阳明而养胃，芩连消炎。

（二）误下损心肾

第21条：太阳病，下之后，脉促，胸满者，桂枝去芍药汤主之。

●脉促者，期前收缩也；胸满者，胸口胀也。此心气伤。此乃下后心脉受伤，故心口胀。心脏病，脉促者，可用此治，强心补气。普通可用归脾丸，其诀云：今加姜枣益心脾。此处用桂枝汤振奋正气，去芍药者，以其酸收，令心供血不足也。若怕冷，再加附子。心脏病离不开桂、附、芩、连。

第60条：下之后，复发汗，必振寒，脉微细。所以然者，以内外俱虚故也。

●下、汗损心气，故振寒、脉微细也。

第61条：下之后，复发汗，昼日烦躁不得眠，夜而安静，不呕，不渴，无表证，脉沉微，身无大热者，干姜附子汤主之。

●下伤津液，汗伤心阴，日间烦躁，是阴阳俱伤。夜静者，是阳气来复之变。此阴阳主事之不同。故男子发散则精神，女子发散则血枯。不呕不渴，是未入少阳、阳明。无表证，是不恶寒；无大热，是有小热。脉沉小。此用干姜附子汤，是反治之法，此纯阳之药，复阳气也。

第69条：发汗，若下之，病仍不解，烦躁者，茯苓四逆汤主之。

●烦躁者，所谓"心中鬼抓"也。

（三）误下水气不行

第67条：伤寒，若吐、若下后，心下逆满，气上冲胸，起则头眩，脉沉紧，发汗则动经，身为振振摇者，茯苓桂枝白术甘草汤主之。

●逆满为胀，气上冲者，不降也。苓桂术甘汤，治老年人高血压，不得眠，头晕，脉沉紧，指下沉而有力，按不死，此内有水气也。此中气上冲，起则头眩，是饮证也；身为振振摇，是身掣动，跳抖，此水湿之象。此方化胃水，但不可多吃，否则上火。

第28条：服桂枝汤，或下之，仍头项强痛，翕翕发热，无汗，心下满微痛，小便不利者，桂枝去桂加茯苓白术汤主之。

●翕翕发热，小热也；心下满微痛，是胃胀痛。小便不利，故用苓、术健脾利水；以无汗故去桂。留生姜解表健脾利水。

（四）误下热结胸膈

第 76 条下段：发汗吐下后，虚烦不得眠，若剧者，必反复颠倒，心中懊恼，栀子豉汤主之；若少气者，栀子甘草豉汤主之；若呕者，栀子生姜豉汤主之。

●误下热结胸膈，但未成胸膜炎。膈热故影响神明，心中懊恼。栀子豉汤宣泄胸膈之热。栀子为入胸膈药，生栀子力大，但泻大；炒则泻轻，但清热力弱；焦栀子则无泻下。栀子苦寒，炒成焦香，则不入大肠而入心。故老人心脏病要用焦栀子。热而面上起包，用栀子金花丸可治。豆豉乃黑豆或黄豆煮熟、发酵，待长白霉，再晒干即成。但若发霉过久则有毒。故酸菜等必食新鲜，否则发病，使阴证变成阳证。僵蚕亦是白霉，故治扁桃体、肝硬化时加僵蚕，即是阴证变成阳证，以消其毒也。若生黑霉则不可食，令人生大骨节病。黄霉亦不可食。又红霉处理葡萄，可无籽而小、甜。其中白霉可清热，解表微发汗。葱豉汤即是发汗加清热之剂。豆豉晒干后，要在地下窖之（置地窖中），此退火之用。甘草补气，生姜止呕，故加减之。

第 77 条：发汗，若下之，而烦热，胸中窒者，栀子豉汤主之。

●胸中窒，如心口堵，热结也。

第 78 条：伤寒五六日，大下之后，身热不去，心中结痛者，未欲解也，栀子豉汤主之。

●此亦是胸膈之热，栀子豉汤宜矣。

第 79 条：伤寒下后，心烦腹满，卧起不安者，栀子厚朴汤主之。

●卧起不安，是胃气不降，故用栀子厚朴。

第 80 条：伤寒，医以丸药大下之，身热不去，微烦者，栀子干姜汤主之。

●此阳弱，故加干姜复阳。

第 81 条：凡用栀子汤，病人旧微溏者，不可与服之。

●旧微溏者，当用炒栀子。

（五）误下结胸

第 131 条上段：病发于阳而反下之，热入因作结胸；病发于阴而反下之，因作痞也。所以成结胸者，以下之太早故也。

●阳下作结胸，阴下作痞。发热恶寒是发于阳，无热恶寒是发于阴。痞者，胃上结痞块也。故用药后当摸胃上有包否，免成痞也。平时打针吃药亦可见此。若治病发现其人肚子变硬，当速换方温化，如桂枝汤、桂枝加大黄汤、麻黄附子细辛汤等。

退热需看情况，"温病下不厌早，伤寒下不厌迟"。伤寒需待其烧透方可下；温病有时下都来不及，以其传变快，故需用石膏、滑石等镇坠之药，加芳香药如升麻等，如紫雪丹、绿雪丹（水牛角、玄明粉）、绛雪丹（辰砂、芒硝）等。此类药用时亦需小心。若用清热滋阴如清营汤缓退其热为佳，否则易出现副作用，如小儿麻痹后遗症，中医认为多与退热过快有关。

第134条：太阳病，脉浮而动数，浮则为风，数则为热，动则为痛，数则为虚。头痛发热，微盗汗出，而反恶寒者，表未解也。医反下之，动数变迟，膈内拒痛，胃中空虚，客气动膈，短气躁烦，心中懊憹，阳气内陷，心下因硬，则为结胸，大陷胸汤主之。若不结胸，但头汗出，余处无汗，剂颈而还，小便不利，身必发黄。

●动脉者，弹手也；空弹为动芤，甲亢之证。以寒下（如承气）、热下（如巴豆）等误下结胸类胸膜炎、腹膜炎：用大陷胸汤（芒硝、大黄、甘遂），或越婢加术汤加大黄、厚朴、炒枳实，胸水加葶苈子。若不结胸，但头汗出，剂颈而还，《伤寒论》云"阳明病，发热汗出者，此为热越"。热越者，热往外透。此肠胃中产热也。若有汗则高枕无忧；若干烧则危矣，可致目疾、脑疾、出血等。若但头汗出，比无汗稍好。小便不利，身必发黄，此误下热未陷，但其亏成虚证，汗不得出，余热不解。发黄有数途：胆汁阻塞而上泛，则头面黄疸；胆汁回流入肝，入血则周身黄；胆汁分泌入胃不能分解，则小便黄，身亦黄但轻。此多为热重，或内热不能出（阴黄）。《伤寒论》云"阳明病，法多汗"。故大汗出无事，若干烧则危急，故后人云：无汗为死证。可用扶阳以发之，或用佩兰、薄荷可出汗。如麻杏石甘汤加佩兰、薄荷即可。或加玄参、麦冬、青蒿、鳖甲，或用小柴胡汤加薄荷，即可治温病无汗者。亦可加入大黄、蝉蜕、金银花、连翘。此当自己准备一套方法，以应急需。但头汗出者，五行损正气，故气虚不能出汗，只能由中脉上升。中脉者，由命门上达于顶。年轻谢顶，是中脉热上冲也。小便不利者，是尿不通，内热为湿所裹，故身发黄也。当清热加发汗。可用越婢加术汤之小发汗。

第137条：太阳病，重发汗而复下之，不大便五六日，舌上燥而渴，日晡所小有潮热。从心下至少腹硬满而痛不可近者，大陷胸汤主之。

●口渴者，阳明也。晡所者，日晡时也，下午2:00日偏西时，当为申、酉时。潮热者，下午发热、上午不热也。心口至少腹硬满者，腹肌均肿也，此腹膜炎甚至化脓。大陷胸证，若不得甘遂，或患者虚者，可改用越婢加苍术汤加藕节、小承气、桃仁、薏苡仁、泽泻、车前子等，尤其是慢性病，热陷不重者。如：麻黄、炒苍白术、茯苓、荆芥、防风、金银花、连翘、厚朴、枳壳、酒军、薏苡仁、泽泻、车前子、藕节、桃仁、生石膏、黄芩、黄连、陈皮、半夏，老人加茱萸肉。代替大陷胸汤之峻剂，亦可治胸、腹膜炎等。方中藕节、桃仁用代甘遂等。或用柴胡、桂枝之属可治。

第135条：伤寒六七日，结胸热实，脉沉而紧，心下痛，按之石硬者，大陷胸汤主之。

●结胸实热。沉紧者，沉主里，紧为邪正相争也。

第136条：伤寒十余日，热结在里，复往来寒热者，与大柴胡汤；但结胸，无大热者，此为水结在胸胁也，但头微汗出者，大陷胸汤主之。

●大柴胡汤者，小柴胡加大黄等泻下药也。热结于内，无大热者与大陷胸汤（芒硝、大黄、甘遂），可小剂量用之。方中芒硝清血热，峻下剂；大黄为缓下剂；甘遂逐水，亦是泻法，服法见十枣汤。大陷胸汤治腹膜炎，但服法必细，先备缓解剂，以枣皮包甘遂末，备米汤或冷粥。此处芒硝、大黄之变，亦可用温脾汤。

第123条：太阳病，过经十余日，心下温温欲吐，而胸中痛，大便反溏，腹微满，郁郁微烦，先此时自极吐下者，与调胃承气汤。若不尔者，不可与。但欲呕，胸中痛，微溏者，此非柴胡汤证，以呕故知极吐下也。调胃承气汤。

●温温欲吐，想吐不出，是心力不足，少阳证也。胸中痛，是胁痛，虚证也，勿攻。

第131条下段：结胸者，项亦强，如柔痉状，下之则和，宜大陷胸丸。

●柔痉者，局部痉挛，只发热，不恶寒。此证当用柴胡桂枝栝蒌汤。柔痉见肚子松则知当解。有患者名冯欢印者，由于转身扭伤而致柔痉，出汗，身体长粗毛。此扭伤胰脏，而致脾病，故肌肉生病也。依柔痉治之则好，方用柴胡、桂枝、栝楼加小承气等。刚痉者，全身痉挛而发热恶寒，当用葛根汤。结胸加肌肉痉挛，则缓下之。胸膜炎而痉挛者，于前方中加葶苈子、芒硝、杏仁可治之。开春葶苈子特多，是水涝之象。此药逐水，与竹茹共加入小儿麻杏石甘汤中，可治百日咳。

第 132 条：结胸证，其脉浮大者，不可下，下之则死。

●脉浮有表，浮大者，无力，故不可下。应用柴胡桂枝汤。

第 133 条：结胸证悉具，烦躁者亦死。

●烦躁是阴阳俱虚，故亦死。

第 138 条：小结胸病，正在心下，按之则痛，脉浮滑者，小陷胸汤主之。

●小结胸者，热陷于胃之外壳，内层无病。正在心下，谓在胃。此条为胃的外层发炎，小陷胸证也。方：黄连、半夏、全瓜蒌。瓜蒌仁可攻肚子，治肠炎、肺炎。胃不好，大便不通用全瓜蒌。瓜蒌皮可抗癌，如肺癌可用麻杏石甘汤加瓜蒌皮。胃癌亦可加之。鲜瓜蒌可治喘。大便多日一次硬球，当润之，小陷胸汤加地黄可治之。

第 141 条下段：寒实结胸，无热证者，与三物小陷胸汤，白散亦可服。

●白散者，桔梗、巴豆、贝母。桔梗即朝鲜咸菜，是肺经提升之药，色白入肺，可排脓祛痰，性上提，但不可多食，否则易患肺病，以其升阴故。巴豆又称浆子、刚子，炮制当砸去壳，以纸包其仁砸之，吸出其油，再炒其末，即为巴豆霜，泻性即轻；生巴豆泻性剧。此方即用霜。贝母健胃，亦可健肺，又治脑软化。浙贝瓣大，肉厚，多用以补肺胃；川贝较小，偏燥，可祛痰；又有伊贝，新疆产。黑色土贝母非贝母一科，作用不同。白饮者，白开水也。如遇不大便、腹痛者，可少用此方。故结胸重证不能攻克者，可用白散攻之。又服泻药当备冷粥、冷米汤或甘味之药以缓之，免过泻也。

第 167 条：病胁下素有痞，连在脐旁，痛引少腹入阴筋者，此名藏结，死。

●左胁下痛，连脐旁者，内经名伏梁。《难经·五十七难》云"心之积曰伏梁"。脏结未必死，温化可治。如用附子理中丸（人参、白术、干姜、甘草、附子，加桂枝称桂附理中）、金匮肾气丸等。道医云，上焦痛用砂半理中汤（加砂仁、半夏），脐周痛即用理中汤，小腹痛用金匮肾气汤加炒小茴香。此三治寒证，脉沉小弱，身寒、腹痛者。炒小茴香又可松解肠套叠。

（六）误下成痞

第 151 条：脉浮而紧，而复下之，紧反入里则作痞。按之自濡，但气痞耳。

●脉浮紧者，麻黄证也。痞者，胃中硬块，不能食。

第 154 条：心下痞，按之濡，其脉关上浮者，大黄黄连泻心汤主之。

●心下痞者，阴证误下。按之濡者，仅功能受损，胃尚未硬。关上浮，谓有表证，中间大，两头小，时珍称豆子脉，为结，脾气不顺，有滞塞也，当通之，肝硬化可见此脉。关脉独小者，称扁担脉，为脾虚。有表证，先解表；解表后见有痞为不消化，用大黄黄连泻心汤。

第 164 条：伤寒大下后，复发汗，心下痞，恶寒者，表未解也，不可攻痞，当先解表，表解乃可攻痞。解表，宜桂枝汤；攻痞，宜大黄黄连泻心汤。

●此谓有硬结方可攻。若寒证或慢性病，当温化，以柴胡、桂枝之类治之。

第 155 条：心下痞，而复恶寒汗出者，附子泻心汤主之。

●心下痞，恶寒汗出，附子泻心汤。因此乃上火误下入里，而又心气弱故恶寒汗出也。应加强心剂。方：附子、大黄、黄芩、黄连。附子、大黄可软化肝、胰，以此中有温经药故。或以桂枝易附子，可治脾肿大症。

第 158 条：伤寒中风，医反下之，其人下利日数十行，谷不化，腹中雷鸣，心下痞硬而满，干呕，心烦不得安。医见心下痞，谓病不尽，复下之，其痞益甚。此非结热，但以胃中虚，客气上逆，故使硬也。甘草泻心汤主之。

●一派虚证。此有热，勿再攻，当用甘草泻心汤，即生姜泻心汤去生姜。黄芩、黄连并用治肠胃，干姜守中启脾，与芩连配伍。此方对一般胃痛皆可治，当加药，如一般加蝎子，胃痛加延胡索，胃气弱加浙贝母，气虚加人参、党参。甘草泻心汤消炎解热，若少阳证则用半夏泻心汤。

第 159 条：伤寒，服汤药，下利不止，心下痞硬。服泻心汤已，复以他药下之，利不止。医以理中与之，利益甚。理中者，理中焦，此利在下焦，赤石脂禹余粮汤主之。复利不止者，当利其小便。

●服汤药，为攻之也。赤石脂禹余粮，为固涩剂。大便利不止，则用利小便改其水道也。

第 161 条：伤寒发汗，若吐，若下，解后，心下痞硬，噫气不除者，旋覆代赭汤主之。

●噫气，打呃也，胃中产气直接打出，不待吸气也，此胃气不降。食后则吐者，是退热太快成痞。此处是下之过早而致胃气不降。痞证除用泻心汤外，还有此旋覆代赭石汤。诸花皆升，独旋覆花降气，旋覆花味咸，可软坚下气。道书云：诸子皆降，诸花皆升。如室女肝郁气滞，用玫瑰花开发心气；心脏病患者，用蜡梅花可散心气之郁结，功类石菖蒲、远志。四君子加蜡梅即可，新鲜的尤好。金银花、菊花亦皆发散、走表、提气。又云：唯旋覆独降。加赭石则镇坠，代赭石去胃中污秽，如细菌等；若霍乱病，用赭石、朱砂可治之。但朱砂有毒而难寻，不可多用；赭石则无忧，可大量开之，用至一两。铁锈亦除胃中污物。人参、生姜、半夏为佐，草、枣为使。此方常用，治胃中装不住东西，食后则反出者，一剂可愈。食后则吐者，亦可用之。先天反刍再加补气药。其人舌无苔、上有小龟裂纹。若急性胃炎加瓜蒌、石膏、青盐等。

（七）误下遂利不止

第 34 条：太阳病，桂枝证，医反下之，利遂不止。脉促者，表未解也，喘而汗出者，葛根黄芩黄连汤主之。

●腹泻是内热，故用芩连清内热，葛根提升胃气，治实热证之协热利。《黄帝内经》云："清气在下，则生飧泄，浊气在上，则生䐜胀。"

第 163 条：太阳病，外证未除，而数下之，遂协热而利，利下不止，心下痞硬，表里不解者，桂枝人参汤主之。

●此亦协热利，但为虚寒之证。此方亦即桂枝加入理中汤。

（八）下后复发汗

第 162 条：下后，不可更行桂枝汤；若汗出而喘，无大热者，可与麻黄杏子甘草石膏汤。

●此是下后余热不尽。误汗、误下均可用麻杏石甘汤，表里两解之。

第 93 条：太阳病，先下而不愈，因复发汗，以此表里俱虚，其人因致冒，冒家汗出自愈。所以然者，汗出表和故也；里未和，然后复下之。

●冒者，阴亏、气亏之人，虚阳阵阵上攻，而自觉阳气上冲，阵阵头晕眼花之类。凡因阳气虚浮而痉挛，或胃气不降，或孕妇失血产后而痉挛，大便难者，其机理为痉、冒。此等人应用热药反治之，或养阴扶阳以除表。阴虚火旺之人，虽体壮也是阴虚下之亏损，治宜参附龙牡，可稳定之，使不冒也。

第 160 条：伤寒吐下后，发汗，虚烦，脉甚微；八九日心下痞硬，胁下痛，气上冲咽喉，眩冒，经脉动惕者，久而成痿。

●眩冒者，即眩晕，梅尼埃综合征等。惕者，抖动。痿者，肌肉无力或萎缩，是湿热病。痿病脱肉，先从合谷开始，其次及肩、及腿等。治此当先治好太阴。一般用马钱子者，只能短时冲动，不能久效。太阴如母，治之方能愈痿。此以胃中有热，气不降，血行不均故。治宜越婢加术汤、苍术白虎汤，三仁汤等。三仁汤（杏仁、蔻仁、薏苡仁）加滑石、通草、厚朴、半夏、竹叶，治三伏天畏寒。或用越婢加术汤。"心下"即胃部；"痞硬"者，内结也。心下痞硬，是胃坏。胁下痛者，是肝脾伤，少阳证也。少阳主症为口苦、咽干、目眩，小柴胡症为往来寒热、心烦喜呕、嘿嘿不欲饮食、胸胁苦满等。此间胁下痛即胸胁苦满。

《黄帝内经》云："治痿独取阳明。"阳明热清则不痿矣。西人用溴处理毒扁豆碱，即马钱子，此是一种兴奋剂，可以暂时改善；中药用百补增力丸，可暂令兴奋发力，久服则生逆。马钱子处理法：需先去硬壳，用童便浸其仁，除毒后方可服之。治胃者，亦兼治其胰也。此亦湿热病。越婢加术汤中之石膏即清胃热。胃热的症状：舌胖、苔黄、有齿痕、口苦、头晕、恶心等。养胃阴用沙参、麦冬。又如《串雅》载有起痿神方（玄参、熟地、麦冬、山茱萸、沙参、五味子）。潜川先生云：亦应兼治太阴。当用辛寒如生石膏，苦寒如黄芩、川连，甘寒如麦冬、玄参、地黄，咸寒如龙骨、牡蛎、青盐等，以清胃热，然如此则伤脾，以脾喜燥而恶湿，若久用上述药物则脾不能发。

欲兼顾脾胃，则需清热除湿，故用越婢汤。《金匮要略》加苍术而成越婢加术汤，加强除湿之能。清热除湿尽时，则易以麻黄附子细辛汤、八珍汤合小承气加薏苡仁、泽泻、车前子、玄明粉、生龙牡等。此方强心、健脾、补肾。反复用之，可治心下痞硬及肌萎缩等。并用温下即扶阳攻下法：麻黄、细辛、附子、八珍（不用川芎）、小承气、山萸肉（补命门火衰）、薏苡仁、泽泻、车前子、玄明粉，玄明粉以破积软坚，气亏人不用，恐其反应过大者用龙骨、牡蛎代之，脾胃虚寒者用干姜。此方是一般之补药。

若脾胃已差而三焦未和者，以柴胡桂枝汤加全瓜蒌、八珍汤合小承气、薏苡仁、泽泻、车前子，热重加生石膏，以调其胰。例如，有女患者因端花盆扭伤胰脏而致病，西医谓之肿瘤转移，手术亦不能解除症状。其人痉挛、口苦、恶心、呕吐等，有阳明证，服上方而减轻。全瓜蒌：壳可抗癌，瓤可生津，籽可下气、通胃气。八珍汤中，川芎可动胎气。旧时看是否怀孕，以川芎煮水饮，看动即是正常。《珍珠囊补遗药性赋》云：头角痛，须用川芎，指阴证之头角痛（后头角）而言，其人面黑气郁者可用。若阳盛气上冲者勿用。

五、火逆证治

第114条：太阳病，以火熏之，不得汗，其人必躁。到经不解，必清血，名为火邪。

●清血者，尿或便血也。潜川先生云：肿瘤不可直接用灸法，不可用明火烤肿瘤。

第119条：太阳伤寒者，加温针，必惊也。

●太阳伤寒，直中也。

第118条：火逆下之，因烧针烦躁者，桂枝甘草龙骨牡蛎汤主之。

●烦躁者，心中不安。桂枝甘草龙骨牡蛎汤称救逆汤，潜川先生称救真汤。此阴阳药配合，令人稳定，收敛亢进之阳气。此方亦治精神病有此火证者。桂枝调营卫，强心解表，其性发散；甘草清热，龙骨、牡蛎清凉、收敛，守而不走；但久收则阳气不足矣，故配桂枝以抗之。《素问·阴阳应象大论》云："阴平阳秘，精神乃治。"此中秘即收藏而不发之义。故感冒不可用龙骨、牡蛎，但配麻黄、桂枝得其中道。注意，龙骨、牡蛎等咸寒之药，肾虚者不可服。激素食用过多者，可令服龙骨、牡蛎等。此等患者，三年脏腑脓疡，五年腐骨症。撤激素时，若脉立陷者，可以人参、附子、肉桂等补之。若脉数者，可以龙牡敛其肾以补心。玄明粉、玄金石等亦然。以咸寒药入心为补，入肾为泻。故可用桂枝龙骨牡蛎汤。若脉洪大，可用当归龙牡汤。若内生火旺，甘寒之药不能消者，亦可以桂枝龙骨牡蛎汤救其逆，如精神病等。哮喘有心衰、肾衰、脾虚等原因。哮喘初诊时，亦当以此方先减其火，令其脉和，然后换方治之。以喘为火刑金，或水不制火而喘，故当先以此方敛火。

第 153 条：太阳病，医发汗，遂发热恶寒，因复下之，心下痞，表里俱虚。阴阳气并竭，无阳则阴独，复加烧针，因胸烦，面色青黄，肤𣊣者，难治；今色微黄，手足温者易愈。

●𣊣者，皮肤欲动也。色微黄，是黄种人本色，应如此。若是他色，如红等，是有疾。黄而亮色好。若是黄而暗，则难治。

第 112 条：伤寒脉浮，医者以火迫劫之，亡阳，必惊狂，卧起不安者，桂枝去芍药加蜀漆牡蛎龙骨救逆汤主之。

●火迫者，炒盐熨之。蜀漆为常山之苗，苦寒之剂，可治疟。常山是根，可催吐，其茎叶可散热除痰。苦寒药为直折法，前述桂枝甘草龙骨牡蛎汤为收敛法。故此方中去芍药等收敛之剂。

第 117 条：烧针令其汗，针处被寒，核起而赤者，必发奔豚，气从少腹上冲心者，灸其核上各一壮，与桂枝加桂汤，更加桂二两也。

●奔豚，是命门火衰，寒气凌心，当用热药温化方可治。烧针者，火针也，合针灸于一也。针处被寒起赤核发奔豚，治以桂枝加桂汤者，以其寒重故。此以热药暖命门也。

第 113 条：形作伤寒，其脉不弦紧而弱，弱者必渴，被火必谵语；弱者发热脉浮，解之，当汗出愈。

●此条云被火之后，若阳气虚者，仍需发汗。故火逆有救逆与发汗两途。

第 111 条：太阳病中风，以火劫发汗，邪风被火热，血气流溢，失其常度。两阳相熏灼，其身发黄，阳盛则欲衄，阴虚小便难，阴阳俱虚竭，身体则枯燥。但头汗出，剂颈而还，腹满微喘，口干咽烂，或不大便。久则谵语，甚者至哕，手足躁扰，捻衣摸床，小便利者，其人可治。

●其身发黄，以胆汁外流故。哕者，非打嗝（呃，噫气、嗳气），亦非膈肌痉挛（呃逆），非呕（有声无物），非吐（有物无声），乃冷吐如婴儿之吐奶，无声而食物由口出矣。《灵枢·口问》云："谷入于胃，胃气上注于肺。

今有故寒气与新谷气俱还入于胃，新故相乱，真邪相攻，气并相逆，复出于胃，故为哕。"哕可死人，以其病重故。小便利，是胰脏、膀胱尚好。捻衣摸床者，阴阳两虚，虚阳上越之故。身体枯燥，但头汗出，剂颈而还者，是阳明病，然阴阳气俱虚也。仲景曰"阳明病，发热汗出者，此为热越""阳明病，法多汗"。阳明经证为蒸蒸发热，濈然汗出。蒸蒸者，心中烦，阵阵发热也。濈然者，多汗而阵出也。府证者，潮热（下午热），自汗（安静），汗在两鬓、鼻夹、水沟等处。以其体力不足以濈然汗出也。有此证者，即阳明之热欲外越而体力不足也。此等患者，当用养阴攻下、扶阳攻下之法。太阳病此类亦养阴扶阳以解表。如感冒咽痛用麻杏石甘加元麦甘桔之义。攻下之时如温脾汤（人参、附子、干姜、甘草、当归、芒硝、大黄）。厥阴病亦可养阴温经、扶阳温经，以温经为主也。

第116条：微数之脉，慎不可灸。因火为邪，则为烦逆，追虚逐实，血散脉中，火气虽微，内攻有力，焦骨伤筋，血难复也。脉浮，宜以汗解，用火灸之，邪无从出，因火而盛，病从腰以下，必重而痹，名火逆也。欲自解者，必当先烦，烦乃有汗而解，何以知之？脉浮，故知汗出解。

●防伤阴也。

第110条：太阳病，二日反躁，凡熨其背而大汗出，大热入胃，胃中水竭，躁烦，必发谵语；十余日，振栗，自下利者，此为欲解也。故其汗从腰以下不得汗，欲小便不得，反呕欲失溲，足下恶风，大便硬，小便当数而反不数及不多；大便已，头卓然而痛，其人足心必热，谷气下流故也。

●谷气下流者，饮食不消也。此条仍是有发汗，有救逆之义。火攻成阳证，当用收敛之剂；若火攻成阴证，脉浮发热，则仍需发汗。若成无脉，当用阳药。

第49条：脉浮数者，法当汗出而愈，若下之，身重，心悸者，不可发汗，当自汗出乃解。所以然者，尺中脉微，此里虚，须表里实，津液自和，便自汗出愈。

●惊者，惊厥，神志不稳定也。小儿惊风分急、慢，应分寒、热以治之。急惊风为热，治心；慢惊风为寒，当治脾，类似慢脾风。治宜健脾息风，方用越婢加术汤加蝉蜕、全蝎、凤凰衣等。凤凰衣为孵鸡之蛋壳加皮者。又潜川先生治惊风方：用仙鹤或其他鸟蛋，偷来煮熟，再返还入巢中令鸟孵化，孵后取出，即可治疗小儿惊风、癫痫等。此盖骗桃法之类。其法：以种种之，剪去子叶。如是数代后，则果实无籽矣。

第八节　刺期门法

第108条：伤寒腹满谵语，寸口脉浮而紧，此肝乘脾也，名曰纵，刺期门。

●刺期门法。三阳病皆有此法。此肝旺脾虚者，故刺期门以泻之。期门在乳下二三肋间，有小脉跳动如星者。跳动太强则肝气重，肝硬化亦然。此穴可用搓法按摩，或用指针，或三四寸长针悬刺之。穴位刺激可引起八触反应。八触者，道家云：寒、热、酸、麻、胀、痛、筋惕肉瞤、震踔等，震踔为腿动，上大火者易见。期门不可深刺，当平刺五分。诀曰：进针子午，行针卯酉。直刺为子午，平刺为卯酉。此即直刺入皮，再平刺以行针。行针者古写为衅，古时以羊血涂鼓也。打拳之行功，亦是此字，暂止以行气也。此证仍以养阴除表为正途。

期门为肝经表支末穴，称为结。丑时气脉终于期门，寅时再由肺出。刺结为泻，刺根起始之穴为益法，调它经之气来用也，太冲是肝之根，刺之可补。又有烧山火（刺入快、出针慢）和透天凉（刺入慢，出针快）等补泻手法。刺针时，节节送入则身上发热，缓提至皮速拔则身发冷。又如刺三阴交，可借阳明经气以壮脾经也。如胃气有余，则刺足三里、合谷可也。潜川先生云：针刺皆为泻，不论手法。手法多则泻重。皆由气脉上调动之，非由外加入也。

多针则伤气，以针泻元气也。故慢性病患者，如半身不遂、腹水、糖尿病、肿瘤等皆不可针。实证有效，如阑尾炎、牙痛、精神病等。胃、牙、肠之疾，可刺足三里、合谷。先针足三里为泻，先刺合谷为补。此二穴亦可坠胎。先刺足三里、合谷，再刺气海，进针速，出针慢。得气时即胎动。一二月者佳。此法慎勿轻用，免致大出血而危及生命。

第109条：伤寒发热，啬啬恶寒，大渴欲饮水，其腹必满，自汗出，小便利，其病欲解，此肝乘肺也，名曰横，刺期门。

●酢音作，醋也。欲饮醋也（延展知识）。此肝气乘肺，青龙白虎之争也。当刺期门。期门在乳下第二三肋之间，向胸骨靠近，有小动脉，是青龙脉。此分经候脉法也。均等则无病，偏重则有病，特大为肝疾。此穴即是期门。经云：有动脉如星处。《内经》说九部脉，丹医说二十部脉。正经十二部中，所动为经，所出为井，所入为合。

【太阳篇总结】

凡恶寒为有表证，有表证者不可下。迁延日久不解者，可用扶阳解之，如麻黄附子细辛汤之类；或用养阴之法解之，如白喉之类。

桂枝二越婢一汤是表里两解之法，也是辛凉发散之法。表里两解者，刘河间防风通圣散、六一散等即发散与清热合用之法。或桂枝汤加银翘桑菊之类，或桂枝汤加黄芩称为阴旦汤。

麻杏石甘汤亦是表里两解。大青龙汤亦是。为典型的初起中风和伤寒，方能用桂枝汤及麻黄汤，否则当加其他药物，如麻杏石甘、大青龙等。若但热不寒，则表已解，当依温病即阳明病法解之。陆九芝《世补斋医书》云：伤寒传入阳明，皆为温病。即但热不寒者，俗云烧透了。其人足已热，不欲衣，气喘者，此为阳明病，可以清、下两法治之。

大青龙汤方：麻黄、桂枝、杏仁、石膏、大枣、生姜、甘草。外解表，内清热，中宣肺以治肝。再加入银翘、黄芩即可圆满。注意：表未解者勿用黄连。若欲祛痰可加法半夏。此方老幼可宜，除无阳证。老人若咽痛咳者加玄参、麦冬、桔梗、紫苏子、莱菔子，以养阴降气止咳。此亦是补药，久服可补之。此经方之优点。

食道噎膈，用小青龙汤或柴胡、桂枝温化，但勿用白芍，以其败血故。有肿瘤者，用急性子并应用麻黄、细辛、附子。急性子即凤仙花之子，用炖牛肉、鸡肉等皆易烂。慢性病的治法皆悟自《伤寒》，如狂犬病，初起用麻黄、桂枝解表，其次用桃核承气汤攻其里。又如胃病用泻心汤等。

第三章 阳明病

第一节 总 论

阳明以降，皆是温病之治法矣。伤寒传变，未必按确定的顺序，太阳可传至少阳，亦可传至阳明。

第180条：阳明之为病，胃家实是也。

● 胃家实，即脉大见实证也。如气粗、发热等。阳明病，含胃、大肠两经。

第186条：伤寒三日，阳明脉大。

● 脉大者，洪数有力之谓也。如高血压见此脉，亦当知治胃。此处与少阳同言三日者，可并传也。

第185条：本太阳，初得病时，发其汗，汗先出不彻，因转属阳明也。伤寒发热无汗，呕不能食，而反汗出濈濈然者，是转属阳明也。

● 此述阳明病之起因。汗出不彻者，谓发汗之法未当，失治误治，引内热生也。濈濈然，谓汗出急，不似太阳之微潮也；脉亦由洪变大，知已入阳明矣。

第179条：问曰：病有太阳阳明，有正阳阳明，有少阳阳明，何谓也？答曰：太阳阳明者，脾约是也；正阳阳明者，胃家实是也；少阳阳明者，发汗利小便已，胃中躁烦实，大便难是也。

● 阳明病有三条路。脾约者，便硬干屎也，为太阳阳明即阳明病损及太阳；正阳阳明为胃家实；少阳阳明者，发汗、利小便致胃中燥烦实也。阳明当用清热养阴，勿令烧过高而烧坏脑子。

第187条：伤寒脉浮而缓，手足自温者，是为系在太阴。太阴者，身当发黄；若小便自利者，不能发黄。至七八日，大便硬者，为阳明病也。

●此是阳明与太阴的联系之处。实则六经皆相互联系。此经所述阶段论者，教学之方便法也。手足自温者，阳明太阴所主也。如恶寒不热者，是太阳少阴俱病，心肾虚也。参考第 278 条。故清代医家柯韵伯云：实则阳明，虚则太阴。为太阳病传入时，行于实者为阳明，行于虚者为太阴。故病游弋于身内，乘虚而就也。

第 359 条：伤寒，本自寒下，医反复吐下之，寒格，更逆吐下，若食入口即吐，干姜黄芩黄连人参汤主之。

●见伤寒可入于太阴也。大便干为阳明，虚则为太阴。

第 193 条：阳明病，欲解时，从申至戌上。

●阳明病，欲解时，从申至戌上。阳明病变为太阴者，亦在此时变。

第二节　阳明病清法

阳明经证是口渴、但热不寒、脉洪数、濈然汗出、蒸蒸发热，气粗壮实，面红、高热。府证是潮热自汗，潮热之时间向后推，由 2:00pm → 12:00pm，则成太阴病矣。濈然汗出为水出急状；蒸蒸发热为心中烦躁，一阵汗便出，如蒸馒头；潮热自汗为下午发热，两鬓、鼻尖、承浆出汗珠。病在经用清法，用白虎汤治疗热在胃肠、栀子汤治疗热陷胸膈、猪苓汤治疗下焦有热、人参白虎汤治疗兼虚等。有云白虎汤对上焦，栀子汤对中焦，猪苓汤对下焦者。

一、白虎汤证

●白虎汤证：表解后，心烦大渴，表里俱热，时时恶风，可用白虎汤。

●白虎汤方：石膏、知母、甘草、粳米。白虎汤清肺胃热，故退高热。粳米者，晚稻之米，皮厚者，能保护胃气免受石膏之伤也。知母为倒阳药，清胃、肺、肾之热，泄人肾气，故退高热，现代医学研究有抑制交感神经-肾上腺系统，使血清、肾上腺内和脑内多巴胺-β-羟化酶的活性降低的作用，故肾气衰者，或老弱之人不可用。青霉素亦可抑制肾上腺相应系统，故过敏者打肾上腺素可救，又如骡子打肾上腺素降低子宫温度可受孕。如二母宁嗽丸、知柏地黄丸，此等药皆不可与老弱之人用。方中知母倒阳、贝母补肺、枳实下气，治青年力壮、肾气旺、火大而咳者，若改用麦冬代替知母则平和。白虎汤需待手足俱热时方可用。

二、白虎加人参汤证

第170条：伤寒，脉浮，发热，无汗，其表不解，不可与白虎汤；渴欲饮水无表证者，白虎加人参汤主之。

●渴欲饮水，温病象也。白虎加人参汤，加入补阳药可用知母矣。如麻黄升麻汤中即有知母、玉竹可治尿血等。石膏辛微寒，故不可煅也。此处加人参者，是清热而寓生津液之法。若白虎汤证津液已不足者，则用人参白虎汤。

阴证发热，表有热、内有寒者，用白通汤。白虎汤证脉洪、大、数，白通汤证脉洪数而芤，口表体温低于腋下者，或发热而欲卧床覆被者。肿瘤发热者，当以附子、干姜、龙骨、牡蛎、芒硝以退其热。

第168条：伤寒，若吐，若下后，七八日不解，热结在里，表里俱热，时时恶风，大渴，舌上干燥而烦，欲饮水数升者，白虎加人参汤主之。

●面红、多欲饮水、心烦欲叫者，可用白虎加人参汤。

第169条：伤寒，无大热，口燥渴，心烦，背微恶寒者，白虎加人参汤主之。

●无大热，有小热也。口燥渴、心烦、背微恶寒者，是阳明经太热，胃内热甚，背后心俞至阳穴处一块气血不能出入之故。凡寒热不均，如指尖冷，左右偏冷，皆是关格，内热重故气机不均也。胃中有水、体虚时，亦有背恶寒者。虚用附子如芍药甘草附子汤，实用白虎如白虎加人参汤。

三、栀子豉汤证

第228条：阳明病下之，其外有热，手足温，不结胸，心中懊憹，饥不能食，但头汗出者，栀子豉汤主之。

●栀子汤证中，手足俱热是阳明病，若只掌心热者是少阳证。懊憹者，心中难受也。本方治阳明病热结胸膈者。其肠胃之热不甚也。但头汗出，阳明热而正气已亏，鼓动不出，故只能如此。以栀子豉汤清胸膈热可也。

第221条：阳明病，脉浮而紧，咽燥口苦，腹满而喘，发热汗出，不恶寒，反恶热，身重。若发汗则躁，心愦愦反谵语；若加温针，必怵惕，烦躁不得眠；若下之，则胃中空虚，客气动膈，心中懊恼。舌上苔者，栀子豉汤主之。

●怵惕者，身抽动，心中恐慌；舌上胎，有云为"炱"字之误，舌中间有铜钱大，上无苔，肉楞起如胎胞者，是内热重，水土污染重处多见。早年间双桥公社一带至高碑店的患者多见此证。双桥之水污染超标，人打瞌睡，易摔，血崩多，脾大。亦以心中懊恼为要，热结胸膈也。若已渴者，亦当与白虎加人参汤。

四、猪苓汤证

第223条：若脉浮，发热，渴欲饮水，小便不利者，猪苓汤主之。

●猪苓汤证，治疗脉浮发热之太阳病，渴欲饮水、小便不利之阳明病者。故此证是太阳阳明合病。此从湿热治，清热利湿也。方：猪苓、茯苓、泽泻、阿胶、滑石。猪苓、茯苓、泽泻三味利尿祛湿；阿胶以滋阴补气；滑石以清周身热毒、利尿。湿气重之人兼发热者，猪苓汤可治。汗多而渴之人，不可用猪苓汤。

暑温舌苔白薄者，当除湿也。夏季见之当与小柴胡汤加藿朴夏苓汤（白术、茯苓、藿香、厚朴、法半夏可清胃中污秽），湿重加滑石，头痛加桑叶、菊花、薄荷，热重加石膏，可治脑炎之类，发热湿重者，此条之方若不知用者，日久当化脓。感冒丹主要有柴胡、紫苏叶，若以滑石为引，其效则著。

温病学派用芳香之藿香、下气之厚朴、养胃之半夏、除湿之茯苓合为藿朴夏苓汤，除四季湿毒。又如藿香正气散（藿香、大腹皮、紫苏、茯苓、白芷、陈皮、白术、厚朴、半夏曲、桔梗、甘草、生姜、大枣）、六合丸（藿香、木瓜、赤苓、白扁豆、厚朴、杏仁、制半夏、白术、人参、砂仁、炙甘草、生姜、大枣），皆以芳香为主。若体内有菌、高热者，不可只用经方，当用芳香化浊之剂方可除。如遍身出疹、久热不退，用芳香化浊加紫苏叶、芦根、石膏、柴胡、银花、连翘，或加六一散于中；待退热后用麻黄、细辛、附子加芒硝或龙骨、牡蛎可防其反热。紫苏叶、芦根可解毒，如吃螃蟹中毒者，用紫苏叶、芦根煎水饮可救。又如少阳温病用青蒿鳖甲汤。三甲者，一甲为鳖甲，二甲为龟甲，三甲为牡蛎，顺次加入可也。

第224条：阳明病，汗出多而渴者，不可与猪苓汤。以汗多胃中燥，猪苓汤复利其小便故也。

●尿能导湿。如夏日暑温，汗多尿少，则身上易停湿。

第380条：伤寒大吐大下之，极虚，复极汗出者，以其人外气怫郁，复与之水，以发其汗，因得哕。所以然者，胃中寒冷故也。

第379条：呕而发热者，小柴胡汤主之。

●呕而发热者，此少阳之发热，故用小柴胡汤。

第206条：阳明病，面合色赤，不可攻之；必发热，色黄者，小便不利也。

●此为阳明清法辨。攻者泻热之法，非下也。阳明面赤者，为病在经，故不可攻也。此间面赤者为经证未解，故不可攻，否则引起内热也。

第三节　阳明病下法

阳明府证用下法。其脉沉洪滑迟，但热不寒，潮热，自汗。自汗指不觉热而汗，在两鬓、人中、鼻尖出汗。热在肠中，用三承气汤。阳明若不速下，恐致后患也。如温病口秽身热者，当速下，否则可致目盲也。

一、承气汤证论述

第239条：病人不大便五六日，绕脐痛，烦躁，发作有时者，此有燥屎，故使不大便也。

●承气汤证中，绕脐痛者，肚脐痛也，是实证。故有燥屎不便。

脐痛有三。若脐以上痛，为虚，当以砂半理中汤（砂仁、半夏、人参、白术、干姜、甘草）治之。绕脐痛者，宜理中汤或附子理中汤，此可治其寒也。脐下痛者，宜真武汤，治痛牵睾丸阴茎者，亦用真武汤。

以上为潜川先生治虚寒脐痛之方。若实证脐痛者，脐上痛当治以柴胡桂枝汤加全瓜蒌、川芎、黄连或四君子汤加延胡索、全蝎、沉香。脐周痛者用白芍、香附子、川连、黄芩、炒小茴香，热重者加生石膏。白芍、香附子二药可治疗小肠病，如肠梗阻等。肠梗阻者，可用越婢加术汤加炒小茴香，或用温脾汤（当归、干姜、附子、人参、芒硝、甘草、大黄）。虚证用金匮肾气丸（桂枝、附子、山萸肉、山药、熟地黄、泽泻、牡丹皮、茯苓）加炒小茴香。脐下痛治以失笑散，其中蒲黄清热生用，止血用炒者，加利尿药（海金沙、车前子），或加桂香平胃散（肉桂、麝香、厚朴、苍术、陈皮、甘草、川附片、当归、泽泻、车前子）以温其胃。如术后腹痛不止者，可用桂香平胃散以温之。若无麝香可用香附子代替。方中麝香、香附子均通血脉，苍术发散、健脾、补气、燥湿，陈皮利湿。平胃散为补气发散之剂。如闭经用艾附暖宫丸（《古今医鉴》）：艾叶、香附子、四物汤。苍术，古名山精，《神药经》云：必欲长生常服山精。苍术、陈皮的组合等于白术、茯苓，但白术发汗功效不如苍术。苍术相当于麻黄，白术相当于桂枝。白术敛汗补气之力大于苍术。茯苓则以泻为补。故痛者不用白术、茯苓。

第 218 条：伤寒四五日，脉沉而喘满，沉为在里。而反发其汗，津液越出，大便为难。表虚里实，久则谵语。

●伤寒脉已沉者，不可复汗，否则伤津。此中有"谵语"，故精神病之治法可出此。

二、调胃承气汤证

第 248 条：太阳病三日，发汗不解，蒸蒸发热者，属胃也。调胃承气汤主之。

●调胃承气汤证。方为炙甘草、芒硝、大黄。硝、黄本是泻下剂，但加甘草则成解热之剂。

第 207 条：阳明病，不吐不下，心烦者，可与调胃承气汤。

●心烦为入里，故是调胃承气汤证。当是阳明府证，不吐下而心烦方用此。

本方是一般清热之剂，治燥、实之证。心烦躁，热在胃中者，用调胃承气汤。大黄聚肠中之毒，芒硝泻之。有甘草故不泻，只清其热。承气汤者，承肺、胃之气，将二脏相接，其泻则畅。

三、小承气汤证

第 214 条：阳明病，谵语，发潮热，脉滑而疾者，小承气汤主之。因与承气汤一升，腹中转气者，更服一升。若不转气者，勿更与之；明日又不大便，脉反微涩者，里虚也，为难治，不可更与承气汤也。

●脉滑者，来去滚滚如贯珠，节律不分明；诸内热，有痰，头痛。小承气汤方：酒军、厚朴、炒枳实。大黄酒炒之后，泻下力弱，且可逐瘀血生新血。若久用易反致便秘，故需偶用生军。不可更与承气汤者，云应加减之，当养阴扶阳以攻下也。如小承气汤加增液汤主之。增液汤方：玄参、麦冬、地黄。三味都是甘寒之剂。此养阴攻下之法也。

小承气者，以调气为主，令腹中气动，转矢气，厚朴、枳实下气。大便不通者，可与增液承气汤治之。

高血压者，是肺气不降，则胃气不均，而致血行不均。因六腑主降，五脏主藏精液；五脏主静，六腑主动。故可以增液承气汤治之。如是治者，血压不复升高矣。

治病当依五行生克之理。如少腹冷痛，因肾虚气不降者，用四君子加小承气、沉香，再用麻黄附子细辛汤。此乃金不投于水，故气不能降也。如肾虚阳痿者，附子、沉香两药即可。若用参茸之类则不效。若用枸杞子泡酒则越喝越糟。精子数量不够者，用爬在黄豆上、无根、浅绿透明、如细粉条状之鲜菟丝子藤晾干一把煮水，加沉香饮之，则精子数有望回升。小承气汤除攻下、打肚子之外，还能使金投于水，以其可令肺气降于大肠也，故名承气。方中厚朴下气，枳实破气。有此二者，大黄方下。否则服大黄进引起腹痛。

第 213 条：阳明病，其人多汗，以津液外出，胃中燥，大便必硬，硬则谵语，小承气汤主之。若一服谵语止者，更莫复服。

●实、痞、满者，可用小承气。大承气则燥、实、痞、满、坚，如症见腹硬按不动。

如腹胀按之不能动，为气臌，胀至胸痛，应下气，承气汤中重加莱菔子、陈皮。血臌即肝硬化腹水，四肢瘦弱者。水臌即周身皆肿者。水分阳水、阴水。慢性者，应投柴胡桂枝汤以治胰脏，不可贸然以十枣汤峻剂攻之。虫臌者，应驱其虫。如血吸虫、丝虫病，当治以活血化瘀，麻黄附子细辛汤主之。

四、大承气汤证

第 215 条：阳明病，谵语，有潮热，反不能食者，胃中必有燥屎五六枚也；若能食者，但硬耳，宜大承气汤下之。

●大承气汤证如前所述。方中芒硝、大黄下之，枳实、厚朴下肺、胃气。芒硝清血热，可退热。玄明粉者，今为天然之朴硝粉，实应煮之，为硝酸钠。硝石煮之得芒硝、牙硝；又有火硝即硝酸钾，亦可下，力大故多不用。道家有方中亦用。

便秘者，老人宜补气生津，方用四君子加增液汤加小承气汤；脾约证见即脾气急，便干屎球者，宜甘缓之，用麻子仁丸。小儿便秘者，即以麻子仁5g，煎水一杯，每晨饮少许。若肛门痛结者，以无针之注射器注上药少许入肛门，即可通也。若病重津液不能生者，可用起火法，用玉壶丹，每服4～6厘（以十六两秤为标准）；或用半硫丸（法半夏、硫黄等分为丸），每服梧桐子大数丸，可升命门之火，生液以下燥屎矣。玉壶丹方：用硫黄一味，铜锅置小火上化为水，置地上澄清，去底部渣滓，再置火上化，如是三返，水已清，凝后状如黄蜡。以刀除去污物，用青菜水、豆腐水煮（以豆腐包硫黄、青菜包豆腐），于水中煮1～2小时，取出硫黄，即成玉壶丹。或将粗硫黄用脸盆烧化，将上清液倒入另一盆中，冷却；如是三次，沉渣尽除，其色金黄可爱；再砸块置于青菜豆腐水中共煮过，则无毒而可服矣。

玉壶丹又治老年痴呆、帕金森病、植物人等，用加味麻黄附子细辛汤加少许硫黄服用，可以缓解之，然不能痊愈也。以硫黄加砒霜亦有同效。冬日欲下水工作者，可服少许砒霜以抗寒，故此亦发火之药也。二药再加火硝，三味等分为末作丸，每服4～6粒，可治妇女经寒不孕者。旧时妓女常预服大寒之药以绝其孕。服此药者可令妓女重新获得生育能力。

第217条：汗出谵语者，以有燥屎在胃中，此为风也。须下者，过经乃可下之。下之若早，语言必乱，以表虚里实故也。下之则愈，宜大承气汤。

●表虚里实，用大承气汤。

第252条：伤寒六七日，目中不了了，睛不和，无表里证，大便难，身微热者，此为实也。急下之，宜大承气汤。

●"目中不了了，睛不和"者，是眼中水汪汪，带一层浮越的阳气，眼睛发直、发亮、凸出，闭不拢，有神经质者。或云和者合也。若此人大便难，身微热，是大实证，宜大承气汤以急下之。以下数条皆实证宜急下者。若小儿发热而眼睛不合者须急下之。

第241条：大下后，六七日不大便，烦不解，腹满痛者，此有燥屎也。

所以然者，本有宿食故也。宜大承气汤。

●大下后不能愈者，若是实证在仍应下。

第238条：阳明病，下之，心中懊恼而烦，胃中有燥屎者，可攻。腹微满，初头硬，后必溏，不可攻之。若有燥屎者，宜大承气汤。

●虽腹胀，然便初硬后溏者，此脾虚也，肝炎多见，其脉弦长而直，不可攻也。此名谷疸，为木旺克土，治宜扶土抗木，故先治脾，处方清热除湿，肝脾同治。若脉兼弦直长，可用柴胡桂枝汤加小承气汤、调胃承气汤等。有燥屎者方可攻。

第212条：伤寒，若吐若下后，不解，不大便五六日，上至十余日，日晡所发潮热，不恶寒，独语如见鬼状。若剧者，发则不识人，循衣摸床，惕而不安，微喘直视，脉弦者生，涩者死；微者，但发热谵语者，大承气汤主之。若一服利，则止后服。

●此条当研究之。

大承气汤方：大寒、厚朴、枳实、芒硝。枳壳亦可破气、下气，然不如枳实力大也。枳实得天地之气故下落，可下气也。本草云：诸花皆升，诸子皆降。枳实者亦子也。

第四节　润　导　法

第247条：跌阳脉浮而涩，浮则胃气强，涩则小便数。浮涩相搏，大便则硬，其脾为约。麻子仁丸主之。

●跌阳脉者，足背解溪至冲阳间脉，为胃脉。此脉浮涩，小便数，大便硬，为脾约，麻子仁丸主之。大便硬者，脾功能太强，将粮食皆化为水，只剩灰分。曾有患者一顿吃十余斤粮食者，即此，可用胡麻仁，大枣为丸缓其脾也。如立夏前后，视气运至之早晚，一般有便秘出现。此脾功能过强，应用增液承气汤，或用火麻仁缓之。脾约者，脾胃气脉不通。鼻上高骨隆起者，三焦约是也。心与胃相表里，三焦与脾相表里。脾不好为脾约，三焦不好为三焦约。此等人鼻梁上有一处骨头突出或不正，或皮肤颜色黑。在"年上"与"寿上"之间，浮筋露骨。三焦约之人，易出肠胃病。

麻子仁丸方中用麻子仁，即火麻仁，大麻之籽也，其叶有毒，食之令人见神见鬼。《神农本草经》云："麻贲多食，人见鬼，狂走，久服通神明。"印度大麻其力更大，可用于吸毒。麻子打油，加入氧化锰共熬，成中国明油，可油雨伞及鞋子。麻子仁食之则腹泻，抽则致幻。方中用杏仁以宣通润滑，用芍药以调气，用厚朴以宽中，枳实导滞，大黄泻下。麻仁滋脾丸即麻子仁丸加味，不可久用，尤其脾虚者不可用，否则成坏证矣。此方再加桃仁、陈皮等，为活血润肠丸（当归尾、羌活、大黄、桃仁、麻子仁、防风、皂角子），作用与副作用同麻子仁丸。

第233条：阳明病，自汗出，若发汗，小便自利者，此为津液内竭，虽硬不可攻之，当须自欲大便，宜蜜煎导而通之。若土瓜根及大猪胆汁，皆可为导。

●土瓜者，即王瓜，又名野田瓜、赤抱子，结小瓜，红色。蜜煎导者，当加赋形剂。民间以肥皂条塞治之。大便不通者，用去针头之针管注射香油及水之混合物入肛门即可。中医认为此非注射物本身通便，而是引起气机变化，津液来复而通便也。

此证亦可用党参、黄芪、瓜蒌、地黄等生津之药，或用小陷胸汤加瓜蒌实，亦可导出。老人便秘用此无效，当服硫黄，道家称玉壶丹，原同仁堂成药金液丹，或用半硫丸可。此老人大便无津液故也。硫黄用量每次4～6厘。

第五节　阳 明 兼 证

一、太阳未罢证

第234条：阳明病，脉迟，汗出多，微恶寒者，表未解也，可发汗，宜桂枝汤。

●此中以恶寒为要。脉沉洪迟者，阳明府证也。沉者病在里，迟者血行障碍、心力不足。表未解者可先用桂枝发之，再攻其里。

第235条：阳明病，脉浮，无汗而喘者，发汗则愈，宜麻黄汤。

●无汗而喘，寒重者，用麻黄汤。

第 240 条：病人烦热，汗出则解，又如疟状，日晡所发热者，属阳明也。脉实者，宜下之；脉浮虚者，宜发汗。下之，与大承气汤；发汗，宜桂枝汤。

●日晡所，申酉时也。沉洪迟为脉实可下。此条及上两条，盖言表未解者不可下。病在外，当从表解；病在里，从里解；病在半表半里，少阳证忌汗、吐、下，故用和解之法。

第 244 条：太阳病，寸缓关浮尺弱，其人发热汗出，复恶寒，不呕，但心下痞者，此以医下之也。如其不下者，病人不恶寒而渴者，此转属阳明也。小便数者，大便必硬，不更衣十日，无所苦也。渴欲饮水，少少与之，但以法救之；渴者，宜五苓散。

●此误攻也。古医常用大戟、巴豆之类为丸下之。"不下"，谓患者未腹泻。不更衣无所苦，即脾约也。但总有腹胀、纳差等。渴是津液不能气化，故用五苓散治之，蒸腾其水气，乃可愈也。此处只喝一遍，处理一下，令其气机可通也。寸缓，慢也；寸缓关浮，寸、关皆浮缓也。又加尺弱。

二、少阳未罢证

第 229 条：阳明病，发潮热，大便溏，小便自可，胸胁满不去者，与小柴胡汤。

●胸胁满者，三焦与胆受病也，属少阳，其位在两侧；胸水则在前。有少阳证不可攻。胸胁满不去，即胁下胀，应以小柴胡汤或柴胡桂枝汤治之。以病位断，头痛是太阳，面热而汗是阳明，位在两侧属少阳。

第 230 条：阳明病，胁下硬满，不大便而呕，舌上白苔者，可与小柴胡汤。上焦得通，津液得下，胃气因和，身濈然汗出而解。

●胁下硬满，胁下摸到硬块也。呕者，知与少阳有关，胰脏病也。此"呕而发热"之义。如黄疸初现，高热而呕，应用小柴胡汤加茵陈蒿等利胆药。小柴胡汤是一种"一把抓"的方，什么病均可用，稍加减即有效也。如胃不消加焦三仙，热重加石膏，小便黄加滑石。又如诀云"知母、贝母、款冬花，专治咳嗽一把抓"。舌上白苔者，少阳气机障碍，为食也。此是自动保护，因肠中气机不动，则舌上有苔，覆盖味蕾，令人少食也。又如湿重亦舌上有苔，令人少喝。如是则病易愈。此等当在小柴胡中加焦三仙。小柴胡汤有三条路和解：一者出汗而解，二者泻下而解，三者战汗而解。

第 204 条：伤寒呕多，虽有阳明病证，不可攻之。

●虽有阳明，有呕亦为少阳有邪，不可攻，当与小柴胡汤加石膏。伤寒攻宜稳当，"下不厌迟"也。

第六节　阳明中风与阳明中寒

一、阳明中风与阳明中寒辨

第 190 条：阳明病，若能食，名中风；不能食，名中寒。

●此是直中之义，非阳明加中风之义也。其起病即高热、吐，如小儿肝炎初起。能食名中风，不食名中寒。此足阳明之两类也。

二、阳明中风

第 189 条：阳明中风，口苦咽干，腹满微喘，发热恶寒，脉浮而紧。若下之，则腹满，小便难也。

●脉浮而紧，虽阳明病不可攻，必先解表也。

第 231 条：阳明中风，脉弦浮大，而短气，腹都满，胁下及心痛，久按之气不通，鼻干，不得汗，嗜卧，一身及面目悉黄，小便难，有潮热，时时哕，耳前后肿。刺之小差，外不解。病过十日，脉续浮者，与小柴胡汤。

●哕者，少数是实证，大部为虚家，尤其是老人，宜温化，用吴茱萸汤（吴茱萸、人参、大枣、生姜）加减。哕者，无声冷吐，如小儿多食之后。大人则只胀不哕也。耳前后肿，少阳经证也。以有少阳证，故与小柴胡汤。若小儿感冒有少阳证，脉弦而呕者当如是治。

第 232 条：脉但浮，无余证者，与麻黄汤；若不尿，腹满加哕者，不治。

●此条当和解少阳，消导之。先和胰胆病也。故陈修园《医学三字经·小儿第二十四》云："小儿病，多伤寒，稚阳体，邪易干，凡发热，太阳观，热未已，变多端，太阳外，仔细看，遵法治，危而安，若吐泻，求太阴，吐泻甚，变风淫，慢脾说，即此寻，阴阳证，二太擒，千古秘，理蕴深。"小儿即二太病，太阳即外感，太阴即脾不好，其中也包括胆、三焦等。

三、阳明中寒

第 191 条：阳明病，若中寒者，不能食，小便不利，手足濈然汗出，此欲作固瘕，必大便初硬后溏。所以然者，以胃中冷，水谷不别故也。

●固者固疾，旧病、慢性病也。卒疾，新病也。固瘕，原有之瘕证。瘕者，常发游走性之气胀，不易治愈也。初硬后溏，亦是固瘕之征。故当问大便。阳明病不能食者不可攻，否则成哕。

医书有四种病：癥瘕积聚，无癌字也。有形为癥，无形为瘕，推之可动，有包块，揉之则无，气郁也。积者，病不在本脏自身，而在他处。如"心之积曰伏梁"，在剑突下一块硬板，而非胃病；或剑突骨痛，在腹主动脉位置附近有一个硬条，或胰脏硬。"脾之积曰痞气，肺之积曰息贲，肾之积曰奔豚，肝之积曰肥气"。肥气者，肝病之类。息贲者，喘息也。

中医诊断要从整体探讨，治疗要抓主要矛盾。患者有时世故，只告其一部分欲治之病，当细问之，知其整体而调之。如痛症，曰"诸痛皆责之心肝"，如小活络丹（当归、丹参、乳香、没药）即可定痛，其中当归活血脉，丹参清热除湿，乳香没药是树胶，若无用松香亦可，此皆香料，芳香之药，可开发心气，加强心力则定痛。又如用附子乌头，可治肿瘤痛。舒肝丸（郁金、川楝子、柴胡）亦可止痛。清热定痛，如玉女煎（麦冬、牛膝、生石膏、熟地黄、知母）等。

第 194 条：阳明病，不能食，攻其热必哕。所以然者，胃中虚冷故也；以其人本虚，攻其热必哕。

●中寒者勿攻也。

四、阳明病虚寒证治

第 205 条：阳明病，心下硬满者，不可攻之，攻之利遂不止者死，利止者愈。

●阳明病，心下硬者，不可攻之，指不可硬攻，当用扶阳攻下之温下法，以麻黄、桂枝、附子加于攻下剂中，可愈之也。此如江湖医术，有顶法即吐，串法即下，截法截断病势之术。攻之下利不止者，如第 155 条所述，可以附子泻心汤治误下，或用桂枝加大黄汤。

若来看病，或在治疗中发现腹硬者，不可再攻。应用桂枝汤、吴茱萸汤、干姜泻心汤等温化之。

第243条：食谷欲呕，属阳明也，吴茱萸汤主之。得汤反剧者，属上焦也。

●热呕用竹茹，寒呕用半夏。此处吴茱萸汤乃温化，治寒呕也。吴茱萸汤者，以吴茱萸、生姜为主。吴茱萸嚼之则腹温。人参补气。患者呕者，速依寒热而治之可。"得汤反剧"，是热呕也。

第七节　阳明辨证

一、汗出自愈辨

第192条：阳明病，初欲食，小便反不利，大便自调，其人骨节疼，翕翕如有热状，奄然发狂，濈然汗出而解者，此水不胜谷气，与汗共并，脉紧则愈。

●翕翕热者，热不大，仅在表层。此水湿在中，故曰水气不胜谷气。脉紧者，正邪相争之脉，似高血压而小弱。

二、皮下虫行辨

第196条：阳明病，法多汗，反无汗，其身如虫行皮中状者，此以久虚故也。

●阳明发热无汗为死证，危险易出事也。阳明而无汗，身如虫行皮下，为水湿在中，脾胃不好，或气不顺也。气功有之为偏差，当停功而除湿、下气。下气者令阳明脉和，气泻则平；或用收敛法。方用小承气汤加青皮、佛手、焦三仙、全蝎。

三、头痛咽痛辨

第197条：阳明病，反无汗而小便利，二三日呕而咳，手足厥者，必苦头痛；若不咳，不呕，手足不厥者，头不痛。

●手足厥，云冷也，足阳明气机不通，阴阳不能在井穴交会，故手足厥。自臂上而厥，无脉者，是人难治。手足冷，则头痛，上下相通也。古传手少阴心经所过之处，举手鼻尖可触处者，为青灵脉。此脉不跳者死。

四、谵语郑声及死候辨

第 210 条：夫实则谵语，虚则郑声。郑声者，重语也。直视谵语，喘满者死，下利者亦死。

●郑声，语气、声音沉重，说话无气力。郑在河南，《诗经》中魏风和晋风比较浪漫，郑风则较低落。

五、汗多亡阳及死候辨

第 211 条：发汗多，若重发汗者，亡其阳，谵语，脉短者死，脉自和者不死。

●脉短者，气亏也。寸大，尺小或无，为短；寸尺皆大，为长；寸小尺大，为陷。上大为上面疾病，中大为肝脾病，下大为命门之病。

六、潮热盗汗辨

第 201 条：阳明病，脉浮而紧者，必潮热，发作有时；但浮者，必盗汗出。

●阳明府证，大肠病时，则潮热；如是者，病欲外越，故为盗汗。

七、阳明津亡脉候

第 245 条：脉阳微而汗出少者，为自和也；汗出多者，为太过。阳脉实因发其汗，出多者，亦为太过。太过者，为阳绝于里，亡津液，大便因硬也。

●阳微者，洪大之脉已无，汗出少，内热已去。

八、衄血先兆

第 202 条：阳明病，口燥，但欲漱水，不欲咽者，此必衄。

●但欲饮水而不欲咽，是有瘀血也。此口干，内不需水，是阳气不能透出。术后、枪伤、刀伤或跌打伤时可见此事。此内虚热重，水不能化也。

第 227 条：脉浮发热，口干鼻燥，能食者则衄。

●口干鼻燥者，阳明交于齿，上齿为胃，下齿为大肠。衄者，热气不能出，故出鼻血。

出血皆有机制，如委中放血，少商放血等。少商放血，则肺气泄，可见咳也。许多病的治疗，压制正气或抑制内分泌则愈。人如口袋，卫气固之。针刺一孔，则气泄。委中放血，可降血压。如常做饭者，炉火烤胸腹，则血压易高。又如人之抗药性者，可能是人自己变态反应，适应其药。

第八节　阳明发黄

一、发黄证因

第 199 条：阳明病无汗，小便不利，心中懊恼者，身必发黄。

●无汗为重证。火者，有形之功能；热者，无形之象。热不能出，则成火，故发黄。

第 200 条：阳明病，被火，额上微汗出而小便不利者，必发黄。

●总之，阳明本当多汗，如无汗小便不利，热不得出，乃见黄汗，被子亦黄。重病人若发黄而唯头汗出，额上汗出者，心汗也；腋下汗亦是，额上出油汗者应注意心衰。阳明发黄者，胆管阻塞，胆汁倒流入肝。或胆汁过多由十二指肠反吸入等，中医不论。

二、寒湿发黄

第 259 条：伤寒发汗已，身目为黄。所以然者，以寒湿在里不解故也。以为不可下也，于寒湿中求之。

●实湿热之转归也。

三、欲作谷疸

第 195 条：阳明病，脉迟，食难用饱，饱则微烦头眩，必小便难，此欲作谷疸。虽下之，腹满如故，所以然者，脉迟故也。

●烦为内热，三焦受病，故头眩。头晕者，阳气集于上，其寸脉大。谷疸者，消化不良，不欲食，厌油等，即今之无黄疸性肝炎。进一步当发肝脾病。因三焦经里支与脾互为表里。心与胃亦然。临床上需胰、脾、胃同治。定中亦可知。

四、茵陈蒿汤证

第 236 条：阳明病，发热汗出者，此为热越，不能发黄也；但头汗出，身无汗，剂颈而还，小便不利，渴引水浆者，此为瘀热在里，身必发黄，茵陈蒿汤主之。

●阳明病体虚者，仅头汗出。渴者，阳明主渴也。茵陈蒿汤（茵陈蒿、栀子、大黄）治"热而已实"之证，即热久未清而成实也。茵陈蒿、栀子清湿热。又云：茵陈蒿利胆，栀子、大黄清阳明热。

五、栀子柏皮汤证

第 261 条：伤寒身黄，发热，栀子柏皮汤主之。

●热未结而徒在里者，用栀子柏皮汤。柏皮者，黄柏皮也。此热而未实之证。第 260 条亦应用此方。

六、麻黄连轺赤小豆汤证

第 262 条：伤寒瘀热在里，身必黄，麻黄连轺赤小豆汤主之。

●瘀热发黄者，麻黄连轺赤小豆汤主之。方：麻黄、连翘、赤小豆、杏仁、生梓白皮、生姜、甘草、大枣。此表实发黄，故用麻黄开毛窍，连翘清热、降压，解瘀消肿，治身上、皮上长包块疙瘩者。方中杏仁宣肺，赤小豆利尿强心，心力不足可用之；亦治外科生疖生疙瘩者。生梓白皮可用紫柏皮或李根白皮代。再加四君子可兼治脾。如茵陈四君子汤。

第九节 蓄 血 证

第 237 条：阳明证，其人喜忘者，必有蓄血。所以然者，本有久瘀血，故令喜忘。屎虽硬，大便反易，其色必黑者，宜抵当汤下之。

●大便黑，是潜血，肠子出血，远血也。若便鲜血是近血。喜忘者，气并于上干脑也。屎燥便反易者，热结旁流也。此处抵当汤之流不如养阴、扶阳等法快。

第257条：病人无表里证，发热七八日，虽脉浮数者，可下之。假令已下，脉数不解，合热则消谷善饥，至五六日不大便者，有瘀血，宜抵当汤。

●此蓄血者，乃热结于里，血脉不通，非有瘀血也。抵当汤不可随便用。尤其闭经不可用此方攻之。

妇科病有经、产、漏、下。漏者血不止，崩者血急下。凡7日以上量多而时长者为崩，量少而时长者为漏。若患者崩而身不伤者，是水土中铁质多，则内热重。漏是肝气下陷不能升，故拖延；崩是肠中热，移热于胞宫，其脉当沉洪迟，其治必攻大肠，不可补血或止血。攻肠者，用薏苡仁附子败酱汤加大黄牡丹皮汤，再加黄连、当归、桃仁、冬瓜仁、芒硝等，服之则愈。书云：欲治其热者，先败其血。崩者热也。肠炎可在升、横、降结肠中病，勿与他病混淆。先贤云"治风先治血、血行风自灭"，又云"欲治其热，先败其血"。诀云：血无止法。漏亦可用此法，加柴胡提之。

经不行者，不可用抵当汤。因月经非血，闭经非瘀。当先治胃，令其自生，乃可自下也。阳明之经络颜面，少阳之经络胸胁，太阳之经络头项，此患者脸上长疙瘩。《素问·阴阳别论》云："二阳之病发心脾，有不得隐曲，女子不月；其传为风消，其传为息贲者，死不治。"隐曲者，不可告人之病。不月者，月经不至、不孕、阴道瘙痒、滴虫等。宜养胃，养胃者当先下气、润燥、活血，故用柴胡、桂枝、瓜蒌加消导药。以女子闭经过早者，易发种种病。年纪大之人，除治胃，还需调其任督冲三脉。任者任养三阴，督者都督三阳，冲者挟任脉，男子达于外肾，女子达于乳房。故男子长须，女子不长。黄庭经称"灵根"。王肯堂中将汤即可调任督冲。此不只为女子病，男子不得隐曲，亦发病，其传白蛊。白蛊为小便混浊、沉淀，非奇证，但是大病，是有机盐外漏，不治则脑伤，骨骼不好。医院应加强人文关怀，门诊当设隐曲室，以了解患者隐曲之疾。

第十节 热入血室

第216条：阳明病，下血谵语者，此为热入血室，但头汗出者，刺期门，随其实而泻之，濈然汗出则愈。

●针灸者，当接经气，引一经入另一经，方能增补调节。

【总结】

阳明用药，苦寒药为黄芩、黄连等，甘寒药如生地黄、麦冬、沙参等。故接触患者，第一件先与调胃承气汤，不用芒硝、大黄等峻剂；第二与小承气汤。小承气汤方：大黄3g（峻下之品）、厚朴5g（下胃气）、炒枳实3g（下大肠）。小承气汤内加增液汤（玄参20g、麦冬10g、地黄20g）为增液承气汤，治疗血压高、面赤、脉洪大有力者。

阳明病中，调胃承气汤治大便干之燥、有胃热之实，小承气汤治实、痞、满，大承气汤则治燥、实、痞、满、坚。若患者脉弦细，然有痞满，即腹胀而大便不通，则用扶阳攻下，与小承气汤中加四君子汤。医生治病当分三步：下手、治病、善后，一者不可或缺。

潜川先生治病心法：在出表、攻下及温经中配合养阴或扶阳。如两感于寒者，阳明太阳俱病，则应养阴攻下；若阳气已虚，则扶阳攻下。少阳、厥阴俱病者，应养阴、扶阳温经。温经用当归四逆汤（当归、桂枝、芍药、细辛、甘草、木通）。

许多病中均需用承气汤，可如上配合。

阳明清法：热在胸膈，用栀子汤；热在脾胃，用白虎汤；发热小便不利，用猪苓汤；津液已亏者，用白虎加人参汤。

阳明病，白虎汤使用机会少。高热、但热不寒，欲饮水者等。一般用大承气汤加增液汤（玄参、麦冬、生地黄）。欲解表勿用地黄，但阳明经中必用之，滋阴以退热。增液承气汤比较安全。

表未解者不可下，否则成陷胸证；已成里证者不可发，否则益增其热。

小儿先天性肌肉萎缩者，应专治阳明，兼治太阴。

口眼㖞斜，是阳明筋急，治宜清热除湿，用凉膈散。即调胃承气汤加减，方为芒硝、大黄、炙甘草、黄芩、薄荷、栀子仁、连翘为散，竹叶、白蜜同煎服。阳明之经络颜面，故口眼㖞斜者，是阳明筋急，当治阳明，即治胃也。《汤头歌》治以牵正散（白附子、僵蚕、全蝎），天麻、全蝎合用也称天全散，可并用，当再加羌活、葛根、白芷、石膏，勿用附子，作为第一方。第二方用加味六分散：麻黄2g、细辛2g、附子8g（先）、八珍汤，小承气汤，生薏苡仁20g、泽泻5g、车前子10g、玄明粉2g（冲）、生石膏20g（先）。此方不仅能治口眼㖞斜，一切气血不能通达之证皆可用。

前方中玄明粉春夏季可以不用，秋冬季节必须用此作为药引。这是因为《黄帝内经》云："春夏养阳，秋冬养阴。"此是必记之规。因用春夏季节毛孔开放，故体内反而寒重；秋冬毛孔闭塞，故反而内热重。因秋冬内热盛，故需注意清热。当然也不可拘泥，若遇无阳之人，秋冬亦必须扶阳，在前方中加入干姜、肉桂、附子，先令阳复，然后再加其他药剂。再障类疾病即采用此治则。

三叉神经痛亦是阳明之证。攻克阳明病，才能治大病。但当合少阴之法于阳明中，方能有大用。

少阳病可用小柴胡汤加莱菔子、焦三仙治之。

三阳经病总结比较见下表（表2）。

表2 三阳经病总结比较

经别	表里	寒热	所络	传变	脉象	治则	脏腑
太阳	表	发热恶寒（寒）	头项（痛）	一日	浮	解表（汗）	膀胱
阳明	里	但热不寒（渴）	颜面（红/㖞痛）	二日	洪数/沉洪滑迟*	清/下	胃肠
少阳	半表半里	往来寒热（呕）	胸胁（胀满）	三日	弦	和**	胰胆

　*此为脾脉。脉微动为肠炎，无动为胀满（足肿、面肿等）。
　**三阳病均有吐法。

第四章　少阳病

第一节　总　论

三阳之脉：太阳脉浮，阳明脉大，少阳脉小。

少阳者，人身之祖气，诸气之根也。宗气是虚里脉。少阳如南瓜之须，乃生发之气。中药、针灸、按摩皆须调动少阳之气。

少阳病的患者最多。少阳经对于养生也最为重要。胰脏若已损坏则易成死证。养生家所谈论的中丹田即在胰脏部位。养生需气功、药物、饮食三方面的结合。气功者，肉体的贯通。初觉重滞，即授之药。药物用以补偏救弊。饮食当自节，勿总讲高精质量，应以素食为主。粮食必须吃，不可只依水果。故胃、肠、胰均正常，则能健全矣。

少阳养生的要点，年轻人，病时当节制饮食。老人则皆应节制饮食。勿饮酒，睡前勿食。

少阳病人不爱吃粮食，多吃辣椒、酒、盐等。《素问·灵兰秘典论》云："三焦者，决渎之官，水道出焉。"故三焦病则多渴。

三焦者三条路：上焦如雾，中焦如沤，下焦如渎。气脉上行，则头晕；气脉中行，则如气泡，如打坐则忘身化光，光聚照身，则如沤；若气下注，则打坐者自觉如坐水中，是死水坑。三焦又可决渎，将水尿出。如化疗之后，肝、脾、胰均肿大，不能饮食，大便不通，是伤少阳也。实则每一脏腑均有三焦，其气脉均有三条路故也。如阳明也有三条路。大便长期硬屎者，久后易患肿瘤。

胰在胃下，黄庭经称膵。故道家重视之，云养生当炼此，以呼吸按摩之。又有"嘻"字诀，平时多笑，面带笑容，忘却烦恼，则可调节三焦。是为音符振荡，如五音、六字诀等。六字诀：嘶为吸气，进火，可使身上发热；嗨为泻热，可实丹田；嘘为平肝；呬为出气时刹车；呼、嘻，是为息道，以息调整身体气脉。五音是音符振荡。《老子》云："谷神不死，是谓玄牝。玄牝之门，是谓天地之根。"此对等之法。注意《道德经》《内经》皆是通俗之说，勿作玄想。《难经》则是俚俗矣。如《内经》云，天不足西北，西北方阴也，其人右耳目不如左明也；地不满东南，东南方阳也，其人左手足不如右强也。此云阳气不足之人，右耳目不如左；阴气不足之人，左手足不如右。此中阴阳，是受胎之时父母之阴阳也。即母亲身体差、父亲身体好的人，为阴气不足，右手足利而左耳目明也。老子此文，云人欲不死，谷神必健，亦即必须能饮食，故必三焦好也。胰脏保护之法：荤素菜均应吃。若仅吃荤，则胰管易堵，消化坏胰脏。又注意少吃生冷。水果中，橘子不可多吃，否则上火、烂口；香蕉是固涩大便，多吃则不便，但吃香蕉皮（内层之软皮）则通便。香蕉最损胰脏。

三焦，古云"中丹田"，即剑突下一寸，向左寸半，是贲门与食道相接处，有小动脉焉，称绛宫穴。炼身者当炼之。中丹田是人身元气总窍，炼气亦可结丹。应放松令脉冲下降，濡养肠胃。此脉冲亦可治肿瘤。如天台宗智者大师曾著《摩诃止观》云"止所痛处，故能愈疾"；《童蒙止观》云"安心止在病处，即能治病"。此倚脉冲，即进阳火、退阴符。气功之步骤：神与气合、神与脉合、舍气从脉中，最后则意识专注于脉。

胰脏又称"化食丹"，其对胃有化学作用，分泌胰液，古称"甜肉汁"，故若口中甜味，是胰脏病，当用小柴胡汤加黄芩、黄连，或调其肝。口苦是胆热，用黄芩可治，或用草鱼胆二枚兑酒一斤饮。口酸是肝病。口咸是肾火太旺。肾功能不好的，饮水则吐，吐出则酸，此是肝肾功能均坏，下边小便亦不通。胰脏对胃还有物理作用，即感摄作用。如探脓之法：以手悬置体外局部，若感到发热者则内有脓，否则无脓。此为感摄作用。试考虑胰脏的位置，为什么和胃贴在一起？

第263条：少阳之为病，口苦，咽干，目眩也。

●少阳主证为口苦，咽干，目眩。此三主证，有经证，有府证。口苦多因胆汁反流，多见胆之疾；咽干多见口水不易咽下，此水代谢不利，不能蒸腾水气，津液少；目眩可见头晕，多因气不降之故。

第271条：伤寒三日，少阳脉小者，欲已也。

●伤寒三日，少阳脉小。此处脉小者，弦也。

第 272 条：少阳病，欲解时，从寅至辰上。

● 少阳病变轻、加重的时间，均在寅时至辰时。

第二节　传经与不传经

第 269 条：伤寒六七日，无大热，其人躁烦者，此为阳去入阴故也。

● 无大热者，低热也。

伤寒病的传经顺序，有时是少阳、阳明、太阳、厥阴、少阴、太阴。伤寒初期之潜伏期，即少阳病。

第三节　少阳病不可汗吐下

第 265 条：伤寒，脉弦细，头痛发热者，属少阳。少阳不可发汗，发汗则谵语。此属胃，胃和则愈；胃不和，烦而悸。

● 头痛是头两侧痛，加胁痛及颈两侧痛。少阳之发热，约37℃，脉弦细。"此属胃"以下为衍文。

第 264 条：少阳中风，两耳无所闻，目赤，胸中满而烦者，不可吐下，吐下则悸而惊。

● 少阳中风，即直中少阳，患者初病则耳背、耳目塌陷、目赤等。传经有三种：循经传、越过某经的隔经传和直中。此中脉弦细为要。此时不可汗、吐、下也。"两耳无所闻"者，丹医谓耳屏内向前有所闻穴，刺之可恢复听力，向内前刺之可。所闻有障碍，方有病。

第四节　小柴胡汤证

大小柴胡汤最为重要。柴胡汤是调平阴阳之剂。人体阴阳争战，忽冷忽热当用之。

第96条：伤寒五六日，中风，往来寒热，胸胁苦满，嘿嘿不欲饮食，心烦喜呕，或胸中烦而不呕，或渴，或腹中痛，或胁下痞硬，或心下悸、小便不利，或不渴、身有微热，或欬者，小柴胡汤主之。

●小柴胡汤四主证为往来寒热、胸胁苦满、嘿嘿不欲饮食、心烦喜呕。往来寒热与疟疾不同，后者日发一次，或隔日、隔二日；前者则一日数变，或但寒不热，或热轻微，或但热不寒等。忽冷忽热，冷者，低热也；此经证，当以柴胡调平阴阳。胸胁苦满即胁下胀，肋叉子痛，此以下是府证。嘿嘿不欲饮食为无情感，与言不欲答，不想吃、饮食无味也。心烦喜呕为心中烦躁、恶心、吐，以少阳胆、胰不协调，则呕；心烦者，阳气不足也。旺时则不烦而热，弱时则烦而冷。此为小柴胡汤四大主证。具备其中之一而脉弦即可与小柴胡汤。此外还有七个或症：①烦而不呕；②渴；③腹中痛；④胁下痞硬；⑤心下悸而小便不利；⑥不渴而身有微热；⑦咳。其中腹中痛多为胰脏痛。胁下痞硬为肝、脾、胆之部位，或在腹直肌淋巴硬结，亦可摸出硬块。

第99条：伤寒四五日，身热恶风，颈项强，胁下满，手足温而渴者，小柴胡汤主之。

●似太阳病，加心下满、脉弦、手足发热或汗、渴，是少阳，应与小柴胡汤。因偏于表者从表解，偏于里者从里解，有半表半里证者当和解。

第100条：伤寒，阳脉涩，阴脉弦，法当腹中急痛，先与小建中汤；不差者，小柴胡汤主之。

●右手为阳，左手为阴；寸为阳，尺为阴；浮为阳，沉为阴。右手脉涩小，左手脉弦，是少阳证而腹中有寒。其腹痛者，先与小建中汤，次与小柴胡汤。

小柴胡汤治往来寒热。中医治寒热即治阴阳，用寒热之药治之。热重则寒药多，寒重则热药多。以和解之剂柴胡为君，令阴阳两相平衡。往来寒热者，是阴阳争战，亦是任督争战，由督脉上则热，由任脉下则冷。少阳者中正之官，一切不平衡皆从少阳治。小柴胡汤即以寒热阴阳调平衡。方中黄芩、甘草为寒，法半夏、生姜为热。此君一臣二之义，所谓左卿右相。热重重用黄芩，寒重重用法半夏。人参、大枣为佐使药，大枣健胃生津、缓脾。此方亦治种种低热、小儿腹胀等。

第 101 条：伤寒中风，有柴胡证，但见一证便是，不必悉具。凡柴胡汤证而下之，若柴胡汤证不罢者，复与柴胡汤，必蒸蒸而振，却发热汗出而解。

●此阴证，亦和解之法也。

第五节　黄 连 汤 证

第 173 条：伤寒，胸中有热，胃中有邪气，腹中痛，欲呕吐者，黄连汤主之。

●黄连汤（黄连、甘草、干姜、桂枝、人参、法半夏、大枣）治胸中有热、胃中有邪气、腹中痛、欲呕者。喻嘉言云：和荣卫行阳道，开则用桂枝；从胃气以透入阴分，则不用桂枝，称为进退黄连汤。

黄连汤方亦是调平寒热阴阳之义，治寒热不均，胃中不净，腹痛欲呕。呕者少阳也。脉沉弦、弦洪不大者。用桂枝、干姜加黄连，不用柴胡，而以桂枝、黄连同用以和解之，此治寒重而弦轻者。胃中寒热不均者，可用。

第六节　汗吐下变证

一、总论

第 98 条：得病六七日，脉迟浮弱，恶风寒，手足温，医二三下之，不能食，而胁下满痛，面目及身黄，颈项强，小便难者，与柴胡汤，后必下重。本渴饮水而呕者，柴胡不中与之也，食谷者哕。

●手足温者，五心烦热加膻中穴热，是阴虚或阳虚，此少阳证也，为栀子汤证。下重者，里急后重。

二、大柴胡汤证

第 103 条：太阳病，过经十余日，反二三下之，后四五日，柴胡证仍在者，先与小柴胡汤；呕不止，心下急，郁郁微烦者，为未解也，与大柴胡汤下之则愈。

●治前条，用大柴胡汤。其症：呕不止、心下急、郁郁微烦。心下急者，心口下不适，俗谓丝丝拉拉难受，是胰受病也。大柴胡汤方：柴胡5～10g、炒枳实3g、芍药10g、黄芩10g、半夏10g、生姜两片、大枣两枚（可不用）、酒军3g。此即小柴胡汤中，加入小承气汤，将厚朴换为芍药。因厚朴下胃气，此处胃气已不足，换成芍药则调气调胰也。

大柴胡汤亦是柴胡、半夏、生姜、黄芩，调平阴阳；唯多芍药、炒枳实、大黄，以心下急，去小承气汤之厚朴而加芍药，以调血气也。

●第165条：伤寒发热，汗出不解，心中痞硬，呕吐而下利者，大柴胡汤主之。

大柴胡汤又治发热、汗出不解、心下痞硬、呕吐下利。此中心下痞硬亦即心下急也。呕而下利，是内有郁结，故用。误下误吐，或自发之症，心口不适者，若身体好可径用之。若有虚寒，脉沉细而弦，且苔白者，则加桂枝2g、干姜2g。大便不出者加全瓜蒌20g，吃物不化者加焦三仙20g，气不足者加人参2g（先），大便干重加火麻仁3g，恐桂枝热重则加金银花10g。

三、半夏泻心汤证

第149条：伤寒五六日，呕而发热者，柴胡汤证具。而以他药下之，柴胡证仍在者，复与柴胡汤。此虽已下之，不为逆，必蒸蒸而振，却发热汗出而解。若心下满而硬痛者，此为结胸也，大陷胸汤主之。但满而不痛者，此为痞，柴胡不中与之，宜半夏泻心汤。

●小柴胡汤后诸方，均称柴胡辈。柴胡辈者，依寒热而变也。半夏泻心汤治少阳误下误吐成痞。柴胡证仍在，谓脉仍弦也；满者胀，硬者，按之硬也。少阳亦可下成结胸。泻心汤者，泻心下之痞满。伤寒论共有五种泻心汤，此其一也，余四见太阳误下。误下后，心下满而硬痛，为结胸，大陷胸汤主之；但满而不痛，此少阳误下成痞，用此半夏泻心汤（半夏、黄芩、干姜、人参、甘草、黄连、大枣）。方中黄芩、半夏、干姜、黄连亦对药，消炎故必加黄连也。与上黄连汤同。

四、柴胡桂枝干姜汤证

第 147 条：伤寒五六日，已发汗而复下之，胸胁满微结，小便不利，渴而不呕，但头汗出，往来寒热，心烦者，此为未解也，柴胡桂枝干姜汤主之。

●但头汗出者，内热而正气虚，无力推邪自汗解也。柴胡桂枝干姜汤方：柴胡、桂枝、干姜、瓜蒌根、黄芩、牡蛎、甘草。柴桂中加干姜，启脾阳也。

瓜蒌根又名天花粉，可消慢性炎症，如胰腺炎、气管炎等。胰腺炎性糖尿病，用此一味煮水饮之可也。水煎注射入阴道中亦可堕胎。牡蛎破结软坚、收敛、养阴，令他药不太重也。如服附子心跳过速，牡蛎煮水可缓之。爱生气脸红脖子粗，冠心病，附子干姜甘草当归四剂服之即死。此方阴证可服之，阳证不可服。阴证亦不可久用，平和则止。此方即柴胡桂枝，加瓜蒌根，龙骨、牡蛎。有瘰疬证或西医诊断淋巴结结核者，用此方软坚可治之。

五、柴胡桂枝汤证

第 146 条：伤寒六七日，发热，微恶寒，支节烦疼，微呕，心下支结，外证未去者，柴胡桂枝汤主之。

●柴胡桂枝汤证为发热微恶寒，支节烦痛，微呕，心下支结如撑着状，外证未去。其方：柴胡、桂枝、黄芩、人参、甘草、法半夏、芍药、生姜、大枣。此是小柴胡汤中加温化之桂枝汤，以除心下之寒气。桂枝可利尿，治虚证，但多利尿则大便不通，故加瓜蒌。欲通气，加小承气；血不足加四物，气不足加四君子。

老人慢性胰腺炎、慢性胃炎，面黄肌瘦，饮食纳差，气色已败，大便不通者，此方缓服之可和也。柴胡汤和解少阳，桂枝汤扶正生津，今合二方，则治中寒里虚。加减为散可也。治虚劳最佳，以从少阳振奋，温中而利饮食也。将胆、胰、胃、心、脾均可调之也。设计成药时，当如云南白药，内设保险子，以补偏救弊也。亦必写明病理、药理之变方可。

少阳病，以柴胡桂枝汤加减为主。此补虚之良方也。如病两腿一粗一细，即用此方。少阳证最多，如胰脏不好，胃中难受，萎缩性胃炎等。苔有白，有黄，有黑，口苦咽干、偏头痛者皆是。苔黄加石膏，苔黑加滑石。

今所谓浅表性胃炎者，可变化如下：柴胡5g、桂枝2g、白芍10g、黄芪10g、法半夏10g、生姜两片、生甘草10g，即柴胡桂枝汤，大便不通用柴胡、桂枝，瓜蒌加小承气、火麻仁即可通之。可在前方加全瓜蒌20g、酒军2～3g、火麻仁3g，脾虚加人参3g、白术5g、茯苓10g，血气不足加当归10g、熟地黄20g，胃不消化加焦三仙20g。不虚者，只用本方之前半部分即可。体虚之人，勿用人参、鹿茸、虫草等。如见结婚过早而身体垮者，用此方即可补之。脉弦者为正证。若偏头痛者，可用前半本方加菊花5g、藿香2g、蝉蜕5g。

太阳篇中，不欲饮食而外感者，与小建中汤（桂枝汤加饴糖）。柴胡桂枝汤类此。此方和解少阳，益火生土，又能发动少阳祖气，优于小建中汤。此方亦可治疗食管癌等。或用下条柴胡桂枝龙骨牡蛎汤等。潜川先生治胃癌用"三友丹"：鸡蛋略破壳，倒出少许蛋白，加入全蝎粉，置米饭上蒸熟，每日一个，可取得一定治疗效果。心下支结者，为心下顶得慌。平时见此类患者，亦可用之。尤可用于虚劳胃寒者。因此方可暖胃，又可兴少阳祖气。祖气在于胃下，即胰也。少阳祖气，相当于南瓜之爬须。此气虚者，无苔或苔厚盖舌，则食之无味，不欲饮食，则寿不可久也。

又有所谓宗气。《素问·平人气象论》云："胃之大络，名曰虚里，贯膈络肺，出于左乳下，其动应衣者，脉宗气也。"此即道家之中丹田。书又云：此乃"宗气泄也"。胃之络为宗气，背后督脉亦有络，名曰长强，负责背痛者。其亦通于会阴，前达任脉。产妇鼠蹊肿者，是任脉之病。此包乃气聚成，刺长强可以立效。任脉以任者任养三阴，督者都督三阳。故治头痛当治督脉，此时当治长强穴。刺时先进针皮下，然后沿背向上平刺二寸。此法可治背上痛、各种无名痛或肿瘤牵涉痛也。脾之大络大包，可治胁侧之痛。

饮食时，气由胃达脾，遍布周身。胃之大络，即前述宗气，若仰卧时宗气之动应衣者，为宗气泄，大虚之象。当急补之。用人参补气，附子温经，龙骨、牡蛎收敛，缓脉加八珍汤补气补血。脉过大、过快者，耗伤真元，久后当不支，故须缓之。此等患者，上肢血压可能不高，但内压甚高，易患中风。此等人，其他病先缓治，先补于此。后治其他病时，亦当偶尔补之，方可保命。此方亦可用于抢救病急而虚者。参附龙牡加减亦名补一还少丹。青城派医学之当代传人，尚有张觉人、补晓岚、周潜川、云南昭通肖凤来。张觉人著有《中国炼丹术与丹药》《外科十三方考》等。后者中有外科名方"三品一条枪""九中丸"及各种升丹、降丹等。升者生肌，降者除腐。又有玉枢丹，中药方名"紫金锭"，形如墨，于砚台上磨汁，可消无名肿毒。武当山之紫金锭又名"金老鼠屎"，秘方不传，又可治急慢惊风。补一，原名补晓岚，其方有"补一还少丹"，又有"青城十四味"。潜川先生云：医方可传八种人，鳏、寡、孤、独、穷、残、良、智。非此八种不传。

若患者需留方久服者，可用此方交换为用。此方本身亦是补药。有云：麻杏石甘汤温病第一方；柴胡桂枝汤补虚第一方。其中柴胡和解，桂枝温中以克柴胡之寒，黄芩治三焦相火，人参、甘草为补。若恐过补加酒军3g，大便结用全瓜蒌20g或火麻仁3g、枳壳3g，小儿用茵陈蒿5g，胃虚用焦三仙20g、生甘草10g，阳明病用生石膏20～30g，偏头痛加薄荷2g、蝉蜕5g、菊花5g。此方亦治胆囊炎、胆结石等，再用越婢加术汤加金钱草10g，欲利尿用海金沙10g以尽其功。若胰腺肿大加全蝎5g、蝉蜕5g。需注意薄荷多用则败血，故小儿勿多食口香糖、薄荷糖。

六、柴胡桂枝龙骨牡蛎汤证

第107条：伤寒八九日，下之，胸满烦惊，小便不利，谵语，一身尽重，不可转侧者，柴胡加龙骨牡蛎汤主之。

●柴胡加龙骨牡蛎汤证中，有"一身尽重，不可转侧"，故可治疗关节痛。

此方仍是柴胡桂枝汤，加龙骨牡蛎于中，又加铅丹。误下而神志不清者用之。铅丹即氧化铅，乃镇坠之剂，慎用，可不用之；铅白可除虫。铅丹加入桐油，则干得快；加密陀僧则干得更快，称快干油。熬膏药亦需加铅丹，方能成形。金属氧化物均有用。精神病亦可用此方治。桂枝龙骨牡蛎汤亦可治精神病，收敛之类皆然。此方调阴阳、和气脉，从少阳下手，加收敛剂，加泻药。肠胃和则精神正常矣。此其虚者。

周潜川先生治关节痛方：柴胡、当归、白芍、苍术、陈皮、薄荷。此即"周氏逍遥散"（柴胡、当归、白芍、白术、茯苓、薄荷、甘草）变方。加牡丹皮、栀子称丹栀逍遥散。以苍术易白术，陈皮易茯苓。因茯苓为补药，服则关节痛甚；陈皮亦去湿而不补气，故善。柴胡调肝气，则能定痛。其他活血、温经、解热亦皆可定痛。严重疼痛亦有用麻醉药，如铁棒锤、五爪金龙、射干等，然不常用。此方称归芍柴陈苍。湿重加薏苡仁、泽泻、车前子，热重加黄芩、川连、金银花、连翘、生石膏。

七、柴胡加芒硝汤证

第104条：伤寒十三日，不解，胸胁满而呕，日晡所发潮热，已而微利，此本柴胡证，下之以不得利，今反利者，知医以丸药下之，此非其治也。潮热者，实也。先宜服小柴胡汤以解外，后以柴胡加芒硝汤主之。

●不恶寒化热，是阳明之实证，故以调胃承气汤（硝、黄、草），此方中芒硝为泻药，咸寒清热；大黄缓下，苦寒清热；甘草缓和，使不泻而清热矣。西医泻药用硫酸镁，中医用芒硝即十水硫酸钠（$Na_2SO_4 \cdot 10H_2O$），可治肠结、肠套叠等。芒硝之大用，服之可清血热，他药不能入血，芒硝咸寒故可入血。李时珍称：荡涤肠胃积滞。入山修行之前，须先将尘世间之物洗去，故用芒硝。……故芒硝可深入人体，清理杂质。李时珍云：芒硝可洗涤脏腑，如温脾汤即可洗涤脏腑，故入山住茅棚者必服之。日晡潮热者，似阳明病；但胸胁满而呕，脉弦者，故知是少阳病。丸药者，古时巴豆、甘遂为丸也。误下不解者，先用小柴胡汤解之，后以柴胡加芒硝汤下之。方：柴胡、黄芩、人参、甘草、生姜、半夏、大枣、芒硝，泻也。精神病者，必于小柴胡汤中加芒硝以清血热。此其实者。紫雪丹（磁石、寒水石、滑石、石膏、犀角、羚羊角、青木香、沉香、玄参、升麻、丁香、炙甘草、朴硝、硝石、麝香、黄金）治高热惊厥，绿雪丹（寒水石、滑石、生石膏、青木香、玄参、沉香、升麻、丁香、甘草、石菖蒲、玄明粉、火硝、水牛角粉、青黛、朱砂）亦效。芒硝虚者少用；不虚者，补药中当加芒硝。

各种发热者，37~38℃为低热，可以小柴胡汤解之；38~39℃者，是当出疹；39℃以上者，是外寒内热，或阳明之证也。

第七节　热 入 血 室

热入血室者，神志不清之证也。

一、刺期门法

第 143 条：妇人中风，发热恶寒，经水适来，得之七八日，热除而脉迟身凉，胸胁下满如结胸状，谵语者，此为热入血室也。当刺期门，随其实而取之。

●妇人中风者，直中之义。以身体同时做排经、抗外感两项工作故尔。此阳明、太阳合证。病发于阳而反下之，是陷胸证；病发于阴而反下之，是痞证也。刺期门者，泄肝经也。

妇女血漏，即月经淋漓不尽者，柴胡桂枝汤可提其少阳之气，则可止之。

二、小柴胡汤证

第 144 条：妇人中风七八日，续得寒热，发作有时，经水适断者，此为热入血室。其血必结，故使如疟状，发作有时，小柴胡汤主之。

●经水适断者，以经方止，身体来复也。月经中，因少阳病令断者，可以小柴胡汤治之。

三、自愈证

第 145 条：妇人伤寒，发热，经水适来，昼日明了，暮则谵语如见鬼状者，此为热入血室。无犯胃气及上二焦，必自愈。

●白日阳气盛，故明了；夜间属阴，阴虚则血热，故暮谵语也。无犯胃气及上二焦者，勿吐、泻之也。

第八节　合病与并病

合病者，两经同病；并病者，一经未罢，又来一经之病。合病与并病者，当看其偏于何处，则从何处治之，不可治反也。

一、太阳与阳明合病

第 32 条：太阳与阳明合病者，必自下利。葛根汤主之。

●此发热恶寒而下利也。葛根汤有二用：一者解表，二者升其清阳之气。此中太阳、阳明合病之自下利，称为漏底伤寒。如温病自利者，当先解肠炎。治之者，以麻杏石甘汤加少许草药血见愁，若是伤寒则以葛根汤加此草药。血见愁亦名海蚌含珠，叶似苋菜而绿，花在叶腋中，小而红，结三籽，含于一圆叶中。夏日可采到。河北又名铁苋菜。此物可冲作茶饮。可解暑，治痢疾、水泻等。以此草一把煎水，为淡绿色，加糖可服。葛根汤者，桂枝汤加麻黄、葛根也。若呕用半夏，喘用麻黄。

第 33 条、第 36 条：太阳与阳明合病，不下利，但呕者，葛根加半夏汤主之。太阳与阳明合病，喘而胸满者，不可下，宜麻黄汤。

●此明对葛根汤可随证自行加减也。此是大概之法，当自丰富之。

二、太阳与少阳合病

第 172 条：太阳与少阳合病，自下利者，与黄芩汤；若呕者，黄芩加半夏生姜汤主之。

●太阳、少阳合病，自下利用黄芩汤（黄芩、芍药、甘草、大枣），呕者，黄芩加半夏、生姜汤。

黄芩治胆与三焦之病。妇女五十之后月经不止者，用黄芩为末，酒水共调服可收，此清少阳热也。绝经后又至，乃子宫肿瘤，称"老树开花"，亦以黄芩清之则可。

三、阳明与少阳合病

第 256 条：阳明少阳合病，必下利。其脉不负者，为顺也。负者，失也，互相克贼，名为负也。脉滑而数者，有宿食也，当下之，宜大承气汤。

●阳明、少阳合病。脉负者，相克也。此即胃、胰、胆俱病也。可用芩连二陈汤加石膏，阳明不升加葛根。

四、三阳合病

第 268 条：三阳合病，脉浮大，上关上，但欲眠睡，目合则汗。

●三阳合病，多为温病。偏表者，从表治；偏里者，从里治；偏半表半里者，以少阳和解之。温病即以白虎汤治之。

温病学派亦有贡献。如暑温，猪苓汤加芳香化浊之剂（藿香、厚朴、半夏、茯苓）可治。暑湿之时外感用之可也。藿香可免人夏日之病（特指阴暑）；藿香正气丸中无滑石，发散剂多，久用肠道易受损。

五、太阳阳明并病

第 48 条：二阳并病，太阳初得病时，发其汗，汗先出不彻，因转属阳明，续自微汗出，不恶寒。若太阳病证不罢者，不可下，下之为逆，如此可小发汗。设面色缘缘正赤者，阳气怫郁在表，当解之熏之。若发汗不彻，不足言，阳气怫郁不得越，当汗不汗，其人躁烦，不知痛处，乍在腹中，乍在四肢，按之不可得，其人短气，但坐，以汗出不彻故也，更发汗则愈。何以知汗出不彻？以脉涩故知也。

第 220 条：二阳并病，太阳证罢，但发潮热，手足汗出，大便难而谵语者，下之则愈，宜大承气汤。

●太阳、阳明并病者，表不解者不可下。

六、太阳少阳并病

第 142 条：太阳与少阳并病，头项强痛，或眩冒，时如结胸，心下痞硬者，当刺大椎第一间、肺俞、肝俞，慎不可发汗；发汗则谵语，脉弦，五日谵语不止，当刺期门。

●太阳、少阳并病，有胰脏病在，不可复汗，当从半表半里治。

并病亦是此原则，在表先治表，在里先攻里，表未解者勿下之。偏热用麻杏石甘、大青龙汤等，偏寒用麻黄、桂枝。

病皆合上中下三部。如大便不通，久则生脑病；妇女血漏，当提升血气，用逍遥散（柴胡、白术、茯苓、当归、白芍、薄荷、生姜、炙甘草）即可。若胸膈间有热再加牡丹皮、栀子。麻黄升麻汤亦可提升血脉，清热除湿，补气补血，故治厥阴病肝气已尽者，必温化之。如同房则尿血者，用此治疗。

肝有三途，上逆为高血压，需加镇静药；横中当为厥阴病；下陷则下血、遗精，则需提升之。故治病亦是升降开合等法。升者如补中益气，治脑中血脉不足；降者，引血下降之剂；开者，解其闭脉，如越婢加术汤；合者，脉过大故收敛之。

升降开合，古云田甲申由四字诀。田者，填也。如四君子、四物等，又如黄芪、党参、当归、甘草炖鸡之方；由者提气，如补中益气；申者，上下齐通，开法也，如菊花等；甲者，引气下降之法，如牛膝、紫苏子、莱菔子等。

血栓有寒热，依法而用温化之。麻桂之类即可治之。加乳香、没药等活血之剂即可。此心、脾、肾内脏之衰，当从内脏治之。

糖尿病，三消也。上消消食，以甲状腺亢进，食火风也，治以滋阴、清热、下气；中消消肌，是胰脏病，当注意饮食以保护胰脏，不可过用生冷，过量饮食，治以柴胡桂枝汤、小柴胡汤等，对少阳经府之证均有效，若摸到胰脏硬，则应温化；下消消渴，肾已异常，金匮肾气丸加大黄治之。糖尿病者，必用麻黄、桂枝以调其胰脏方可。

丹毒者，痰火下注也。内服三三饮加大黄、黄连、紫花地丁、穿心莲、苦参、桃仁，外用玉丹洗之，涂以麻油，或用仙人掌去刺捣烂敷之，或芭蕉剥开包之。

总之，三阳经之证来势速，但易治疗，易见功效。

第五章

太阴病

第一节 总 论

病到三阴，则传变较慢，迁延难愈。六经传变之方，大部分可用于杂病。太阴病，主要是脾与肺，以脾为主。

一、太阴病提纲

第 273 条：太阴之为病，腹满而吐，食不下，自利益甚，时腹自痛。若下之，必胸下结硬。

● 太阴主证，腹满而吐，食不下，时腹自痛。若下之必心下硬满，自利益甚。腹满者，肚子胀、不消化也。吐者，呕为少阳，吐为太阴。食不下，不想吃也。时腹自痛者，似急腹症，肚子疼也。胸下结硬者，肝、脾、胰硬化也。肝炎者，木土之证，脾不好，则反侮于肝，肝亦不好矣。自利者，自己泻也，非药泻之，自己即便稀，一日一次，非水泄（洞泄）也。此以太阴脾病故。因脾、胰互为表里，故见是证，不可下也，当急温化之。太阴病可直中，亦可由太阳误下，或少阳病传来。此尚在足经，后期则传入手经，而成咳也。有草药名铁苋菜，又称血见愁，可治腹泻、痢疾等，夏日可做汤、炒食。其种子在托叶上三颗，齿缘叶间生者，俗名海蚌含珠。

脾主运化，其脏神知饥，又主思、主意。经云"脾主意"，管意念，又操纵呼吸；脾主思，思维不互相矛盾。牙齿不对缝之人，先天脾虚也。鼻尖上有纵槽者亦是。此等人对自己家里人不好，对外人很热情；自尊心高，自卑心也很重；自相矛盾之事多，逻辑不严密。此是脾病也。此是生物本能；社会本能则是后天教养。如《西游记》中之意马者，脾也。意之神在脾。脾之藏象为黄色老太婆黄衣、面黄。若做梦见老太婆不识之，其嘴瘪、手足肿者，此脾之神出而见也，脾虚之象也。如常梦，则已危矣，当速治之，切勿拖延。《素问·方盛衰论》云"心气虚则梦救火阳物，得其时则梦燔灼"，《素问·脉要精微论》"阳盛则梦大火燔灼……上盛则梦飞，下盛则梦堕……短虫多则梦聚众，长虫多则梦相击毁伤"，故青龙、白虎、朱雀、玄武（龟蛇）即是藏象。金风亦是藏象。

诸痛者，脾之功能不足，故难以定痛。故定痛者，当用太阴篇中桂枝加大黄汤意。桂枝一味即可定痛也。

脾主思，故脾虚者，脑子不好用，记忆下降。其意念不成熟，故杂念奔涌，或思维纷杂。

身体究竟吸收多少，排泄多少，皆由脾脏决定。故食之无味者，脾也。下意识中即决定人之胖瘦，与吸收情况相关。故切除脾者，食欲不振，浮肿，寿命会缩短。治病时，遇到内脏切除之人，当小心处之，以其平衡不稳故也。如首钢有患者张某，一顿吃二十余斤粮食，皆化小便排出，拉屎皆是干屎球几个。此脾急亢进也，当短寿。需缓其脾。缓脾者，甘以缓之，用胡麻仁、大枣之属治之，则肠胃不能消化过多食物也。故脾脏指挥肠胃工作。

脾虚不欲食者，四君子汤可治之，此健脾之法。脾有火者，当泻脾热，白芍、黄连可泻之，承气汤亦可用，钱乙泻黄散亦可。钱乙泻黄散方：藿香、栀子、石膏、甘草、防风。脾中污物多，杀伤血细胞，当用理脾法，如越婢汤加苍术、黄柏、桂枝、大黄、解毒药可治，孙思邈温脾汤亦是此义。薏苡仁即有清理之作用。

太阴病，首选越婢加术汤，痛者桂枝加大黄汤，虚者附子加大黄汤。

记住：自利而渴属少阴，自利不渴属太阴。

二、太阴病辨证

第278条：伤寒脉浮而缓，手足自温者，系在太阴。太阴当发身黄；若小便自利者，不能发黄。至七八日，虽暴烦下利日十余行，必自止，以脾家实，腐秽当去故也。

●与阳明篇第187条相对照，可知其病有不循经传者。太阳亦可有阳明府证迁延而来。所谓实则阳明、虚则太阴。此体虚，病在身中游弋，若实化，大便硬，下午发热者，阳明也；如虚化，则太阴也。临床上，阳明病午后潮热，时间渐后移至半夜发热，大便转稀者，成太阴证。再变成少阴（心虚），再变成厥阴（肝硬化）矣。

太阴、少阴之间，亦可游弋。故自利而渴，是少阴病；自利不渴是太阴病。前者以强心为主，后者以健脾为主。强心亦当合健脾，心火大应清心火（用黄连），心气弱者当加桂枝等。其共同症状是不思饮食。

第 359 条：伤寒，本自寒下，医复吐下之，寒格，更逆吐下，若食入口即吐，干姜黄芩黄连人参汤主之。

第 358 条：伤寒四五日，腹中痛，若转气下趋少腹者，此欲自利也。

●转气下趋少腹者，肚中咕噜，小腹痛也。

第 275 条：太阴病，欲解时，从亥至丑上。

●《十二时歌》云"人定亥"。亥至丑者，9:00pm—3:00am，此时脾气起，故欲解也。

第二节　太阴病治则

一、解表法

第 276 条：太阴病，脉浮者，可发汗，宜桂枝汤。

●有太阴诸证，无阳明证，而脉浮者，用发散之桂枝汤，意味着兴阳。解表之余，亦可健脾也。因发汗时，阳气起，脾得温也。此是太阴经证。

二、太阴府证治法

第 279 条：本太阳病，医反下之，因而腹满时痛者，属太阴也，桂枝加芍药汤主之；大实痛者，桂枝加大黄汤主之。

●此太阳病府证，误下病陷入太阴者。脉沉成阴脉者，当知已成里证也。桂枝汤加芍药，则不发汗而调气。芍药可调气，调整血行，降低胆固醇，加强血管平滑肌功能，洁净血脉之府。芍药还可收敛上面血管，扩张下部血管，可引血下行，故治疗高血压。又有古方名首乌延寿丹者：何首乌七十二两，豨莶草十六两，菟丝子十六两，杜仲八两，牛膝八两，女贞子八两，真桑叶八两，忍冬藤四两，生地黄四两，桑椹膏一斤，黑芝麻膏一斤，金樱子一斤，墨旱莲膏一斤，酌加炼白蜜，捣丸。今可以何首乌、芍药、金银花为散代之，即可降低胆固醇。何首乌清热除湿，当生用、少用。大实痛，谓脾痛或腹痛，桂枝加大黄汤，亦可治脾肿大者，此事切要。太阳误下，亦可以附子加大黄汤治之。二方亦均可治肿瘤。桂枝加大黄汤加金银花、白芍，可治疗脂肪肝。故用桂枝加大黄汤以攻之。此处应自吃以试之。此方乃辛温与苦寒合用，振奋正气，攻下邪毒之方。此是公式，如温脾汤、防风通圣散等，皆此义也。

此处当用切腹之诊，找到腹痛所在，再加辨证，看是反射性痛，还是其他病变。如胃痛，若建里穴硬结而痛，是脾痛也；又有盲肠痛、胰脏痛等变。又如胆囊炎，痛多在右上腹。盲肠痛是阳明之脉见沉洪迟，胰脏病是少阳证脉。

中医治病，既是整体观，又以脏腑为单元考虑问题。在经络里支上，心与胃为互为表里，胰与脾互为表里。如患者见此证，可以柴胡桂枝汤加白术、茯苓治之。胃有热之人，可加石膏。

桂枝加大黄汤方中，湿重加薏苡仁理脾、利湿，车前子利尿，分量亦需注意，如此治疗则痞块可去矣。方中大黄可逐瘀生新。故腹中痛、脾有肿块、瘀结者，可用此方治之。如小儿白血病、血液病，此方亦可治之。脾脏病、肿瘤、血液病、狼疮等的治法，当自己研究。

桂枝加大黄汤是要方。如脾脏肿大、脸黑、唇黑者，用此方可治之。或脾脏坏，血脉不好，或脾有瘀结，血红蛋白高、红细胞高，或再生不良等，皆由脾治，用此方加减。又如黑死病、肚脐黑、脸黑者，皆可用之。脾虚加四君子。四君子中，沙参10g、党参20g可代人参2g。

第280条：太阴为病，脉弱，其人续自便利，设当行大黄、芍药者，宜减之。以其人胃气弱，易动故也。

●此前证之反面，若脉弱者，勿再用芍药、大黄以挤肝脏，当减少用量。

三、温里法

第373条：下利，欲饮水者，以有热故也，白头翁汤主之。

第277条：自利不渴者，属太阴，以其藏有寒故也。当温之，宜服四逆辈。

●自利不渴，水运化不行也，阴证也。此即太阴证。可温化，可除湿等。

四逆汤者，温里也。先用四逆振奋正气，再以桂枝解表，当攻里者，仍宜桂枝加大黄汤。亦可用人参、白术、干姜、甘草。

四、太阴中风证

第274条：太阴中风，四肢烦疼，脉阳微阴涩而长者，为欲愈。

●太阴中风，谓直中。此处缺中寒一条，不知其故。四肢痛烦。此中"阳微阴涩而长"，谓寸脉小，尺脉不滑利而长也。长者大也，脉大者，病欲进也，病欲变之征。若只长而不洪数者，是气脉已达阴部，阴气来复也。但脉必是微涩。阳脉小，阴脉不流畅，此本病脉，何以欲愈？以阴病阴脉为佳，若见阳脉，则当变矣。此证应于攻下之药中加补药。三阳病，脉大者易治；三阴病之脉必小，方易治，然当长，方为有神。先贤云：脉贵有神，脉贵有根。神者，浮沉迟数正常和谐。有根者，三部皆见，尤其沉取当在也。若阳病阴脉则难治，阴病阳脉则死人。水胀者反之，脉大易治，脉小难医。此非谓大而弹手，谓有神气也。

太阴中风者，太阴直中也。故脉宜小，治宜养阴、扶阳以解表、攻下或清热也。

太阴为脾己土、肺辛金二脏。本经中只讲土，未讲金。脾胃有戊土、己土。气功讲练己者，练脾也。五指中，大指为肺，食指为脾，中指为心包，无名指三焦，小指为心。故三指外张，大指、食指作合状练鹤嘴劲，以此劲擦兰草，可练两脏也。

潜川先生云：脾胃贵在分治。因脾胃是两回事，胃为戊土，能食也；脾为己土，知饥也，食欲自脾生。故能食而不知饥，是脾病而胃不病；知饥而不能食，是胃病而脾不病，此时能食而不能消，名饕餮病。胃不好，有胰、胆等多种病因也。此类病当用桂枝益火生土，而用其他药物如地黄、玄参等制约其健脾之力，若有需要亦可以柴胡、全瓜蒌克制桂枝之力。而不可再投白术、茯苓等健脾之药也。脾健而健脾者，则内焦燥。

在经络的里支上，心与胃相表里，故汗可伤心、伤胃，九种心痛皆责之于胃。三焦经亦与脾相通。故胰、脾、胃三者关系甚密。故胃坏当从少阳入手，以柴胡桂枝汤之类治之。

戊土为阳，又名阜土、燥土，己土为阴，又名卑土、湿土。脾主事者矮胖、五短身材，性格谦和，见解慢，容易检讨。胃主事者则火气大。故练己者，人稳定，逻辑性强。练己之法，即练拇、食二指。常以二指洗物，即可练己。或练功时按脾，或及时服药等。

若不知饥、不能食者，脾胃俱败，将死矣。用四君子加黄芩、黄连、陈皮、半夏、生石膏主之，外加七味胃药（延胡索 10g、浙贝母 5g、白及 10g、甘松 3g、全蝎 5g、沉香 3g、焦三仙 20g），随证加减以调脾胃。如白术、茯苓健脾，延胡索以下健胃。延胡索可通气脉，调肝、脾、胃之气，又可长效定痛；浙贝母为百合科，可以开窍，可加强肌力，收缩胃；白及可糊住胃的表面，保护溃疡；甘松调气定痛，可止腹痛，但不可多用，否则冲动；全蝎可抗癌，防治胃中生肿瘤，又可息风解痉；沉香下气；焦三仙为消导药。若血脉不通者加香附子 10g。以此为原则，化裁而用之。若眉间相连，亦可以此方使之分开。上述七味胃药若为散服，可再加乌贼骨，然不可水煎服，否则胃更不适，以其能止血故也。为散时可加焦三仙 200g。乌贼骨粉亦可和唾沫以擦去手上吸烟之黄色，用乌贼骨块亦可治沙眼，和粉调擦亦可治面上斑，亦可治疣。

太阴之病，可补、可健、可归、可理、可泄。健脾者，《素问·刺法论》云"脾为谏议之官，知周出焉……胃为仓廪之官，五味出焉"，与《素问·灵兰秘典论》"心者，君主之官，神明出焉……肺者，相傅之官，治节出焉"相应。仓廪之官即仓库吏；智周出焉，指主思维逻辑。故胃为管仓库的小官，脾胃互为表里，智慧是否周到，由脾作主。饮酒内燃，伤脾也。书云：心气和平，则来好运。每日吵闹，则倒运，亦伤脾也。如心猿意马，意者脾也。心者胡思乱想之官，脾主思，故可主意。脑子一动为意，经过加工方为识。有人云《西游记》乃中医藏象学说：唐僧为心神。

补脾者，四君子汤之类也。甘缓之药，如核桃肉、龙眼肉、白果肉，均可补脾。健脾者，人参健脾丸之类是；小建中汤之类亦是，益火生土之法也。须知人参健脾丸中白扁豆、芡实等固涩药不好，否则脾越肿越大。又如麻黄、细辛、附子、四逆汤、理中汤等，皆可健脾。归脾者，如人参归脾汤

（人参、白术、黄芪、当归、甘草、茯苓、远志、酸枣仁、木香、龙眼肉、生姜、大枣）亦可健脾（如人参、白术、黄芪），但归脾是令血归还于脾，以脾统血。用心过度时，血不归经，脾坏也。此方中当归可归血脉，茯苓安神、健脾，远志健胃安神强心，酸枣仁需炒则可安神，生的则兴奋；木香冲动强心，龙眼肉即桂圆，可补肾，类此大凡药干后变黑的均含铁，可补血。

理脾者，脾是空壳，内有乳糜状微血管，内有许多噬菌体，可破坏血细胞。理脾即将脾中之污秽等清理干净。治方：苍术、白茅根、川连、黄柏、滑石、生薏苡仁。造血功能不好，牙龈黑者，可服此方，类似清热除湿。民间有云白茅根、薏苡仁、板蓝根可治疗面上扁平疣、痤疮等。方中苍术清热除湿，滑石清热，苍术、黄柏称二妙散，可清热除湿。越婢加术汤加味（山茱萸、薏苡仁、泽泻、车前子）即可理脾。其方：麻黄、石膏、生姜、甘草、大枣、苍术、荆芥、防风、金银花、连翘、山茱萸、薏苡仁、泽泻、车前子，王慈臣老先生认为，加此方能解毒理脾，气虚加人参，寒重加桂枝。此方称左土汤。脾肿大者，若单用此方不愈，再用孙思邈温脾汤攻之。

泻脾者，前述桂枝（附子）加大黄汤等方即是。脾肿大，有包块者，需泻之。从阳药（干姜、肉桂、附子）中配下药，则可有多种变化。

肺之太阴者，肺为辛金。凡矮胖之人来诊，当先看心、脾、肺三脏，查喘、咳两证。脉沉洪而滑者为心，兼迟为脾。浮而咳喘者，为肺；不浮者为心或肾。心无力则水射肺，肾亏则肺无弹性，成肺气肿。又脾湿亦咳。

土行之人，当先检查太阴是否有病。肺病风寒，可与大小青龙汤加石膏，或麻杏石甘汤。若肺痨瘵如吸虫、结核等病，治当扶土生金。因肺为娇脏，故大辛大热之剂不可用，以辛泻肺，热伤肺。故应补气、健脾、养肺阴。秋天燥热，咳嗽，吐血者，应治以清燥救肺汤（桑叶、石膏、阿胶、人参、杏仁、麦冬、甘草、胡麻仁、枇杷叶）。苔白者，为肺燥脾湿，可用四君子加生石膏、白茅根。

养生者，当令五脏平衡，待气数尽而同时瓦解，则可无疾而终；勿令一脏先衰，否则痛苦也。养生可服金石之药，如朱雀汤、紫石英（下元空虚）、硫黄、火硝、砒霜等。道家补肺之法：用云母1斤，以芒硝10~20斤，加50~60斤水煮之，待软后撕成片再煮，然后再用清水煮之，可以置少量于药物（如生脉饮之类）中，可以生发肺气，此称饵云母法。

第六章 少阴病

第一节 少阴病脉证大纲

少阴为心、肾两经。心除主神明，亦主人之心脏力，心力亏则瞌睡。肾气包括各种内分泌腺。心肾无力易休克。如患者云换不上气，即心肾之虚，当以附子干姜之类扶助之。

心脏出两经，分行中指、小指两部。手少阴心经在小指阴面偏外侧。此经腕下有神门穴，此处有小动脉称神门脉，可候心气。古称"内转神门"，在腕横纹尽端骨缝中，内旋取之。可针可灸，按摩最效。道家指穴法中，用鹤嘴劲作用之，勿大力压，即可强心。又有手厥阴心包络，是心经一脏二处。心包络者，心自身之肉壳及冠脉等。其脉在手中指内面，称离经脉，其脉病时亦六神无主，心见幻觉。故修密之人，当先修离经脉。心脏病时，中指掌侧可有一线痛。心包经当腕横纹处有大陵穴。此二穴是原穴。

心以正为基础，不可胡乱调治，免得老来惭愧。故老相传多心眼者，心脏易病也。

少阴诸方的原则，就是升发阳气、振奋功能。

第281条：少阴之为病，脉微细，但欲寐也。

●少阴主证为脉微细，但欲寐。三阴脉皆沉，故此处是沉微细也。脉微，小也；细者，幅度不够。此谓脉极细无力，常打瞌睡，但睡不沉，有声音则能觉。此魂不守舍，欲离之象也。故脉沉细，总欲睡觉者，心力弱也。此时虽瞌睡而语言不断线，则知识神与脏气工作之方法也。此是肾之力量不足故。

《易经·系辞传》云：乾以易知，坤以简能。云男人认识事物靠辩证法，女人则靠直觉。又运动时勿太激烈，纯粹外求之运动不好，当内外皆求。否则累得厉害，心脏易受损也。

第282条：少阴病，欲吐不吐，心烦，但欲寐，五六日自利而渴者，属少阴也，虚故引水自救；若小便色白者，少阴病形悉具，小便白者，以下焦虚有寒，不能制水，故令色白也。

●欲吐不吐，欲呕不呕，欲打嗝放屁、欲大小便而不出者，皆心、肾之气衰也。心烦者阳气不足。自利而渴是少阴，自利不渴为太阴。自利者中寒，渴者津液不能升，心中热也。虚故饮水自救，如夜饥者然，此下意识中反应也。小便色白，如清水也，是心肾亏，不能解血毒之象也。肾炎、肾亏者，即可见小便色白。此时必须服药，如五苓散，或诸附子汤等。肾炎患者，当视其尿。若尿泡沫太多，色太黄、太白，尿浊、尿臭等。尿浊为白蛊，《素问·玉机真藏论》称"出白"，是体内有机盐外漏。尿中有沉淀者，易结石。当用越婢加术汤加滑石以消结石。小便白需服补药，如柴胡、桂枝治胰脏亦好。若尿太黄，或混臭如马尿，亦是心脾肾大亏，当急补之。若血尿者，用四君子汤、黄芩、黄连、陈皮、半夏、石膏、石菖蒲、远志即可止。石菖蒲开心窍，远志强心健胃。

第287条：少阴病，脉紧，至七八日，自下利，脉暴微，手足反温，脉紧反去者，为欲解也，虽烦，下利必自愈。

●脉紧者，脉按不死，血行费力也。脉紧当温敛，用参附加龙骨牡蛎汤或桂枝加龙骨牡蛎汤。凡心脏病，脉大而数者，当收敛，不可乱用附子等强心。洋地黄、远志、柏子仁等皆不可用。紧为阳脉，脉不紧者，谓成阴脉也，脉变小而有力，间距合度，此脉证相符，故欲愈。手足温者，将愈也。又如甲亢，若脉小亦难治。当脉证相符方好。

第290条：少阴中风，脉阳微阴浮者，为欲愈。

●少阴中风者，少阴直中之义。阳微者，阴阳俱微也；阴浮者，左手脉或尺脉浮也，此脉证亦符，故为欲愈。

第291条：少阴病，欲解时，从子至寅上。

●少阴病如心脏病，欲解在子时，死亦在子时。

第二节　少阴反热证治

麻黄附子细辛汤证

第 301 条：少阴病，始得之，反发热，脉沉者，麻黄细辛附子汤主之。

●少阴病，始得脉沉无力，反热，是阴证，当用麻黄附子细辛汤。始得者，少阴病初起也。此处以脉沉弱为要。若洪大，则是内大热。今脉弱，知是心力弱，故用麻黄、细辛、附子。故肿瘤高热者，可以此治疗。阳明实热，面如喙血者，用四君子汤、黄芩、黄连、陈皮、半夏、石膏、解毒药、全蝎等可治之。

少阴反热是心气虚，非表证也，此方亦非发表，只温经也。此乃心脏病救命之方。如心脏病，脉已无者，用麻黄细辛附子汤、柴胡桂枝汤二方可治。麻黄是补药，通少阴、太阴，方中麻黄解表、发汗、温补、泄卫、补肾，配细辛、附子则不发汗。三药虽皆发散，但服之并不出汗，配伍故也。此方最早见于武威竹简。青城山以此方为基础建立学术流派。

青城十四味：附子、干姜、大黄、木通、甘草、麻黄、细辛、天麻、羌活、白芷、藁本、川芎、蔓荆子、防风。水煎之。此即《伤寒论》中麻黄附子细辛汤、四逆汤、九味羌活汤之合剂。麻黄以下诸药称为大发散。中医八法之中，温、清、消可入于汗、吐、下、和之中，唯补出新。然补必以丹药，故发展仲景之法应为：汗、吐、下、和、补、通。此大发散即为通法。

此等药，为中药中之将帅药。附子为阳将军，大黄为阴将军。方中麻黄通十二经，为补药；附子强心肾，通十二经，经云：救危亡于顷刻，有斩关夺将之效，但多服则身生血风疮；细辛通任、督、冲三脉，此三经不能通者，即服细辛。故胡子、乳房等处疾病，要用细辛方能有效。细辛是芳香药，可冲动，但必配附子方可。补肾药中加入此三味方有效。

此方亦有简化之法，称为六分散：麻黄 2～3g、细辛 2～3g、附子 6～10g、干姜 2g、酒军 3g、甘草 5g。此方与前方作用相似。《尚书·说命》云"药弗暝眩，厥疾弗瘳"，云药服后若无反应，则重病难愈。但此方激烈不可太大，免得心跳过速。夏日三伏天，少饮六分散，则出门而不渴。冬日应减干姜，加入八珍汤及玄明粉；附子与芒硝配伍，可强心补肾，而血中不会起热。夏日可不加硝，但必用干姜。以夏日外热内凉，心气衰易中暑故。夏日服此药上街，越晒越舒服，口中津液常生。故又名晒散。其引药：阴虚加牛膝，热重加芒硝。常用则身体健美。需服至人中须生，方为阳气充足。六分散可治疗慢性肾炎。

十四味中，阴虚加牛膝、气虚加黄芪、少阳证加柴胡。两感于寒者，所谓一日太阳、少阴俱病，二日阳明、太阴俱病，三日少阳、厥阴俱病，亦可以本方治之。此证通者，肿瘤皆可治疗也。一日者，麻黄附子细辛汤可也；二日者，大黄加发散药可也；三日者，加入桂枝以温经，可治肝硬化。又可用下方：柴胡、乌头、秦艽、吴茱萸、僵蚕、川连、肉桂、当归、白芍、桃仁、牡丹皮、炒枳实、雷丸。此方缓缓服之，可治疗肝硬化矣。雷丸可化积，但体弱者不可用。

欲补肾，必下气，令金投于水。故可组方为：麻黄 2g、细辛 2g、附子 8g、厚朴 5g、枳壳 3g、酒军 3g、人参 2～3g、党参 20g、茯苓 10g、白芍 10g、山萸肉 10g、泽泻 5g、车前子 10g。若加焦白术 5g 不可多，否则长水，血不足加当归 10g，阴虚加熟地黄 20g，炙甘草 5g、生甘草 5g 二味互替加减。生甘草、万年青可强心而不上火。北方万年青根叶皆可用；南方万年青叶细，只能用根。其他玉簪花、吉祥草等亦可用。煮时需加酒数滴。若恐有副作用加芒硝 5～6g（冲）；防止心动过速加龙骨、牡蛎；脾阳不足加干姜 2g。此加减神韵。

药物可变用。如全蝎治外科，亦可治胃溃疡；黄芪治外科，亦治十二指肠溃疡等。故李东垣升阳益胃汤可治胃溃疡。

《冯氏锦囊秘录》司天在泉歌诀云：子午少阴君火天，阳明燥金就在泉。云上半年少阴君火，下半年阳明燥金；亦有说司天为经证，在泉为府证。丑未太阴湿土上，太阳寒水从下迁。寅申少阳相火旺，厥阴风木地中联。卯酉即把子午倒，辰戌巳亥亦皆然。此中，每年当从"大寒"节气划分。又若今年正确，明年当错后半年。疾病与气运有关，如丙子年春是少阴、阳明两经病重之时。

第三节 少阴寒化证治

一、附子汤证

第304条、305条：少阴病，得之一二日，口中和，其背恶寒者，当灸之，附子汤主之。少阴病，身体痛，手足寒，骨节痛，脉沉者，附子汤主之。

●此为少阴病初起寒化者。口中和，谓不渴。此当与第68条比较。治背上冷者，阳明、太阳皆有背恶寒。此处恶寒为心、肾亏，当用附子汤：人参、白术、茯苓补气；芍药收敛，可调整血行。附子有芍药配伍，其力即弱。此方之力大于麻黄、细辛、附子，四逆汤则更大。此方可强心，治背寒，此督脉之络脉所及也。

二、麻黄附子甘草汤证

第302条：少阴病，得之二三日，麻黄附子甘草汤微发汗。以二三日无里证，故微发汗也。

●少阴初起，里证不具，用麻黄附子甘草汤。此方去守中之细辛，故易出汗，可发表也。

三、真武汤证

第316条：少阴病，二三日不已，至四五日，腹痛，小便不利，四肢沉重疼痛，自下利者，此为有水气。其人或欬，或小便利，或下利，或呕者，真武汤主之。

●真武乃北方水神，肾脏五行属水，故此方可治肾，治疗有水之证。此中小便不利为要。四肢沉重疼痛，关节痛如受伤也。此证是身上水气不能运化。

真武汤方：生姜、茯苓、芍药、白术、附子。此方与上述附子汤均用熟（炮）附子。真武汤以生姜代人参，即改强心为逐水。对全身抖，站不住，身上有水者有效。多种水气病，水肿者，此方可用之。这些方可不加减而用，但分量要改。

四、四逆汤证

第323条：少阴病，脉沉者，急温之，宜四逆汤。

●脉沉，谓摸不到脉，明需温经也，故用四逆汤。少阴与厥阴皆有四逆。少阴四逆是心肾阳气不振，厥阴四逆是血气不足，肝与心包之病也。四逆者，四肢气脉不能出于井穴。经有五腧穴：井、荥、输、经、合。故指尖先冷，以后及掌、及臂。至青灵穴无脉，则不治矣。厥为手冷、心凉；逆为无脉。方用：生附子、干姜、甘草。

前二方均用芍药酸收以佐附子辛温，人参、白术、茯苓健脾补气，故可治病。真武汤以生姜代人参，是发散药，引药出表。此处用干姜，不用芍药酸收，以干姜守中、兴脾阳，能启脾也。白术、茯苓只补脾，令其气足，而不能令脾阳兴；越婢加术汤可启脾，干姜亦有启脾之用。如前十四味中，因有干姜护脾，故可攻也。再加入附子、甘草可回阳。少阴脉沉，当以此方温经。

此方乃纯阳之剂，可调动心肾之气，但热燥，易致心动过速；但若有心动过速、大汗者，如服西药感冒药者，以附子汤或附子理中丸等即可治。

第324条：少阴病，饮食入口则吐，心中温温欲吐，复不能吐，始得之，手足寒，脉弦迟者，此胸中实，不可下也，当吐之；若膈上有寒饮，干呕者，不可吐也。当温之，宜四逆汤。

●胸中实者，胃中有病，故不可下。《素问·阴阳应象大论篇》云："其高者，因而越之；其下者，引而竭之。"欲吐不能，欲打嗝、放屁、大小便均或不成者，此心气不足，故以四逆汤温之。四逆汤治寒呕妙，其人脉微，苔白厚如豆腐渣者。

第325条：少阴病，下利，脉微涩，呕而汗出，必数更衣，反少者，当温其上，灸之。

●表热里寒，下利清谷者，此真寒假热，亦宜四逆汤温散里寒也。

五、通脉四逆汤证

第317条：少阴病，下利清谷，里寒外热，手足厥逆，脉微欲绝，身反不恶寒，其人面色赤；或腹痛，或干呕，或咽痛，或利止脉不出者。通脉四逆汤主之。

●面色赤，假热也。下利清谷拉的是水，里寒见脉无，外热，若复手足厥逆，是脉不能出于井穴。厥者，手足冷、心中觉冷，覆被亦觉冷；逆者，气脉不能出。热重亦有厥逆者。肝气之用，令气布于井穴，阴阳于井穴相交，则四肢温；反之则冷。若手脉无，青灵穴亦无脉，是气血不能出于外，心气欲绝也。青灵穴即测血压处，举臂低头鼻所及处。脉微欲绝者，手下似难得也。

通脉四逆汤者，重用生附子、干姜也，或多加川附片亦可。此方于四逆中加葱，且须带葱头、根须者为要。以葱通阳，令表里相通也。生附子虽有毒，但加干姜多煮则无毒，其力大于附片。

六、白通汤证

第314条：少阴病，下利，白通汤主之。

●下利用白通汤，即四逆汤中以葱白代甘草。方中附子、干姜为纯阳药，振奋心阳之力雄。附子为强心药，可通十二经，有斩将夺关之功，能起死回生。附子炖猪肉法：先放盐、生姜，煮4小时；再加入猪肉煮之吃。除小儿外，均可服之。葱白用时带须与麻黄同功，辛温发散，可通阳解表。普通用时需加生姜、芫荽共煮红糖水，治感冒胜于打针。芫荽即香菜，亦是发散之剂。因为打针则阳气陷，脉小难以振奋。白通汤即治感冒之高热而内寒者，若内热之高热则用白虎汤。阴证如肿瘤发热，是少阴反热，脉小而高热者可用之。

七、白通加猪胆汁汤证

第315条：少阴病，下利，脉微者，与白通汤；利不止，厥逆无脉，干呕烦者，白通加猪胆汁汤主之。服汤，脉暴出者死，微续者生。

●烦为阳虚。下利不止，厥无脉者，白通加猪胆汁汤主之。方中人尿者，代芒硝用也。白通汤通阳解表，猪苦胆是凉药，与冰片共压成人造牛黄。猪胆汁、人尿皆可清热下气。如春季干燥者，可用猪苦胆拌药。又如天南星用胆汁泡称胆南星，可以下气。人尿、猪胆汁皆咸寒之品，猪胆汁并且苦。芒硝（或用人尿代替）配石膏称玄金石，大凉之剂也，可清血脉中热。如秋气肃降，故秋时气当收敛，而草木凋矣。如立秋后，西瓜中即有筋而不好吃，是收敛之象也。故食瓜子当在冬季后切开老南瓜食之。阴虚者用白通汤当加阴药，热重加石膏，欲发表加麻黄、桂枝。药物炮制甚要。如天南星、半夏两者相近，生水边，叶尖，三叉，如芋头叶而细，两者皆有毒，若用石灰水煮之则无毒。天南星开窍、除痰、强心，功如附子。如青州白丸子（即三生饮：生南星、生半夏、生附子）治低血压中风之阴证，阳证则不可用，或加芒硝、大黄等。中风假死之人开窍，当用浙贝母、南星、羚羊角等。

以上诸方皆治心气寒者。

八、吴茱萸汤证

第 309 条：少阴病，吐利，手足逆冷，烦躁欲死者，吴茱萸汤主之。

●本条是胃寒，当以吴茱萸汤加减（人参、生姜、半夏、吴茱萸）。此方主之吐利气逆，肝与胃寒者。久吐之人，用吴茱萸汤加干姜、人参等暖其胃，则不呕不吐矣。此药不可多用，否则有副作用。吴茱萸暖胃、止呕。寒呕用半夏、生姜、吴茱萸，热呕用黄芩、瓜蒌、赭石，但分量不可大，约 3～5g。急性胃炎，当用代赭石、瓜蒌、黄芩、黄连、厚朴、全蝎、生石膏等。又如左金丸，吴萸子 1g，川连 6g，左者肝，右者肺，即用吴茱萸以温肝、黄连以泻心火，合而为丸，可解青龙白虎之争。可治痛经、痢疾等。药物皆成对，如半夏治寒呕，竹茹治热呕；寒吐用吴茱萸、热吐用黄芩。故治寒呕用半夏、生姜、吴茱萸；治热呕用黄芩、瓜蒌、赭石。治疗急性胃炎当用赭石、瓜蒌、黄芩、黄连、厚朴、全蝎、石膏等。

九、桃花汤证

第 306 条：少阴病，下利，便脓血者，桃花汤主之。

●中西医伤寒后期，肠道薄、便血者，用桃花汤。此方治少阴下利便脓血，与太阳府证不同，此肠出血、穿孔故也。此时不可再用桃核承气汤。

第 307 条：少阴病，二三日至四五日，腹痛，小便不利，下利不止，便脓血者，桃花汤主之。

●桃花汤治便脓血者，肠穿孔或黏膜脱落等。方：赤石脂以固涩、干姜以健脾启脾、粳米以和中。欲止血当令血收敛，故亦可用参附龙牡汤。如肠癌便血、吐血者皆可用，再加提升药如升麻炭。

此证当与太阳别：太阳是膀胱热，肠中出血，神志不清，故以桃核承气汤逐瘀生新。以大肠与膀胱在经络的里支上互为表里，故攻之可解膀胱热。血崩是大肠与子宫的关系，热在大肠，瘀血在子宫，故泻之亦可治疗血崩。总之，桃核承气汤治疗太阳府证，可攻者；桃花汤治疗少阴将死之证，当固涩者。

十、灸刺法

第308条：少阴病，下利，便脓血者，可刺。

●此节为针灸法。

第292条：少阴病，吐利，手足不逆冷，反发热者，不死。脉不至者，灸少阴七壮。

●反发热，谓尚有元气也。灸少阴者，灸少阴经穴及气海。灸可复脉。但肿瘤勿直接灸，否则长得快。肿瘤患者不可烤明火。

第325条：少阴病，下利，脉微涩，呕而汗出，必数更衣，反少者，当温其上，灸之。

●更衣者，上厕所也。灸中脘至水分间之一穴，再灸足三里，可利小便，治少阴下利便脓血也。

第四节　少阴病热化证治

一、热化便血证

第293条：少阴病八九日，一身手足尽热者，以热在膀胱，必便血也。

●此与太阳篇桃核承气汤证类似，唯治法当别之。手足烧，有时是阴虚。

二、黄连阿胶汤证

第303条：少阴病，得之二三日以上，心中烦，不得卧，黄连阿胶汤主之。

●黄连阿胶汤中，黄连清大肠，黄芩清肺与三焦，黄芩、黄连合用清心肺或大肠、胆；白芍收心脏；鸡子黄、阿胶是血肉之品，阿胶补肺、补血；鸡子黄安心。此方中，心有火用黄芩、黄连泻；心脏扩大，用白芍收之；心气虚，用阿胶鸡子黄补之。古时赤白芍不分，后觉赤芍通经络血脉效力强，白芍收敛作用强。二者之别：白芍根色白，掰开内有水分，面光；赤芍根色黑，晒干后成空心。阿胶亦可用牛皮胶等代。胶为大分子，故能滋阴补肾。

潜川先生治此证不用黄芩，用芍药、黄连、焦栀子，加入加味六分散中。方中栀子泻大肠火，有些特性与黄芩相近。栀子亦可染色，家具用生栀子煮水刷木器，然后再上清漆。栀子性寒凉，关节扭伤红肿热痛者，用生栀子为末，加棒子面用蛋白调之外用。内用需炒成焦香，变苦寒为焦香，焦入心，香入三焦则可入心与三焦。焦香又可醒脾。栀子可泻大肠火、心火、三焦火。

鸡子用法很多，如蝎子面加入鸡蛋中可抗癌。新生儿，用熟鸡蛋黄在头上滚，可以少病，拔毒。又如克山病，又称羊毛疔，慢性时成为心、肾之证。此乃地上所出毒气。潜川先生云：地球亦有经络穴位，子午流注，地气之所行也。如《素问·生气通天论》云："冬三月，此谓闭藏，水冰地坼，无扰乎阳，早卧晚起，必待日光。"这是因为早晨空气中有许多基本离子，如氟离子激发时，普遍牙齿痛。克山病恐亦是地下或空气中毒发为心衰，及胆、胃之病。发时胸前多有肉疙，挑开后内有物如羊毛者，挑出则愈。又有肛门、阴道外翻，生白疙，可挑破放出内水，以缓和急症，成为慢性病。克山病治法，可用熟鸡蛋黄在其羊毛疔挑过处滚，治疗所用之蛋狗亦不食。

鸡蛋白与其他药物放置一处，则可变性，吸收药中有效成分，食之可以治病。又有将白萝卜挖洞，放入鸡蛋再种下去，以后挖出可治病。用尿泡鸡蛋，可治肺结核。

三、猪苓汤证

第 319 条：少阴病，下利六七日，欬而呕渴，心烦不得眠者，猪苓汤主之。

●猪苓汤证，少阴病，下利，咳、呕，心烦不眠。方中滑石可清热去火。猪苓汤可祛湿。

四、猪肤汤证

第 310 条：少阴病，下利，咽痛，胸满，心烦，猪肤汤主之。

●猪肤汤证，少阴病，下利、咽痛、胸满、心烦。实则猪皮胶、阿胶、黄明胶（牛皮胶）的作用相似。许多软体动物也有类似功能。如蛞蝓即如蜗牛而无壳者，烙饼吃可治疗哮喘；蚯蚓包饺子吃可止血，治血崩、咯血等。

喉痛有几种：少阴喉痛，是心肾衰；厥阴喉痛，是肝血不足所致。厥阴喉痛用麻黄升麻汤，养血脉而消炎；少阴喉痛，当用麻黄细辛附子汤，强心消炎也。扁桃体炎患者体型常见白胖型。此当从脉以别之。

五、甘草汤及桔梗汤证

第 311 条：少阴病二三日，咽痛者，可与甘草汤；不差者，与桔梗汤。

●少阴病咽痛，用甘草汤、桔梗汤。甘草败火，桔梗排脓生阴。桔梗又可升气至喉，故浸润性肺结核不可服桔梗，否则浸润更快。柴胡、前胡可升气至耳，葛根升阳明之气至颜面，羌活可升太阳之气至后头。

此处即用败火法，直折其热。又有少阴喉痛，年老气机不达，慢性咽炎者，直折之法无用。当用麻黄附子细辛汤治之，为反治法。

又如小儿面皮不光亮者，应用阳药以治之，然应慎用麻黄附子细辛汤，否则可能成为多动症、巨人症。故侏儒症可服麻黄附子细辛汤，因细辛能上达于脑。

喉痹治方：用小青龙汤加石膏，加玄参、麦冬、甘草、桔梗，再加荆芥、防风、金银花、连翘。冬日加生姜，下气加车前子，咽痒加紫苏子。此治中间状态咽痛，不能用阳药，亦不能用阴药者，亦治小儿长期闹嗓子。

老人少阴喉痛者，亦可以附子、肉桂为末，置于胶囊中（0.5～1g），每天一粒，可治之。此如麻黄附子细辛汤之理，振奋正气也。

六、半夏散及汤证

第 313 条：少阴病，咽中痛，半夏散及汤主之。

●半夏散及汤：亦是以热药反治之理。此处亦可与麻黄附子细辛汤。

七、四逆散证

第 318 条：少阴病，四逆，其人或欬，或悸，或小便不利，或腹中痛，或泄利下重者，四逆散主之。

●四逆散（甘草、炒枳实、柴胡、芍药）证，此处乃热造成之四逆，故用此方。此乃少阳病从少阴治之法。以厥阴与少阳相表里，其意如大柴胡汤（柴胡、芍药、炒枳实、甘草等），除却清少阳热之剂。

四逆散中，芍药调气，炒枳实下气，柴胡升阳散结，此治热逆、热厥，升阳以散逆也。此方可用于精神病，内热重，红光满面而手足冰冷者。即热逆热厥，当从少阳治之。亦治被窝寒，覆被亦冷者。

故治心必先治胃，治胃亦当治心，此大法也。

第五节　少阴病急下存阴证

第 320 条：少阴病，得之二三日，口燥咽干者，急下之，宜大承气汤。

第 321 条：少阴病，自利清水，色纯青，心下必痛，口干燥者，急下之，宜大承气汤。

第 322 条：少阴病，六七日，腹胀不大便者，急下之，宜大承气汤。

●心下痛者，胰、胃也。急下者，以热过亢，不下当变也。

第六节　少阴病可治与不可治辨

第 288 条：少阴病，下利，若利自止，恶寒而蜷卧，手足温者，可治。

●自利而渴是少阴病，自利不渴是太阴病。阳证之人，摊开手足睡；阴证则蜷身睡。

第 295 条、296 条：少阴病，恶寒，身蜷而利，手足逆冷者，不治。少阴病，吐利、躁烦、四逆者死。

●总之，少阴病，手足温者易治，冷者难治。

患者发高热（39℃以上），若仰面而喘不欲衣，脉洪大有力，是阳证；蜷缩而畏寒者，是阴证，宜白通汤也。若脉沉弱，蜷卧者用四逆汤；中间状态者，四逆汤加龙骨牡蛎等。

高热不退，亦可用下方：麻黄2g、细辛2g、附子10g、小承气汤、八珍汤、桂枝各2g、生龙骨15g、牡蛎15g、生石膏20g、玄明粉3g。其中石膏配玄明粉即玄金石而平稳，以生龙牡收敛其脉，麻黄、细辛、附子强心还阳，小承气汤下气，八珍汤补气血。若脉沉弦细，以此方稍变，亦可治之。

第256条：阳明少阳合病，必下利。其脉不负者，为顺也。负者，失也，互相克贼，名为负也。脉滑而数者，有宿食也，当下之，宜大承气汤。

●此四逆与309条手足逆冷区别何在？

第297条：少阴病，下利止而头眩，时时自冒者，死。

●冒者，虚阳上越，头上一阵冒蒙。下利、头眩、自冒，故死。《医医病书》吴鞠通云：医者先除己之过。又云：人者死固有三：阳为机能，阴为机体。若阳冒于上，阴沉于下，其死一也；若阳独亢于上，如中风，其死二也；或阴绝于下，如水肿，其死三也。

第298条、299条：少阴病，四逆，恶寒而身蜷，脉不至，不烦而躁者，死。少阴病，六七日，息高者，死。

●息高者，喘也。见于心脏病之喘，故死。

少阴为心肾之亏。《伤寒论》之所谈，多乃经证也。本府之病，如黄连阿胶鸡子黄汤、猪苓汤、炙甘草汤证等是。临床用附子时，阴不足者当加阴药，如附子汤、真武汤、附子干姜甘草汤均是。因附子是纯阳之剂，当加阴药以救其心本府。

脉间歇者，初诊先用四君子汤、黄芩、黄连、陈皮、半夏加石膏，加石菖蒲、远志。不可骤用附子汤等，以免造成"脉暴出者死"的局面。或用如下药方：当归、丹参、乳香、没药、熟地黄、枸杞子、泽泻、党参、白术、茯苓、甘草。方中当归、丹参治心脉瘀结，乳香、没药定痛。若仍脉间歇者，可用附子6g，或开两方，先用第一方，次用六分散等。

虚寒证者，用炙甘草汤亦可。或以桂枝汤为主，加入黄芩、黄连、麦冬等。此治少阴府证之法。要注意：脉病人慧者不治，人病脉慧者易治。脉病人慧，谓之行尸。

第一节　厥阴病提纲

厥阴病者，手厥阴心包与足厥阴肝两经之病也。此两经相统摄，足厥阴为干，手厥阴为支。心包与手少阳三焦经相表里，肝与足少阳胆经相表里。

心有两经，其外出中指、内络冠脉者是手厥阴。病者外为手中指痛，内为胸痹，胸闷、膻中麻木，所谓冠状动脉供血不足是也。

腹主动脉下行至气海内，分为左右髂总动脉，由股内侧下行，自足三里入背侧；背侧动脉由环跳下行，经腘窝入之。由委中、足三里可以摸其动脉，如重按足三里，跌阳脉则无。腹主动脉又分出三支入于肠系膜。其上支经贲门，即绛宫穴，在中丹田，剑突左侧，亦可得动脉。古人有云仙凡之别，在于自知周身血脉情况。腹主动脉，潜川先生称为太阴脉，又称常在脉，以其若无则人寿不永也。动脉离心三部分，亦属心包络。

中指亦有动脉，诊时可先按住腕背阳池穴，则此脉无；按摩手少阳经之阳池穴，则此动脉易得。按摩者，按之则气聚，拨之则气散。此即导引术也。有云："捷举手也，谓之导引。"此非正说。按穴令血气通达，是导引之术。动脉分叉处有动脉窦，以手按抓则令此血脉通也。故若见脉有偏枯者，可导引之令通。如临床中肌内注射不可注入环跳，否则令腿跛。人身中有几处气街，如股动脉之气冲穴、委中穴等皆是气街，按之则气血易通。故高血压、中风之人，不可刺百会、天突，促其死也。亦不可按摩其顶。刺足可以治之。若腿屈伸不利，以双手四指按委中，拇指按犊鼻，反复按摩，得气则足舒矣。足腕不用者，按外踝下一寸申脉穴，内踝下一寸照海穴，两穴均在赤白肉际处，则得气而舒。切不可强行牵引也。

导引之术甚多，可按之、针之，可以手虚点、悬循等。最高者为医生打坐，患者自行导引。亦有医生略静则感应知病。手为小导引，身为大导引。如气功偏差，以手按气海效弱，以足跟踩气海，趾点肚脐则可治之。若逢气功偏差，可以手调之，以药安静之，不可用暗示等疗法。

上肢之动脉，由极泉出一支，达青灵，下神门，取之可查心脏，神门脉无者死。如腹水神门不绝者，尤可治。又出一支出太渊。

回流之血，由上、下腔静脉及门静脉回心。外周之血不回，可按摩而已；门静脉堵则腹水。故有些穴禁针，如气街、人迎禁针，风池不可深刺等。耳后高骨下窝内亦有动脉，按摩可定喘。喘者，三焦不能治水，肺为水所遮；或耳后脉供血不足，脑中不能稳定而喘。此穴称完骨，胰经所通，亦可影响胰，利水出也。如胸膜积水、糖尿病、消化不良等，皆是胰病，按摩完骨穴可疗之。或以金属物按之亦可。如针灸之外，可以针尾压之，可以针尖悬空抖刺之，或指针之。指针之法：双手中指对准穴位不动，以其一抖动之，则可得气，即穴位发热而冒汗也。

针灸即是用经络之穴。《灵枢·九针十二原》云："粗守关，上守机。"肺俞穴不可轻针，否则极易死人，以泻气故也。若刺肺俞晕针者，不可急于出针，可以指针或浅刺绛宫穴半寸，可以救之也。

手厥阴之脉，与手少阳为表里，行臂内廉中，入于中指。中指与无名指之间为内劳宫，背面则是外劳宫，故可透刺双经也。中指尖之动脉称离经脉，亦可分浮中沉，可诊心包经气。足内踝后为太溪脉，足大趾与次趾之间有小动脉，为太冲脉。太冲则可诊肝。妇人将产时，离经脉无，中指凉，而太冲脉极盛。

足厥阴肝经由大趾内侧上出期门，再上达于舌本，又有小支入于目，再从鱼腰上行，闭目按之，可冒金花，后入青龙角，交督脉于颠顶。夜丑时，肝经之气由乳下二三肋间，略偏内侧，有小动脉之期门入内，散于阳经。

第 326 条：厥阴之为病，消渴，气上撞心，心中疼热；饥而不欲食，食则吐蛔。下之，利不止。

●厥阴主证为消渴，气上撞心，心中疼热，饥而不欲食，食则吐蛔，下之利不止。此中消渴者，非糖尿病，或如五苓散证之消渴等皆非。三消者，上消病位为甲状腺，中消病位为胰脏，下消病位为肾。此是口干而不欲饮，舌无苔而平滑，晨起舌粘于上腭者。此是厥阴消渴，肝已硬化，肝门静脉已堵之象。此等人，夜不欲眠，乃肝病，不可与凉药败火，宜温化。气上撞心者，心中不舒，气不守中也。疼热者，心中发热也。饥而不欲食者，是脾犹可而胃病，以厥阴影响少阳，进而达于胃也。吐蛔者，以内寒故，大肠无火气，故虫欲上行寻暖气也。

厥阴症状：①忽热忽冷，特点是热几天，冷几天；②手足逆冷，以阴阳经气不通也。

第二节　厥阴病热厥胜复辨

第336条：伤寒病，厥五日，热亦五日。设六日，当复厥，不厥者自愈。厥终不过五日，以热五日，故知自愈。

●热厥胜复，即低热两三日，又冷两三日。此厥阴之病象。厥为阴阳气不能顺接，故气脉不能出于井穴，因而肢体寒也。

第342条：伤寒厥四日，热反三日，复厥五日，其病为进。寒多热少，阳气退，故为进也。

第341条：伤寒发热四日，厥反三日，复热四日，厥少热多者，其病当愈；四日至七日，热不除者，必便脓血。

●论冷热之辨进退。寒多为进，热多将愈。不厥自愈。厥阴病之人，不堪久热，故便脓血也。

第331条：伤寒先厥，后发热而利者，必自止；见厥复利。

●此段须明冷与利之关系。

第334条：伤寒先厥后发热，下利必自止，而反汗出，咽中痛者，其喉为痹。发热无汗，而利必自止；若不止，必便脓血；便脓血者，其喉不痹。

喉痹，症状表现即咽痛。其因有多种。如心衰者之少阴喉痛，不可与凉药，应用麻黄附子细辛汤。肝为青龙，肺为白虎，心为朱雀，肾为玄武。亦有喉痹汤，即小青龙汤加玄参、麦冬、甘草、桔梗，治疗阴虚之咽喉痛，亦可竟用玄参、麦冬、甘草、桔梗，再加荆芥、防风、金银花、连翘等。例方：麻黄2g、桂枝2g、杏仁10g、生姜两片、干姜2g、熟附片[先]8g、炒芍药 10g、细辛 2g、五味子 3g、法半夏 10g、生石膏^(先)30g、黄芩 10g、浙贝 5g、玄参 20g、麦冬 10g、桔梗 20g、甘草 10g、荆芥 5g、防风 5g、金银花 10g、连翘 10g。

某些咽痛不可发之。如白喉忌表，必服养阴清肺汤。厥阴主要治以温化。上方中麻黄、桂枝即温化，玄参、麦冬、甘草、桔梗即治咽炎清解排脓，荆芥、防风解毒。此处辛温辛凉合用，再加生姜，即成一新药也。

又麻黄升麻汤亦可治咽痛之症。少阴之咽痛用麻黄、细辛、附子；上火用玄参、麦冬、甘草、桔梗或养阴清肺；外寒重用小青龙汤；厥阴喉痹用喉痹汤；无阳之人用麻黄升麻汤，切不可用凉药。如血液病将死之人，口烂者当以麻黄升麻汤治之。

又，喉咙与肛门相通，正如囟门与魄门相通。因而治疗直肠息肉时可有咽痛。直肠息肉者，其人大便上有缺缝，或带血。王慈臣先生治法：雄黄 3g、生艾叶 20g、防风 10g、苍术 10g、羌活 10g、荆芥 10g、川芎 10g。艾叶以下六味，撒炭火盆上，雄黄粉撒于药上，以布围腰，令熏肛门。此时或有咽痛，此毒气上升也，当以醋水漱口可解。其后三日大便仍有药味也。同时当内服解毒之方：荆芥、防风、苍术、羌活、紫苏叶、芦根、大腹皮、蝉蜕，脾胃虚者加四君子汤。此中大腹皮即槟榔之外壳，蝉蜕南方用蝉花，此二药可令息肉脱落。服后检查便中，可见息肉脱落也。鼻息肉亦用此方可令脱落，不必熏。外用玉丹点治之。鼻深处之息肉，用青鱼苦胆干粉吹入鼻中，令其喷嚏可使其出。水蛭钻入鼻孔者，亦可用此法。

第三节　厥阴病寒热错杂证治

一、干姜黄连黄芩人参汤证

第 358 条：伤寒，本自寒下，医复吐下之，寒格，更逆吐下，若食入即吐，干姜黄芩黄连人参汤主之。

第 359 条：下利，有微热而渴，脉弱者，今自愈。

●食入口即吐，寒重也。干姜黄连黄芩人参汤，治寒格吐逆。

二、麻黄升麻汤证

第 356 条：伤寒六七日，大下后，寸脉沉而迟，手足厥逆，下部脉不至，喉咽不利，唾脓血，泻痢不止者，为难治，麻黄升麻汤主之。

●麻黄升麻汤：麻黄、升麻、当归、知母、黄芩、玉竹、芍药、天冬、桂枝、茯苓、甘草、石膏、白术、干姜。此治厥阴病厥而唾脓者。

此方即白虎汤加麻黄、桂枝、干姜、白术、茯苓等，用升麻提升也。厥阴病不可用麻黄附子细辛汤，以阴伤故也。方中知母清肾热，加石膏为白虎汤，可治尿血。

此方很重要，可治腹泻、手足冷、喉烂等症。此即肿瘤晚期之象也，可用此方。

第四节　厥阴病热化证治

厥阴寒证多，以温化为主。然有热者，亦可清之。

一、白虎汤证

第 350 条：伤寒，脉滑而厥者，里有热，白虎汤主之。
●外寒厥，里有热，可用白虎汤。

二、白头翁汤证

第 370 条：热利，下重者，白头翁汤主之。

第 371 条：下利腹胀满，身体疼痛者，先温其里，乃攻其表。温里，宜四逆汤；攻表，宜桂枝汤。

第 373 条：下利，谵语者，有燥屎也，宜小承气汤。

●白头翁汤（白头翁、黄柏、黄连、秦皮）治热利下重，下利而欲饮水者。白头翁逐瘀血、止腹痛；黄柏、黄连泻火。

周潜川先生云：白头翁可调整血运，使下焦脏器充血，血行良好，故活血补肾。治里急后重。妇科亦可用之，在八珍汤中加普通补肾药和少量白头翁，每服药用 5g 为引，即可延缓妇女子宫萎缩。此方中必须加麦冬、黄柏等清肾火药，否则易生乳腺癌。

三、小柴胡汤证

第 378 条：呕而发热者，小柴胡汤主之。

第 379 条：伤寒大吐大下之，极虚，复极汗者，其人外气怫郁，复与之水，以发其汗，因得哕。所以然者，胃中寒冷故也。

●此条疑是他章错简。然呕而发热，少阳弦脉者可用小柴胡汤，浮脉应用麻杏石甘。此症乃小儿多食致胰管堵塞，则腹痛而呕，是少阳证也。

先天性肌萎缩，实是胰脏之病也。呕而发热，即胃肠型感冒，当以大柴胡汤或小柴胡汤加石膏，或少食可愈。

四、小承气汤证

第 373 条：下利，谵语者，有燥屎也，宜小承气汤。

第 374 条：下利后，更烦，按之心下濡者，为虚烦也，宜栀子豉汤。

●从热化也。

第五节　厥阴病寒化证治

一、冷结关元证

第 340 条：病者手足厥冷，言我不结胸，小腹满，按之痛者，此冷结在膀胱关元也。

●病发于阳为结胸，病发于阴为痞。

少腹痛，如糖尿病后期，治以苓桂草枣汤、桂枝汤、平胃散（苍术、厚朴、陈皮、炙甘草）或香苏饮合桂香平胃散：香附子 20g、紫苏叶 2g、当归 10g、白芍 10g、生甘草 10g、桂枝 2g。此方也治月经痛，处方中不必加桂枝和平胃散，但加之效果更好。重病再加麻黄附子细辛，或加入金匮肾气丸。亦可治手术后腹痛者。

二、下虚戴阳证

第366条：下利，脉沉而迟，其人面少赤，身有微热，下利清谷者，必郁冒，汗出而解。病人必微厥。所以然者，其面戴阳，下虚故也。

●冒与眩不同：眩者，眩运也，此胃气不降，气机不得下达也；冒者，虚阳上越，时时冒昧。眩与冒有时同见，眩轻而冒重也。

三、哕逆腹满证

第380条：伤寒，哕而腹满，视其前后，知何部不利，利之则愈。

●哕者，冷吐也，宜吴茱萸汤。前后者，发病之前后、身之前后、二便等。当详研之。

四、除中证

第333条：伤寒脉迟六七日，而反与黄芩汤彻其热。脉迟为寒，今与黄芩汤复除其热，腹中应冷，当不能食，今反能食，此名除中。必死。

●除中证。久病之人，忽然多食，腹泻者，俗名倒肠子，须注意。此虚火上升之象也。古《胎胪药录》《颅囟经》等多缺。然民间尚有，所谓"礼失而求诸野"。

五、蛔厥证治

第338条：伤寒，脉微而厥，至七八日肤冷，其人躁无暂安时者，此为藏厥，非蛔厥也。蛔厥者，其人当吐蛔。今病者静，而复时烦者，此为藏寒。蛔上入其膈，故烦，须臾复止，得食而呕又烦者，蛔闻食臭出，其人常自吐蛔。蛔厥者，乌梅丸主之。又主久利。

●蛔厥，治以乌梅丸。乌梅抑蛔，蜀椒麻醉蛔虫，其余皆温化药。看其患者平时是否拉虫、吐虫，翻开口唇，唇齿沟中有小泡如米粒者为有虫，面有白色冷饭疤，瞳仁一大一小，脉一大一小，睡中咬牙、肛痒者，皆是虫象也。

乌梅丸是安蛔之药。欲驱蛔者，可以杀虫药，亦应清热。以热极生风，风极生虫故也。小儿应少吃焦香之物，否则肠中聚热太多，以炒食中含潜热也。驱虫药：使君子10～15g、香榧子10～15g、川连2g、川楝皮5g、贯众 6g、乌梅 3g、（百部 6～9g、白蔹 5g、石榴皮 9g、鹤虱 3～9g）、焦槟榔 5～10g、生甘草 5g、葱白二寸。驱蛔时，不用百部、白蔹等驱线虫药。石榴皮苦，小儿不用，鹤虱不易买到。葱白者，防虫识药也。因寄生虫乃灵物，其意识与人通，药下则低头或倒挂，加葱白则虫以为是食物而食之。此方两煎去渣分三次服，有虫则拉，无虫则吸收不见。早晨服后勿进他食，以大葱煎鸡蛋煎至火候稍老食之佳。晚饭后与次日晨再饮之。

绦虫亦可驱之。其法：先吃炒南瓜子四两，再饮生槟榔四两所煎之水，若虫欲缩回，速饮芒硝水可下之。因槟榔只能麻醉其后一半，南瓜子才能麻醉其前一半。欲排者加芒硝水服之。

六、当归四逆汤证

第 351 条：手足厥寒，脉细欲绝者，当归四逆汤主之。若其人内有久寒者，宜当归四逆加吴茱萸生姜汤。

● 当归四逆汤证，此方亦重要。时珍曰：脉沉细弱者，急宜温补。即以此方。歌曰：当归四逆归桂芍，细辛甘草木通酌。或加大枣治阴厥，阳虚无汗由血弱。温经通脉避姜附，助阳过剂阴反灼。

《伤寒论》的主要心法，即"存津液"。无论治何病，应保住其元气。是故不过发于表。如青城十四味中，阴虚加熟地黄，血虚加当归，气不下行加牛膝，气不上升加柴胡，卫气不固加生黄芪。故若不知此加减法，徒服麻黄附子细辛，则易生成瘾。故应加阴药。故十四味中，麻黄、附子、细辛加小承气加八珍加薏苡仁、泽泻、车前子，以玄明粉为药引以制上火，以生龙骨、牡蛎收敛；夏日加干姜，秋冬可不加。以秋冬养阴，春夏养阳也，如《素问·四气调神大论》所云。故酒色财气，秋冬宜少。天寒乃发情之期，但此时应避免纵欲，平心静养。以丹道家云"顺成人逆成仙，只在其中颠倒颠"故也。用药亦然，"必先岁气，勿伐天和。"冬日不可伤津液，免春生温病也。如心脏病人晚上饥饿、无眠，若每夜吃后睡，则老年胃、胰俱伤矣。失眠也不可用安眠药。其余当归、牛膝、柴胡、生黄芪等加法如前。然生黄芪不可久用，否则气过于固，腹胀不欲食，以其汗不出故也。若尿亦不通，则禁用之。尤其肾炎不可用。以肾炎当"开鬼门"令毛窍排汗、"洁净府"令玄府尿路通畅，黄芪则反是。

　　十四味者，可配与患者吃，然勿为成药卖，否则易伤人也。故年老虽不能离开强壮剂，然久用需解毒。故药非上品也。若十四味服用过多，血枯成风，身起血风疮而痒，当易之以解毒之方：三三饮（生黄芪 20g、当归 10g、金银花 20g）加灵参丸（威灵仙 10g、苦参 3～5g、胡麻仁 10g、枳壳 3g）、肉桂 1g 以除虚火，大青叶 2g 以清血热、止痒，甘草 10g。此方亦治风疹疙瘩、荨麻疹等。如晋人服五石散（又称跑散）中毒，身痒、生虱者，此因热药久服，或激素、补血药久用，无明火生，可以暴卒。此证可以此方治之。阴虚者加熟地黄。

　　荨麻疹初起，先用下方：荆芥、防风、羌活、苍术、紫苏叶、芦根、陈皮、大青叶、四物汤。外用生艾叶或路路通（即三角枫树籽）煎水洗之，可治各种痒症。此中紫苏叶、芦根是解毒剂。若食腐败海味中毒，或食河豚中毒，以二味煎水灌之可治。虚证者，服此方后，次服前三三饮加灵参丸方。此中生黄芪固表，当归补血，金银花解毒，威灵仙、牛膝可治老人走路不稳，故威灵仙又称铁脚威灵仙，其根硬如铁丝者效。阳明多气多血，故阳明是气血之主，气血虚者先补阳明耳。故泻气血亦当先由阳明始。苦参即凉血，泻阳明，清阳明热。身生痒疮、头生红肿者，应以苦参治。亦可以之洗疮，然不可久用，否则皮烂。胡麻仁甘以缓之，平人气。以胡麻炒加盐，可为调料，食之人不急躁，亦可脱敏。枳壳泻气，以止人痒。肉桂引火归元，强心固表，令心肾相交。大青叶凉血，可常服。四物汤加大青叶，称大青四物汤，可治皮肤病如紫癜风。紫癜风者，是血气亏，以大青四物汤可治，尤以血热者效。脚筋骨痛，以越婢加术汤从湿热治者，可加大青叶，胜雷公藤而少副作用。

　　上述之证，实证用两方交换，虚证以三三饮加灵参丸方。外洗者，亦可用玉丹，或路路通中加香油止痒。风疹者，应少吃鱼虾，勿饮酒。有需 1～2 年方愈者，此以虚故，勿急也。令外洗之可。或每晨饮香油一勺，可以止痒。痒疮烂破者，以磁石在沙中划，吸黑色尘粉小半碗，复以粉碎机打为细末，以香油调后外敷，久洗久用，可以治之，令收口也。

　　麻风病人亦可用三三饮加灵参丸方治之。其人耳大、狮面，身痒不止。艾滋病身痒者亦可用。麻风病人方中又加酥龟甲，再与朱砂共为末，加于上方中冲服。酥龟甲制作方法：龟甲于火上烤热，刷上米酒汁，再烤，反复几次则酥。然此方仅可止痒，不能去毒。可再于上方中加入桃仁、酒军，令毒由血中排出。诊麻风病人时，不要对面出气，或预先在鼻中吸入香油；诊归时用玉丹水洗鼻后由口吐出。手亦不可乱摸，要洗净，换衣。

十四味，亦称大将军汤十四味，青城十四味，其简化之六分散可以介绍。此方必须同前述加减之法，以免伤身。以十四味为末，称晒散，可防暑也。麻黄附子细辛汤、麻黄升麻汤等，均可治疗癌症。

七、当归四逆加吴茱萸生姜汤证

第352条：若其人内有久寒者，宜当归四逆加吴茱萸生姜汤。

●此即后世处方所谓"水酒各半煎之"之法，古方用酒系当黄酒，即酿造酒，非近世蒸馏酒。

八、四逆汤证

第353条：大汗，若大下利而厥冷者，四逆汤主之。

●四逆汤，有厥有逆者方用。逆者无脉。合谷中脉称庚金脉，可诊大肠。逆者，离经脉、庚金脉俱无也。四逆过肘膝者，难治。青灵脉无者，速死。

唇缩露上齿者，称唇不包齿，是津液已亡之象，心肾衰也。

九、吴茱萸汤证

第378条：干呕，吐涎沫，头痛者，吴茱萸汤主之。

●吴茱萸汤证。此治胃寒，食则吐；少阴吐利，手足逆冷，烦躁欲死；或干呕，吐涎沫，头痛者。多是死证。可治与否，看四肢逆否。

十、茯苓甘草汤证

第356条：伤寒厥而心下悸，宜先治水，当服茯苓甘草汤，却治其厥。不尔，水渍入胃，必作利也。

●茯苓甘草汤证，心下动触称心下悸。

十一、厥逆灸法

第349条：伤寒，脉促，手足厥逆，可灸之。

●灸法。手足厥逆，脉促，灸太冲。太冲在足大趾次趾之间，缝上一寸处动脉即是。此脉称太冲脉，可视冲脉之气足否。股之气街即气冲，乃冲脉上行之途。女子至乳，男子达于颜面。冲脉为人之冲气，是肾经之气的一种。冲气不足者，无须，故人中无须。此人无子女或无子。补冲气者，当于补肾气方中加细辛。

汤头之方多为填补法，无有引经药，乃田字诀。故当于汤头方中加一两味引经药，令其经通则有效矣。

第六节　厥阴病禁则

精神病，因有内热故闹，而手足厥者，当攻之，则手足温也。

一、不可攻表

第335条：伤寒一二日至四五日，厥者必发热，前热者后必厥，厥深者热亦深，厥微者热亦微。厥应下之，而反发汗者，必口伤烂赤。

●此条有误用者。如《北京、太原乙型脑炎治疗经验总结》云：厥有热厥、寒厥。热厥可攻，寒厥当用四逆汤、当归四逆汤之类。

二、呕家有痈脓不可治呕

第376条：呕家，有痈脓者，不可治呕，脓尽自愈。

●呕脓者，知呕由内有脓故。故治脓则呕愈。可用扶正药，六分散加芒硝可治。

有方名太和丸者：桂枝汤加荆芥、防风、金银花、连翘加八珍汤、黄芩、黄连、五子衍宗（枸杞子补肾、五味子补肺、菟丝子补水、覆盆子补膀胱、车前子滋阴利尿也）、泽泻、甘草为丸。此方中，桂枝配金银花、黄芩，可以解毒、愈伤，其胃、肝脓疡者，亦可治之。先以汤药之浓，再为丸，缓服可愈。又手术后伤口不愈者，可以三三饮治之，故上方中可加黄芪。

第七节　厥阴病辨证

一、厥阴病欲愈脉候

第 327 条：厥阴中风，脉微浮为欲愈，不浮为未愈。

●厥阴中风，为肝病之人，风邪直中耳。脉浮者，正气将胜也。

二、愈与不愈

第 339 条、329 条、360 条：伤寒热少微厥，指头寒，嘿嘿不欲食，烦躁，数日，小便利，色白者，此热除也，欲得食，其病为愈，若厥而呕，胸胁烦满者，其后必便血。厥阴病，渴欲饮水者，少少与之愈。下利，有微热而渴，脉弱者，今自愈。

●三阴病，脉不可大，而有神、有根者，为佳；脉大者，为病进。脉不在大小，第一为有神气，即与常人差不多；第二为有根，即重按不绝。

第 367 条：下利，脉数而渴者，今自愈。设不差，必清脓血，以有热故也。

●此热已升，脉数，故云自愈。但不愈则便脓血也。

第 365 条：下利，脉沉弦者，下重也；脉大者，为未止；脉微弱数者，为欲自止，虽发热，不死。

●微弱，无神无根亦不可。

第 348 条：发热而厥，七日下利者，为难治。

●发热而厥不能返温，此属厥阴为难治，发热而手足返温，此转阳明为欲愈。

第八节　厥阴病死候

第 343 条、344 条、345 条、346 条、362 条、368 条：伤寒六七日，脉微，手足厥冷，烦躁，灸厥阴，厥不还者，死。伤寒发热，下利厥逆，躁不得卧者，死。伤寒发热，下利至甚，厥不止者，死。伤寒六七日不利，便发热而利，其人汗出不止者，死，有阴无阳故也。下利，手足厥冷，无脉者，灸之。不温，若脉不还，反微喘者，死，少阴负趺阳者为顺也。下利后脉绝，手足厥冷，晬时脉还，手足温者生，脉不还者死。

●此条厥逆双全。晬时者，一个时辰。

《金匮要略·水气病脉证并治》"大气一转，其气乃散"。胸膈间之气通，则其下之气亦通也。

第八章　霍乱病与阴阳易

第一节　霍　乱　病

第 382 条：问曰：病有霍乱者何？答曰：呕吐而利，此名霍乱。

●呕吐而利，为湿霍乱。不吐不利，而腹痛呕里急者，为干霍乱，亦名吊脚痧，4～8 小时即死。其毒气令人周身麻痹而死也。

平人水津由胃肠四布，霍乱者全身水倒还入肠，故脱水，抽筋。

霍乱初起无药者，急与霍香正气丸两丸可愈。或摔破瓷碗，以其钝而锐之片缚于筷子上，缚其股，以之刺委中静脉、舌下静脉出血可愈。

新中风者，以三棱针刺舌下血管放血可减轻。旧中风者，偶尔放血亦有用，然手脚须快。练习方法：可以针刺连有七彩旗帜之线，指令以刺之，以此练习手法。中指一二节间有静脉者可刺之放血。中指尖为鬼哭穴，不可轻刺，否则易死人。

第 385 条：恶寒脉微而复利，利止亡血也，四逆加人参汤主之。

●加人参此为养阴生津。

第 390 条：吐已，下断，汗出而厥，四肢拘急不解，脉微欲绝者，通脉四逆加猪胆汁汤主之。

●吐下已断，即不吐不下。此处所载皆霍乱后期之治法。

第二节　阴阳易差后劳复

第 392 条：伤寒阴阳易之为病，其人身体重，少气，少腹里急，或引阴中拘挛，热上冲胸，头重不欲举，眼中生花，膝胫拘急者，烧裈散主之。

●阴阳易。裈音昆：或作裩。阴阳易证，可用温经回阳法。

第393条：大病差后，劳复者，枳实栀子豉汤主之。

●差后劳复。劳复者，用枳实栀子豉汤。

第394、395条：伤寒差以后，更发热，小柴胡汤主之。脉浮者，以汗解之；脉沉实者，以下解之；大病差后，从腰以下有水气者，牡蛎泽泻散主之。

●牡蛎，为钙、磷盐，碳酸钙、磷酸钙之合剂也。牡蛎特点是守而不走，是收敛剂，不能发汗，利尿。外感未解，妇人产后，不可用之。妇人产后应用十全大补丸。因产前宜凉，产后宜温，用温化补气之类。产前若用热药，则动胎，易引起小产、死胎、心中烦，以其内热重也。

牡蛎泽泻散，加附子、芒硝，治小儿脑水肿囟门开者。

第396条：大病差后，喜唾，久不了了，胸上有寒，当以丸药温之，宜理中丸。

●喜唾者，脾虚，以涎为脾之液。

第397条：伤寒解后，虚羸少气，气逆欲吐，竹叶石膏汤主之。

●此伤寒后气亏。其人舌起芒刺，水亏也。以竹叶石膏汤主之。

血痹：桂枝10g、黄芩10g、白芍10g、生姜、甘草、大枣，治肢冷、血虚。桂枝汤加黄芩，称阴旦汤。如桂枝2g、黄芩10g、金银花10g、甘草5g共煎，可补虚、解毒、清热。

皮肤病：土茯苓加桂枝。

下篇
廖厚泽遗论及后学论文合编

医学伦理学

廖厚泽

（一九八四年元旦于北京市文史研究馆）

第一章 前 言

一、概说

所谓"伦理学"（ETHICS），简短地说，就是某种道德标准（其实伦理学应该是获得某种道德所必需的学问。例如，儒家的伦理学，不仅是五常，而且包括获得五常的天命观或性理学之类。不通天命或性理，则难明五常之哲学基础），而所谓"医学伦理学"就是一个医生的道德，古称"医德"。它的主要内容不外乎：什么是一个医生应该做的；什么是一个医生不该做的。作为医疗队伍的每个成员，都应该有为国家民族建设效力的愿望；为医疗事业献身的品质；以及为祖国和世界人民服务的情操和技能。知此了此，始足以言医，否则不但达不到以上要求，反而还要给社会和人民带来许多痛苦和危害。

我国是世界上历史悠久的文明古国，有着灿烂的古代和近代文明，在我们这个国度的各族人民之中，产生过许多载入世界史册的"真人、至人、圣人、贤人"（引《素问·上古天真论》语）。在我国固有道德文化——"黄老学说"（指黄帝和老子的学说）的启发和照耀下，我们祖先在生生不息的漫长岁月、生产劳动以及与疾病作斗争的过程中孕育出了具有独特理论体系的祖国医学，而它的"医德"部分也具备着它"与生俱来"的独特内涵。如果我们把传统文化宝库里的经、史、子、集和中医经卷诸子百家里有关医德的篇章和警句，系统地加以摘抄，就篇幅太大了，本文就涉及医德的几个主要方面加以征引，并试着提出个人的一些见解，以供参考。

二、古代医德可以继承吗？

这虽是一个饶费口舌的问题，但也还是一个逻辑简单又容易解答的问题。周一谋先生在他编著的《历代名医论医德》一书中作了一些解释。他说，"回答是肯定的。即使是一般的传统道德，尽管带有阶级和历史的局限性，但其中也有许多优秀的东西值得继承。至于医德，情况更不相同了，它是一种职业道德，其根本出发点是忠于医生的职守，竭诚尽智地为救治患者效力。虽然也受时代和阶级的影响，但比较起来，他的人民性更为突出，对于传统医德不仅应当加以继承，而且须努力予以发扬。大家知道，社会主义医疗道德的基本原则是：忠于人民的健康事业，全心全意为人民服务，也可以说是对人民群众极端热忱、极端负责，对医疗技术精益求精，这些原则并非从天上掉下来的。观今宜鉴古，无古不成今，我们今天的优秀医德，正是在继承前人精神文明成果的基础上发展起来的。"

以上解答基本是可以的，已经注意了时代局限性和不同阶级的问题。但从逻辑上值得补充的是，众所周知，自然科学，它本身是没有阶级性的，按近代科学家的看法，自然科学不仅是物质科学，而且也包含精神科学和信息科学。所谓医德或医学伦理，正是从医学实践中"升华"出来的精神科学，亦即精神文明。只要它在哲学上无法证明是某一阶级的专利品，那么它同样也是没有阶级性的，如果某些所谓的医德，它明文宣扬封建，或者带有浓厚的唯心成分，自然不在我们所要继承和发扬的范围之内。如果它确实是古代某些自食其力的医家用血和汗谱写出来的精神结晶，而同时又具有高度的正确性与实用性，我们有什么理由批判、贬低它呢？谁能说秦国的太医令李醯刺杀扁鹊是对的呢？谁能说人民为张仲景、李时珍等伟大医学家树碑立传是错误的呢？问题在于如何正确地加以看待。

三、医德非天生，而是可以学习的

晋代隐士，《太玄经》的作者杨泉在《物理论》中说："夫医者，非仁爱之士不可托也，非聪明理达不可任也，非廉洁淳良不可信也，是以古之

用医，必选名门之后。其德能仁恕博爱，其智能宣畅曲解，能知天地神祇
之次，能明性命吉凶之数，处虚实之分，定逆顺之节，原疾疢之轻重，而
量药剂之多少，贯微达幽，不失细小，如是乃谓良医。"（南齐·褚澄的《褚
氏遗书》中，也有同样的论述）这说明一个医生要具备（并非完全与生俱
来）仁爱、聪明、廉洁之德；又要有辨证解惑之智，然后才能依据疾症之轻
重，斟酌药量之多少，成为一个德才兼备的医家。至于"用医必选名门之后
裔"一说，把后天通过艰苦学习完全可以学好的东西，与一个人的门第生硬
地结合起来，则欠允妥。不能把良好的医德与精湛的医技看成高不可攀的
玄学，或是与生俱来，令人望而生畏，失去学习的信心。又如清代医生叶
天士说"医可为而不可为，……吾死，子孙慎勿轻言医"（沈德潜《叶香岩
传》及赵尔巽《清史稿》）。这样的见解，对警示医途后学要注重医德的锤
炼与医技的提高，是可以参考的。但对于医学这门本来是"可学"而又是
"可为"的学问来说，应当是既不"轻言"，而又不可"不言"，才是全面的
做法。

所以医德（例如以上所说的仁爱、聪明、廉洁等项）以及医技（疗疾、
使药等项），乃至世界上任何高超的伦理道德与技术，都不是天生的，是通
过艰苦钻研而学到手的，首要问题在于正确人生观的确立，儒家主张"有教
无类"，人人皆可成为圣贤，对于培养一个好医生，当然也是如此。

四、章次

为了方便阅读，以下分《德篇》与《道篇》两个部分来介绍。限于篇
幅，对于古代医家的传记或业绩，不全文抄录，而只作征引。

第二章　德　篇

一、割股之心，活人济世

医生对患者，要有"割股之心"，才能去活人济世。按《鄞县志》记载，
民间有些对父母孝顺的子女，当其父母病重，久治无效，诸医束手的情况

下，看到唐代《本草拾遗》中记载有"人肉可疗羸疾"的记载，出于对至亲的真诚感情，从自己腿上或臂上割下一块肌肉，不让父母知道，煎汤侍奉父母，相信这能治病，以尽自己的心意。这本是一种不值得提倡的风俗（李时珍对此有严厉批判），但在医学里，借这个词汇，教导医生认识"医乃仁术"的深刻含义，希望医生对患者也要有"割股之心"，是非常生动感人的。古代医家，在这方面作出了许多光辉的典范，值得学习。

汉代医家，"医圣"张公仲景在《伤寒论·序》中的感慨，就看出他一生以医学为己任的崇高愿望。曰："观今之医，不念思求经旨，以演其所知，各承家技，终始顺旧。省疾问病，务在口给，相对斯须，便处汤药。按寸不及尺，握手不及足，人迎趺阳，三部不参，动数发息，不满五十。短期未知决诊，九候曾无仿佛；明堂阙庭，尽不见察，所谓窥管而已。夫欲视死别生，实为难矣。"再看他的从医经过，也可以看出他那种爱人如己，推己及人，由于对家族的赤诚关心，从而关心世间一切病家疾苦的真挚感情。曰："余宗族素多，向余二百，建安纪年以来，犹未十稔，其死亡者，三分有二，伤寒十居其七。感往昔之沦丧，伤横夭之莫救，乃勤求古训，博采众方……为《伤寒杂病论》，合一十六卷。"从这样一部"理、法、方、药"俱备的鸿篇巨著，就可以看出他在"勤求、博采"的过程中，要花去多少心血和汗水，要付出多少年华，如果他不是一个仁心、仁术俱备的医家，要做出这样的成就，是难以想象的。

唐代医家孙思邈在其《备急千金要方》开篇写道，"凡大医治病，必当安神定志，无欲无求，先发大慈恻隐之心，誓愿普救含灵之苦""见彼苦恼，若己有之，深心凄怆，勿避险巇、昼夜、寒暑、饥渴、疲劳，一心赴救，无作工夫形迹之心。如此可为苍生大医，反此则是含灵巨贼。自古名贤治病，多用生命以济危急""其有患疮痍、下痢，臭秽不可瞻视，人所恶见者，但发惭愧凄怜忧恤之意，不得起一念蒂芥之心"。相传他家中施借枕席，接待许多远道而来求治的这类患者。还说："人命至重，有贵千金，一方济之，德逾于此。"所以把自己那部著作，命名为《备急千金要方》。因有此心此行，《备急千金要方》流传甚广，已成不朽之著。

又如北宋医家唐慎微，一生也是"寒暑风雨不避"地为人治病。金元四家之一的朱丹溪，"弃举子业而致力于医，迎候者无虚日，有请无不即往，虽风雪载道，亦不为止。仆夫告痛（注：仆人见此情景，代向患者诉说丹溪先生劳顿难支），谕之曰（注：丹溪谕之大义）：疾者度刻如岁，而欲自逸耶？其困厄无告者，不待其招，注药往赴之。虽百里之远弗惮也。"（宋濂《丹溪先生墓志铭》）。明代医家王肯堂在《证治准绳·自序》中说："范文正（仲淹）公未达时，祷于神，以不得为良相，则为良医。因叹古君子之存心济物，如此其切也。"清代医学家费伯雄于《费氏医书》说："我欲有疾，望医之相救者何如？我之父母妻子有疾，望医之相救者何如？易地以观，则利心自淡矣。"

二、作风清廉，不图报酬

古代很多医家，非常廉洁淳良，一生只求温饱，不图荣华富贵，视钱财若粪土，视仁德胜生命，乐善好施，用自己的德行，谱写了许多绚丽的篇章。是什么哲理和动力驱使他们这样做的呢？据《神仙传》记载，三国时期，有个叫董奉的人，居庐山务农，为人治病，不取报酬，患者愈后，只要求在其住宅前后，种植一两棵杏树，以为纪念，日久杏树成林，每年货杏得谷，赈济贫苦，或资助旅途乏资之人，每年二万余人次。又据《列仙传》记载，西汉文帝时，在今湖南郴州，有个人名苏耽，出门远游之前，把一个治疗瘟疫的处方交给他的母亲，并托咐说明年将有瘟疫，取庭中井水一升，井边橘叶一枚，煎服立愈，后果然求水、叶者远至千里，皆应手而愈。以上两则故事，一直鼓舞着我国历代医家，并传为佳话，故现今中药铺门前的匾额上常写有"杏林春暖，橘井流芳"的字样，典故即出于此。

范晔《后汉书·方伎列传》中记载：乞食人间的涪翁，其再传弟子郭玉，汉和帝时官至太医丞，仁爱不矜，为人治病"虽贫贱厮养，必尽其力"。目的只在为人解除痛苦，从不计较报酬。唐代医家孙思邈曰："医人不得恃己所长，专心攻略财物。"北宋医家唐慎微，为人治病，不取分文，只要求患者告诉一两个验方，后来他编纂一本《经史证类备急本草》，又经后人扩充为三十卷，共收药物 1 746 种，附方近 3 000 首。其中许多验方，就是当年患者抄给他的（宋·宇文虚中《书证类本草后》）。

北宋医家庞安时，"为人治病，率十愈八九，踵门求诊者，为辟舍居之，亲视饤（音丁，食物也）粥药物，必愈而后遣；其不可为者，必实告之，不复为治。活人无数，病家持金帛来谢，不尽取也。"（《宋史·庞安时传》）。《医镜》赞之曰："轻财如粪土，而乐义耐事如慈母。"金代医学家李东垣，也是一个乐善好施、不重钱财的医家。元·砚坚的《东垣老人传》记载："泰和中岁饥，民多流亡，君极力赈救，全活者甚众。"罗天益从李东垣学医，第一次见面时，李就问罗："汝来学觅钱医人乎？学传道医人乎？"罗回答说："亦传道耳。"这才收他做弟子。

元代儿科医学家曾世荣，"药饵所施，百不失一，未尝以病家之贵贱贫富而异用其心，或遇窘乏之太甚之家，亦随力捐资，济其膻粥，以故全活者众。"（罗宗之序曾氏《活幼心书》）。明代李时珍，为人治病，"千里就药于门，立活不取值"。明代医家李梴在其《医学入门》一书中强调医必先通儒学，并说："病愈而希望贪求，不脱市井风味者，欺也。"明代医家龚廷贤在其《万病回春》中写道："凡病家延医，乃寄之以生死，理当敬重，慎勿轻藐。贫富不在论财，自尽其诚，稍亵之则非重命者耳。"清代医家费伯雄，在其《费氏医书》中说："欲救人而学医则可，欲谋利而学医则不可。"

笔者的启蒙老师，湖北兴山县老中医王慈臣先生，学富五车，会通三家，行医从不取值，病家务有所酬，亦坚拒收，除大革命时期曾一度被推为县人民委员会"首事"，生活一直靠亲朋供养。尝诲余曰："学医首当克守清素，饿死是自己的事，不能亟于治生，而在病人头上打算盘。须知：衙门的钱，不是钱；买卖钱，只是隔夜钱；下苦力的钱，才能万万年。"从其学医，必须拜天铭誓，否则不教，享年八十余岁，无疾而终。诸如此类，不及赘述。但也有个别医家，其行持本质与此一致，而具体见解稍有不同。如我见一位中医，学识与技术相当高明，为人治病，也基本做到不计跋涉，不避风雨，施治也极认真，取费也不太高，不论病情如何，不搞敲诈勒索。但求他治病，每次必须如数付足诊金，富者少一文也不行，贫者可以酌减，哪怕一两个铜板也行，但若不付钱，绝不施诊，这是他的"规矩"。因此，在旧社会一些赤贫无告的人，难免对他有些意见，乡里父老也认为他太固执，论说纷纭。亲朋问他何苦如此，他笑答曰：我何尝不懂医德是怎么回事呢？我是故意把我与患者之间的关系搞成商品关系的。病若好了，我从心理上不想患者额外的报酬，患者也不必额外领我的情，见面可以仰头而过去，省去客套；另外，也可免得一些"信医不信药，信药不信医"的患者或那些根本无病的权贵们伸手要你去候脉说说消遣解闷，无端地麻烦医生；更重要的是怕患者敷衍医生——明明是我医治无效，但病家不便直说，甚至编造一些说辞来敷衍我，那样怎么总结心得？如果错把无效当作"验案"，以后岂不再害人吗？如果有诊金，无效时他自然改就高明，不致延误病机"好心办坏事"。此其独见，顺便录出，以供参考。这位医生就是湖北兴山县琚坪乡的彭忠德先生。享年八十余岁，无疾而终。

三、不分贵贱，普同一等

孙思邈在《备急千金要方·大医精诚》中，论述了"医乃仁术"之后，随即告诫："若有疾厄来求救者，不得问其贵贱贫富，长幼妍媸，怨亲善友，华夷愚智，普同一等，皆如至亲之想。"北宋医家唐慎微一生为人治病，也是"不以贵贱，有召必往"。南宋《小儿卫生总微论方》（作者佚名）曰："疾小不可云大，易不可云难，贫富用心皆一，贵贱使药无别。"《医镜》载："程衍道，儒而兼医，其医人也，虽极贫贱，便一接手，必端问审详，反复精思，未尝有厌怠之色。"明代龚廷贤《万病回春》也道："医道，古称仙道也，原为活人，今世之医，多不知此义。每于富者用心，贫者忽略，此非医者之恒情，殆非仁术也。以余论之，医乃生死所寄，责任匪轻，岂可因其贫富而我之厚薄！告我同志者，当以太上好生之德为心，慎勿论贫富。均是活人，亦是阴功也。"

以上是说古代医学家，治病不分富贵贫贱，普同一等的一些见解。而金元时期的朱丹溪，在这个问题上，对普通的平民，"有请必往"，而对权贵反而孤傲。例如宋濂在《丹溪先生墓志铭》中有这样的记载："权贵人以微疾来召，见翁至，坐中堂自如。翁诊其脉，不与言而出。使诘之，则曰：'公病在死法中，不出三月，且入鬼录。'顾犹有骄气耶。"我个人对这一记载有怀疑，因为丹溪先生是一位伟大的医学家，兼通宋儒理学，按明代戴良《丹溪翁传》记载，他是朱熹的四传弟子，对于世态，想必是了如指掌的，证诸其医技道德水平，他当然懂得"医者，意也"的哲理；估计他不会因为权贵们有"骄气"这种在医家看来只不过属于"人间是非"的小事，而去对一个

"三月当为鬼"的患者，超越医家的戒律，轻易对其发此"恶愿"的。是故，这段记载，可能是当时民间借丹溪先生的名望，来做影射官场的一种泄愤传说，也可能就是宋濂本人借题发挥之作。是否若此，可以存疑。纵然碰到这种情况，一般医生也都会婉转处理，或谢绝再诊，或建议另请"高明"，或认真处理而谢绝其酬劳，以示愤懑足矣，何必过激。因为纵然权贵，也是患者，其骄态何足与其计较。

四、一心业医，不求宦途

有些医家，出于他的职业观，热爱本职，一心为人民服务，不把医技作为晋身宦途的阶梯。这类医家很多。例如：战国时期的秦越人（扁鹊），一生在民间行医。据《列子·汤问》《史记》《贾谊·新书》等书记载，由于他医术精湛，名震朝野，从"越人入虢之诊，望齐侯之色，居宋而得罪宋君，出亡之卫……"等事迹看，他是一个有很多机会接触社会上层的医生，但当他把虢太子起死回生之后，不居功求官；他在齐桓侯病笃召他治疗时，见事已不可为，逃之夭夭，无意留恋宦门，足见他是位专心业医，而不肯挟技追逐虚荣，一心图谋官职的伟大医家（按：以上所称齐侯，有些注家认为当系蔡桓侯）。

又据《史记·仓公列传》记载：西汉名医仓公（按：即淳于意），得公乘阳庆禁方，医技甚高，曾为中御长信治热病，又为齐中大夫治龋齿等。文帝问他："及文王（按：齐文王刘则）病时，不求意诊治，何故？"对曰："赵王、胶西王、济南王、吴王皆使来召臣意，臣意不敢往。文王病时，臣意家贫，欲为人治病，诚恐吏以除拘臣意也。"（注：除，即升官之谓，拘，束缚也）看来他是一位有机会接触皇帝和王侯的医家，且家境又穷，可是他不因此弃医为官。

三国时期华佗的故事，大家都熟知了。按范晔《后汉书·华佗传》记载：太尉黄琬曾召他为官，他固辞不就。他为广陵太守陈登治病也有奇效。曹操也曾召他，要他常侍左右。但他为人性格倔强，对社会现实不满意，且认为以御医为职业不光彩，因托妻疾，数期不返，操多次召他，又打发县官催他回任，他恃能厌事，犹不肯至。操怒，派人了解，得知其妻病是假，于是逮捕下狱，刑讯问罪，虽然荀彧为他讲情，操不顾，竟杀之，由于他刑前将书卷交与狱吏，吏不敢受，索火焚之。

晋代杰出的针灸学家皇甫士安，青年时代，游荡无羁，后经姊母教育，深受感动，此后"席坦受书，勤不怠，带经而农，遂精典籍百家之言"。有人劝他"修名广交"，他说："非圣人孰能兼存出处，居田里之中亦可以为尧舜之道，何必崇接世利，事官鞅掌，然后为名乎。"魏元帝曹奂即位之初，召他出仕，不赴，其后，晋武帝司马炎几次召他，他均称疾固辞。太康三年卒，时年六十八岁（《晋书·皇甫士安传》）。著有《针灸甲乙经》《帝王世纪》《玄晏春秋》《高士传》等书。

又如晋代医学家、炼丹家葛洪，字稚川，自号抱朴子，"为人木讷，不好荣利"，中年做过官，晚年隐居广东罗浮山，从事炼丹及写作，著有《抱朴子》《神仙传》《肘后救卒方》（后经梁代陶弘景、金代杨用道等先后加以整理，最后定名《肘后备急方》）行世。相传孙思邈一生在今陕西耀县（古称京兆华原）孙塬村行医，德技两赅，名震朝野。据《唐书·孙思邈传》记载，隋文帝杨坚还在北周为宰相时，就召请他出山做官，他称疾不赴，唐太宗时，授给谏议大夫，他仍固辞不受。嘉其高尚，赐号"真人"。唐高宗显庆四年再授官，又固辞。咸亨四年授承务郎，上元元年辞疾请归，特赐良马及鄱阳公主邑司以居之。当时名士，如孟诜、卢照邻等人，均执师资礼事之。元淳初卒，遗令薄葬。他精湛的医技和高尚的医德，给我们留下许多极其宝贵的教益。所以后人对他的评价是："集唐以前医学之大成，开唐以后医学之新风。"所谓"新风"，就是他不仅著述精湛，能言、能写、能倡导，而且在于他能身体力行，把医学伦理思想，用他自己的修行体现出来。这是极其难能可贵的。

再谈明代本草学家李时珍先生的懿行。他十四岁考取秀才，但三试于乡不第，即闭门读书十年，以神仙自居。朱元璋的八世孙，富顺王朱厚焜嬖爱庶妻的儿子，欲废正妻所出者。后来这嫡子病，李时珍处以"附子和气汤"（谐"父子和气"之意）。王悟，仍立嫡子。楚王朱英听说，聘为"奉祠"，掌管王府医疗机构"良医所"。楚王世子暴厥，投药立愈。乃向朝廷推荐，授太医院判（明代太医院副主管），干了一年，他认为太医院无所事事，对发展医学无所作为，辞职回家，著成《本草纲目》。刊行于世之时，他已死去三年了。

以上所列，说明很多古代医家，一心为医学和人民作贡献，淡泊以明志，宁静以致远，无所外求，对于官场仕途，毫无兴趣。但以上这些也应该全面加以理解，今天人民当家作主，则当用新的观点加以对待。况且历史上有些医生，虽然身居官职，但对医学也作了不少卓越的贡献，不可仅仅因为身居官职这样一个侧面，就全面予以否定。例如，黄帝是有熊国君，岐伯等人都是其臣，张仲景也曾官至长沙太守。中医发展到两晋、南北朝、隋唐时期，许多有贡献的医家，大都任职朝中。北齐的徐之才，也曾仕梁，后在北齐封为西阳王，从他的五世祖徐熙以下，到他的兄弟辈，六代人中就有十一位名医，大都活跃于上层社会（见范行准《中国医学史略》）。

此外，撰《集验方》十三卷的北周医家姚僧垣，曾任梁之太医正。唐代医家甄权及其弟甄立言，也是活跃于上层社会的人物。甄权寿过百岁，太宗家访，并赐给寿杖、衣物等。唐代医家张文仲，曾任侍御医、尚药奉御等职，曾奉武后之命修医书。唐代医家孟诜，在其光禄大夫任内，撰《食疗本草》三卷和《必效方》《补养方》等书。撰写《骨蒸灸方》的唐代医家崔知悌，也曾任中书侍郎、户部尚书等职，似此医家兼任官职，官家兼任医职的人物不胜枚举。评论其"行为学"价值，应当全面，不可偏颇。如果当医官，而不认真为医，不努力提高医技，或一心以医技作阶梯，钻营宦途，饱食终日，无所作为，荒废医业，贻误病家，那就应遭诅咒了。

五、谨行慎独，守正不阿

孙思邈《备急千金要方·大医精诚》曰："夫大医之体，欲得澄神内视，望之俨然，宽裕汪汪，不皎不昧。"又曰："夫为医之法，不得多语调笑，谈谑喧哗，道说是非，议论人物，炫耀声名，訾毁诸医，自矜己德，偶然治瘥一病，即昂首戴面，而有自许之貌，谓天下无双，此医人之膏肓也。"

南宋时，有一本儿科专书《小儿卫生总微论方》中也论道："凡为医之道，必先正己，然后正物，正己者，谓能明理以尽术也；正物者，谓能用药以对病也。如此，然后事必济而功必著矣。若不能正己，岂能正物？不能正物？岂能愈疾？"

南宋医家张杲，世祖三代为医，其伯祖张扩，曾受业于庞安时。张杲儒而为医，他集历代医论及医家事迹，编成《医说》十卷，其中记载一个故事，与本题有关，大意是：宣和年间，有一位官僚得病，百治不瘥。后来请到一位叫何澄的医生为他治疗。他的妻子把何叫到密室里说："妾以良人抱病日久，典卖殆尽，无以供医药，愿以身酬。"何澄立即正颜厉色地说："娘子何出此言，但放心，当为调治取效，切勿以此相污。"何澄谨行慎独、守正不阿，全心治疗，不久痊愈。

明代医家陈实功在其《外科正宗》里，提出《医家五诫十要》，兹摘录与本题有关的"第二诫"如下："凡视妇人及孀尼僧人等，必候侍者在旁，然后入房诊视。倘旁无伴，不可自看，假有不便之患，更宜真诚窥睹，虽对内人，亦不可谈，此闺阃故也。"其"第五诫"又说："凡娼妓及私伙家请看，亦当正己，视如良家子女，不可他意见戏，以取不正，视毕便回。贫窘者，药金可璧，看回只可与药，不可再去，以希邪淫之报。"其"第十要"曰："凡奉官衙所请，必要速去，勿得怠慢，要诚意恭敬，告明病原，开具方药。病愈之后，不得固求匾礼，亦不得言说民情，致生罪戾，闲不近公，自当守法。"

《古今图书集成·医部全录·医术名流列传》载：名医严乐善，于明永乐年间，在浙江嘉兴府行医。突然，一男子至其诊室，拿出一盒首饰，跪而进之曰："请先收下，然后敢言。"于是附耳而语，没等说完，严掷金而骂，并警告说："我今且不告发你的罪行，如果你改求他医，杀害你的朋友，我必去告发你。"过了一年，此人因严医生的告诫，而未造罪，故尔来谢。行医中难免碰到这类纠葛，作为一个医生，必须谨行慎独，守正不阿，切不可为了浮名浮利而陷入魔道。否则失足成千古恨，有负医家的天职。

第三章　道　篇

道者，道路也，法则也。本篇所辑，乃医家为学、行医、采风、从师、带徒等方面的一些资料，分述如下。

一、医必三世

我国古代的"六经"（《诗经》《书经》《易经》《礼记》《乐经》《春秋》）是学者必须涉猎的书。在《礼记·曲礼下》中，有一句有关医道的名言"医不三世，不服其药"。所谓"三世"，理解各有不同，有的简直把它作为"三代祖传"讲，这显然是错误的。孔颖达疏曰："三世者，一曰《黄帝针灸》，二曰《神农本草》，三曰《素女脉诀》。"（明太史宋濂亦如是征引）我认为所谓"三世"，当指古代的《三坟》，即伏羲、神农、黄帝三个学派的学说。所谓伏羲之学，意指《易》学，包括《周易》以及失传了的《连山》《归藏》等，而《周易》《老子》《庄子》等即其代表作品；所谓神农之学，意指《本草》，即现行的《神农本草经》等；所谓黄帝之学，意指医经，现行的《黄帝内经·素问》《黄帝内经·灵枢》《难经》《伤寒论》等即其代表作品。

通过《易》学，才能明白事物"一体之二面""不二而又非一"的阴阳"体、用"关系，才能理解事物（包括人体与疾病等）的辩证统一关系，对疾病的发生、发展和治愈，对生、老、病、死、苦诸过程……等，才能提高到哲理上加以认识，理论才能深刻。

通过《本草》，才能明白药物的形、色、气、性、味、所，才能明白天地所生万物（金、草、木、动、植、飞、潜、有情、无情诸品）对人体和疾病所能产生"补偏救弊"的"能、所"作用。这都包括在中医药理学中的"性味学说"里。才不致把古典中医的药理，片面地引入"有效成分论"的桎梏之中，挂一漏万，失去对药物的全面考察、研究与总结，才不致造成"废医存药"的错误。

通过《黄帝内经》《难经》《伤寒》诸经典，才能全面理解古典中医的生理学（包括经络论、气化论、藏象论、标本论、逆从论等）、病理学（病因学、发病学、运气学、病与症、正与邪，以及正邪相互发展、五脏相互制约、阴阳盈亏消长的关系等）、医理学（正治、反治、从治、表里寒热、汗吐下和、标本逆从的具体应用等）、药理学（性味学说、功能主治、升降浮沉等）的内涵与应用。否则，必然成为一个"相对斯须，便处汤药"的"汤头大夫"。间或治愈一些病，也间或杀人于无形，最多落得一个得失兼半的局面。如能融通三世，相互阐发，不断深入研究，始可言医。所以孙思邈在《备急千金要方·大医习业》中说："凡欲为大医，必须谙《素问》、《甲乙》、《黄帝针经》、明堂流注、十二经脉、三部九候、五脏六腑、表里孔穴、本草药对、张仲景、王叔和、阮河南、范东阳、张苗、靳邵等诸部经方……并须精熟，如此乃得为大医。若不尔者，如无目夜游，动致颠殒。次须熟读此方，寻思妙理，留意钻研，始可与言于医道者矣。又须涉猎群书。何者？若不读五经，不知有仁义之道；不读三史，不知有古今之事；不读诸子，睹事则不能默而识之；不读《内经》，则不知有慈悲喜舍之德；不读《庄》《老》，不能任真体运，则吉凶拘忌，触涂而生。至于五行休王，七耀天文，并须探赜。若能具而学之，则于医道无所滞碍，尽善尽美矣。"明代医家喻嘉言在其《医门法律》一书中也有类似论断。他说"医之为道，非精不能明其理，非博不能致其约。是故前人之教，必先读儒书，明《易》理、《素问》，虽《本草》《脉经》而不可略者何？盖非四书，无以至义理之精微；非《易》，无以知阴阳之消长；非《素问》，无以识广；非《本草》，无以识药；非《脉经》，无以诊视而知寒热虚实之病。"于此，所谓"三世"之学，可见其端倪矣。

二、勤学苦练

汉代医家张仲景在其《伤寒论·序》中说：他一生"勤求古训"，悉心研究《素问》、《九卷》（当指《灵枢》）、《八十一难》、《阴阳大论》、《胎胪药录》以及《平脉辨证》等书，并以《素问·热论》为蓝本，融会他自己的所知所长，撰成《伤寒杂病论》一书，实为今日医家所宝用的最古一本"理、法、方、药"俱备的经典。

晋代医家葛洪在其《抱朴子》中说，他自己饥寒困瘁、躬执耕稼。农隙之暇无所读，于是负笈徒步，到处借书，偶尔在某家借到所需之书，花去时日砍柴变卖，买点纸笔予以抄录。自正经、诸史、百家之言，下至短杂文章，近万卷，无不涉及攻读，这种苦学精神是值得学习的。

晋代医家皇甫士安"带经而农"，州郡的藏书都读遍了，还写信向晋武帝借书。虽然后来得了"风瘫"，也从不辍学，还在自己身上练针，著成《针灸甲乙经》，至今仍为医家所宝用。唐代医家孙思邈，在其《备急千金要方》序篇中说，"青衿之岁，高尚兹典；白首之年，未尝释卷。"这真是一生苦读的典范。

明代医家李时珍，撰写《本草纲目》"历岁三十年，书考八百余家"，足见他的研究和著作过程何等艰巨，三十年如一日，堪为师表。

林佩琴，"日课生徒，夜阅方书，以油尽为率，凡数十年，以疾就诊者，皆愈之。"（《医镜》）

三、博采众方

"博采众方"，是汉代医家张仲景的教言。唐代医家孙思邈在这方面，做得很出色，他"上极文字之初，下迄有隋之世，或经或方，无不采撷。"他在《备急千金要方·序》里说"至于切脉诊候、采药合和、服饵节度、将息避慎，一事长于己者，不远千里，服膺取决"。因此，他的《备急千金要方》中介绍了许多古代和外国的方药、丹药以及民间验方，糜不胜述。

宋代医家唐慎微，行医不计报酬，只求病家抄送几张验方为谢。以后撰成《经史证类备急本草》一书行世，其中不少处方，就是这样收集而来的。这种采方的方法，值得学习。"采方"，不仅是现实的需要，也意味着虚心，即取诸家之长，补一家之短，"不拘守一家之言"（清·陆以湉《冷庐医话》）。这也是交流经验，提高技术，弘扬医道的好方法之一。民间各学派之间（例如峨眉山与武当山的医家、气功家、养生家或丹道医学家之间）都曾有过相互交流方药、技法的胜举，据说这类学术交流的盛事，约自庚子（1900年）以后，因有所讳忌，才逐渐冥灭了。按照惯例，采方所得到的方或法，在收入自己的著作时，都应标明出处或来历，以表彰献方人的功绩和善行。例如《备急千金要方》《本草纲目》《苏沈良方》《串雅》中大都是这样做的。所采得的方或法，要经过自己的"提炼"功夫，上升到理性认识，才可转用于人，不可道听途说，就以方试病，投药问路。这在医德上是不允许的，也是非常害人的。苏东坡谪居黄州时，得到一个叫"圣散子"的处方，苏氏为他作"序"、作"启"，其中说他"不拘常制……于病无所不治……于伤寒不问阴阳二感，或男子女人相易，状至危笃，速饮数剂，而汗出气通，饮食渐进，神宁气复，更不用诸药、连服取瘥。……若时疫流行，平旦辄煮一釜，各饮一盏，则时气不入……百疾不生，真济世卫家之宝也。"

按《苏启》所说，确实治好了不少人。庞安时在《伤寒总病论》中也收录了此方，并将苏东坡之论一并收入。叶梦得在《避暑录话》中记载，"宣和间（宋徽宗年间），此药（圣散子）盛行于京师，太学生信之尤笃，杀人无数，医顿废之"（记载这次事故的书，除了叶梦得《避暑录话》以外，还有一些）。我认为"圣散子"确实是一个好处方，确属学有渊源。但说他"不拘常制"的论断，是错误的；尤其说他"治伤寒不拘阴阳二感"就更错了，这便是造成事故的根源。贤达如苏氏者，尚且有如此之失，况吾辈后学，能不引以为鉴吗？

四、细致认真

医生治病，必须细致认真、一丝不苟，切忌粗心大意，敷衍塞责，更不能自以为是，也不能"受师不卒，妄作杂术，谬言为道，更名自功"。医生对于医技要纯熟精练，治病要通过严格而正确的"四诊"，结合"四理"（生理、病理、医理、药理），来论证、立法、处方、用药。所以《素问·阴阳应象大论》曰："善诊者，察色按脉，先别阴阳；审清浊而知部分；视喘息，听音声而知所苦；观权衡规矩而知病所主；按尺寸、观浮沉滑涩而知病所生。以治无过，以诊则不失矣。"是以徐洄溪也说："为医者，无一病不究其因；无一方不洞其理；无一药不精其性。庶几可以自信，而不枉杀人矣。"临证之际如果心中有一点疑惑，就不可强不知为已知，强不胜为能胜，自欺欺人，贻误病机。遇有怀疑，须面对现实，甘拜下风，请病家另择高明，引退让贤。程钟龄"医中百误歌"曰："医家误，强识病，病不识时莫强认，谦恭退位让贤能，务俾他人全性命。"在以上这些方面，历代医籍还有许多教言。《黄帝内经·素问》在《疏五过论》和《征四失论》这两篇文章里，专门提出"认真细致"的问题，否则就是医家的过与失。

孙思邈的《大医精诚》曰："今病有内同而外异，亦有内异而外同，故五脏六腑之盈虚，血脉荣卫之通塞，固非耳目之所察，必先诊候以审之。而寸口关尺，有浮沉弦紧之乱；腧穴流注，有高下深浅之差；肌肤筋骨，有厚薄刚柔之异。惟用心精微者，始可与言于兹矣。今以至精至微之事，求之于至粗至浅之思，岂不殆哉！若盈而益之，虚而损之，通而彻之，塞而壅之，寒而冷之，热而温之，是重加其疾而望其生，吾见其死矣！"又曰："省病诊疾，至意深心，详察形候，纤毫勿失，处判针药，无得参差。虽曰病宜速救，而须临事不惑，唯当审帝覃思，不得于性命之上，率尔自逞俊快，邀射名誉，甚不仁矣！""心之为君，君尚恭，故欲小。《诗》曰：'如临深渊，如履薄冰。'小之谓也。胆为之将，以果决为务，故欲大。《诗》曰：'赳赳武夫，公侯干城。'大之谓也。仁者静，地之象，故欲方。《传》曰：'不为利回，不为义疾。'方之谓也。智者动，天之象，故欲圆。《易》曰：'见机而作，不俟终日。'圆之谓也。"一语代之，临证治疾，须"行方智圆"。如此认真细致，乃得为大医。

《医镜》说："王琢章，性慈祥，对病者谆谆告诫如父母，每处方必再三推究。有所增减，虽深夜必使人叩病者向而告之，或且深自引咎，改易前方，不自姑过也。"号称"民国三张"之一的张锡纯先生，在其《医学衷中参西录》中也谈到他对患者也是同样细致认真，因此他对"医不叩门"这种"医家世故学"极力加以鞭笞，认为医家必须破除这种陋习，为患者负责到底。

以上谈了问题的正面，反过来再看看一些不细致认真医家的做法。有些医生，本不会治病，从不伦不类的方书中找一些文不对题的药，或题不对症的方，号称"祖传神授"，抄给患者，貌似周到热情，其实相反。周潜川先生常告诫其门人："你们处方，其理法和神韵限于我传授过的。其他处方，其方意必须是你们完全理解了的，其药味必须是你们自己吃过或自己敢吃的，否则不要乱开，丹药尤其如此。"名医张锡纯先生为了解药性和极量，常常自己以身试药，他试服麻黄等药，按量递增，自己曾多次中毒。有的医生，遇到上流病家的疑难病症，自己又开不出处方，但为了不失体面，就开些难买的药，例如虎眼，满清官帽上的红缨之类，让患者去"转悠"，迁延日久，患者吃不上药，改易他医，他也就得其所哉！有的就开一张人粮马料之类的处方，如赤豆、稽豆、山药、薏苡仁、甘草之类的"养生方"，既敷衍了患者，又无风险。至于这类处方是否真能治病，则不管了。有的医生治不好病，就开"大撒网"或"重磅炸弹"式的处方，一剂药竟重数斤，药味竟达五十至八十味，用两个脸盆才能煎药，既浪费药材，又非常鲁莽，哪有科学和医道可言？有的医生，动辄向贵重药"进军"，病家花去很多钱，并不解决问题，乐得不敢再来复诊为妙。所以，明代医家陈自明告诫说："世无难治之病，有不善治之医；药无难代之品，有不善代之人。"诸如此类，举一可以反三。总之一切不认真负责的做法或恶习，良医一概不能沾染。

五、拘谨谦虚

拘谨与谦虚，分别为一个人的外表与内心的两种美德，医生的外表，必须仪态端庄，形骸不可放荡无羁，内心必须虚怀若谷。须知"形于外者，诚于中"，而学问与技术是没有止境的，在科学上没有什么绝对权威，医学上更是如此。

明代医家缪希雍，在其《本草经疏》中说："凡作医师，宜先虚怀，灵知空洞，本无一物，苟执我见，便与物对。我见坚固，势必轻人，我是人非，与境角立，一灵空窍，动为所塞。虽日亲至人，终不获益。白首故吾，良可悲已。执而不化，害加于人，清夜深思，宜生愧耻，况人之才识，自非生知，必假学问，学问之益，广博难量，若不虚怀，何由纳受。不耻无学，而耻下问；师心自圣，于道何益。苟非至愚，能不儆首乎！"扁鹊救活虢太子的"尸厥"后，当别人称他能"起死回生"时，他却诚实而虚心地说，"越人非能起死人也，此当自生者，越人能使之起耳。"汉文帝问淳于意："诊病决死生，能全无失乎？"他诚实而谦虚地回答说："时时失之，臣意不能全也！"

孙思邈对于一个医家的仪态要求"澄神内视，望之俨然，宽裕汪汪，不皎不昧"。在医生的拘谨功夫方面，他主张"不得多语调笑、谈谑喧哗，道说是非，议论人物，炫耀名声"。在谦虚方面他说不得"自矜己德"。在力戒骄傲方面，他说"偶然治瘥一病，即昂首戴面，而有自许之貌，谓天下无双，此医人之膏肓也"。《小儿卫生总微论方》："凡为医者，性情温雅，志必谦恭，动必礼节，举止和柔，无自妄尊，不可矫饰。"明代陈实功《医家五诫十要》说："凡乡井同道之士，不可生轻侮傲慢之心，交接切要谦和谨慎。年尊者，恭敬之；有学者，师事之；骄傲者，逊让之；不及者，荐拔之。"清代程国彭《医学心悟·医中百误歌》道："医家误，不克己，见人开口便不喜，岂知刍荛有一能，何况同人说道理。"医生替医生治病的事，自古有之，这也是取长补短，谦虚任能的具体表现。《张元素传》中记载，金元四家之一的刘完素病伤寒八日，莫知所为。张元素去看他，完素面壁不顾。元素说："何以这样小看我呢？"切脉论证施方之后，完素痊愈。三十年前周潜川先生常请王文鼎先生治病，三十年后王文鼎先生常请周先生治病，两人情同手足，某次周先生送给王先生一料茴香虫散。王先生随即回信，表示万分感谢，周说王先生真是一位谦虚有礼的长者，值得学习。

那么，不谦虚有什么害处呢？那就会使自己落后，犹如井底之蛙，贻误病家，而且毁损自己的形象。因为医学技术界实际是个"擂台"，无形中医生们都在此比武，真的或假的都会受到客观现实的考验。例如北京西郊青龙桥孙家一妇人患精神分裂症，数位知名的医家轮治数年，每况愈下，另遇一医，遵"寒热并行、补泻兼施"法，拟方相赠。病家为慎重计，持方再征询这几位医家，众皆异口同声地说："处方很乱，吃不得，吃不得。"病家不敢服药，以致耽误月余。以后病势日重，迫不得已，在左近的医生都"领教"了的情况下，抱着试试看的心情，试服一剂，竟然病情好转，竟获前医"噬脐莫及"之效。连服数剂，病势大瘥。这时病家才明白，原来如此。看来"知之为知之，不知为不知"，真是一句名言。反之，谦虚不等于虚伪，又不要放弃"为学术负责"和"为病家负责"的一面。确实该说的，必须就其所知，据理申说。对于显而易见是不正确的学说或处方，也要大胆地提出自己的看法，目的是为学术负责，为病家负责。但方式是多样的，达到纠偏的目的则已，不必借题发挥，訾毁前医，此即所谓"行圆智方"。明代医家万全在其《幼科发挥》中记载：某次万全为其同乡胡元溪四岁小儿治病，病势已瘥，而胡嫌效迟，又换请一名叫万绍的医生接手治疗，有人劝万全说："病家既不信你，尔可去矣！"万全却说："彼只一子，非吾，不能治也，吾去，彼再不复请也。误了此儿，非吾杀之，亦吾过也。"并就万绍药不对症的处方，提出了自己不同的看法，而万绍与胡均不采纳，万全只好离去，服万绍的药后，小儿病情急剧恶化，胡家又再来请万全，万全以活人为心，不计前嫌，悉心再治，终于治愈。万全这种为患者负责，敢于正面当即提出自己的看法，这自然不能算骄傲自满。

六、力戒虚荣

医生必须淡泊宁静，明志致远，不可邀沽名利。虚荣浮利，为医家所不取。尤其是当自己到了医坛一定地位的情况下，更加要注意自己的言行，否则，不仅对自己无益而且对医学将起到极坏的影响。历史上有没有在这方面犯错误的医家呢？难免是有的。例如西晋太医令王叔和把医圣张仲景的《伤寒杂病论》割裂为两本书，而且打乱了该书原来的条目，重新加以"撰次"，可能还删去了一些文句（因为在王氏的撰次本里，有"今搜采仲景旧论，录其证候诊脉声色，对病真方，有神验者，拟防世急"的字句。其曰"录其"，肯定就有王氏认为"不必录"的就被删略了！其曰"对病真方，有神验者"，那么，依王氏一己之见认为"对病似无神验者"，又怎么处理了呢？），还可能糅进一些不伦不类的条文。这就给后人学习《伤寒论》带来较多的困难。其中明代喻嘉言在其《尚论》里批评王叔和是"碎剪美锦，缀以败絮，沽名钓誉，真乃贾人居奇之术"。并主张要学好《伤寒论》"必须勘破王叔和"。但也有人认为王叔和是有功的，例如宋代林亿认为："《伤寒论》一书，迄今千百余年，不坠于地者，又得王氏阐明之力也。"我认为此话逻辑上有问题，既然一本由汉至晋已流传三代的书，不去打乱它的条目，就必然要"坠地"？如此就能使之"不坠于地"吗？设若王氏能尊重前人的著作，不自作聪明，不借此邀沽虚名，则无可厚非矣。后之视今，亦如今之视昔，"达人观物外之物，思身后之身"，此之谓也。惜后世医家尚有愿蹈此覆辙者在焉！如《医林改错》一书，其中或许有些所谓"贡献"，但由于作者王清任一味突出个人，偏执己见，立异标新，把血证说成一切疾病之源。在征引古典医籍加以批判时，不实事求是，将古籍上两段不相干的文字，掐头去尾，拼作一条，加以批判，诋毁前圣，以致把祖国医学许多正确的东西加以否定，而自己所做的那点"解剖"功夫，又是那么粗糙，把错的说成对的，把真的说成假的，这就有失学者的态度与精神了。所以后人认为他的《医林改错》应当更名为《医林错改》才是。似此相袭而下，也有人删编张锡纯《医学衷中参西录》的，也有人试图篡改周潜川先生《峨眉十二庄》的，这对总结前人的心得和研究前人著作的原貌，是极其不利的。"古为今用"是一个伟大的准则，古人的东西，不是不可加以发展的金科玉律。但前人的著作最好不要篡改它，即使古人错了，也可以"立此存照"，加上"校注、按语"即是。如果仅仅为了把自己的名字与古人的名字"挂钩"，借古人之名以突出自己，这是不可取的，虚荣必须戒除。

七、不计前嫌

行医日久，难免要碰到一些病家，因为某些情况（例如：病愈后，吝于谢医，有效反说无效，或病家不懂医学，不理解医家用药的路途与次第，要求速效，中途易医，甚至以怨报德等）对医生有不同程度的失礼之处。如下次有病再来求你，这时仍要体念病家痛苦，本着慈悲之想，不计前嫌，继续认真施治，千万不可拒绝。须知这类情况，自古有之，张子和的《儒门事亲》一书中，就谈到这类情况。前面所举万全为同乡胡某小儿治病的例子，也适用于本节。因为万胡两家本有宿怨，中途胡家又无端辞退万全，改请万绍诊治，治而无效，又请万全，万全仍继续认真施治，直至胡儿获愈。万全不失为一有德有术的医家。

八、恪尽天职

清代医家吴鞠通，在其《医医病书》中说到，医生这种职业，是一种所谓"天职"，用吴氏的说法，行医就是"代天宣化"，意即医生当随时准备听从大自然的召唤，为患者解除痛苦。只要是自己能治好的病，就不应该瞻前顾后，怕担风险，应不忌物议，勇敢以赴。对于自己心中无数，或手中无术的病情，不要冒充里手，实事求是，知难而退，建议患者另请高明。有的医生对于自己不会治疗的病，为了某种目的，扭住不放，或出于某种原因，欲罢不能，或者为了以后治不好而便于推诿，于是先打下"伏笔"，妄说病情如何如何之严重，都是不道德的。因为保护患者的精神状态（即高级神经功能）是取效或治愈的重要因素之一。确属严重的病情，可向其家属交代，而在患者面前，态度必须安详、庄重、认真、乐观，竭尽全力精心为其治疗，切忌在患者面前唉声叹气，或妄发言辞，以免在患者肉体病变上，再加上心病，须知精神崩溃比肉体病变更伤人。可是有的医生反其道而行之。举例说，有杨某患白血病。医生技穷，本来建议患者另请高明即罢，可是不知为了什么，医生竟对患者及患者的领导当面宣判"死刑"。以后易医诊治，病情日见好转。但就在这病情向愈，白细胞指数日益下降的过程中，前医每次见到杨同志（仰仗他开化验单），必然要照例吹一通"冷风"，甚至说："别看你现在见效好转，最终还是不行的。"如此真令人费解。

九、寻求良师

"无师不成道"。为了学好学深，除了向书本请教以外，还要寻求良师，执弟子师资之礼，诚心请求指点开示，传授心法，才能学到书本上学不到的东西。俗云"听君一席话，胜读十年书"，因为高明的师父，比书本要具体、系统、深刻些，尤其可以避免走弯路、错路。在那浩如渊海的医书里，确也存在许许多多糟粕或"文字障"，以经解经、以讹传讹的事是不少的（参见《中国医籍考》）。我第一次拜见周潜川先生时，向他求教如何才能把中医学好，他讲了"三世之学"的大意之后说："归纳起来，不外'内景功夫'，这四个字你可受用无穷。"随问我现读何书，我说正在读一本用西医观点注解的《伤寒论》。他说："走弯路了，还得把你的启蒙师王慈臣先生所授伤寒教义，重新捡起来，才是正路。"三十多年前他的这几句话，至今对我的学用还起着极大极深的指导作用。看来师教是至关重要的。

再则，一个高明的师父，还有许多"活经验"，必须加以继承。更重要的，是一个明师的行为、言论、气质和治学态度，对学生能起到潜移默化的作用，这也是书本上难以获得的。它对学人的影响也是难以言喻的，所谓"近朱者赤"是也。比如一个古老而有水平的学府，有它独特的规矩、风格与气氛，这与它的师资是有绝对关系的。真理有时掌握在少数人手里。在中医历史上，许多往圣绝学，往往是保存在一些年高德重的老医家手里，而这类医家往往又"不以医闻"（例如古代的长桑君和明末的张志聪等），这就需要发掘、继承、整理、总结、提高。而寻求良师，也就有其更深一层的意义。

扁鹊受业于长桑君，而长桑君其人，按《史记》说"殆非人也"。那么是神仙吗？当然不是，不过是一位很有学问的医学家，而又不愿以医闻于世的人物而已。由于扁鹊对他"常谨遇之"，以致"长桑君亦知扁鹊非常人"，于是传以禁方。如果扁鹊品质不端，而又不知"谨遇"，可能也就没有这一段故事了。仓公受公乘阳庆禁方的故事，类此不赘。

　　元代医家朱震亨（丹溪），十三岁攻《素问》，十四岁游学各地，追求名师，当他得知在武杭修道的罗知悌医道很好，于是登门拜访。往返十次，不予接见，丹溪"日拱立于其门，大风雨不易"，感其至诚，罗才全授其术。这个故事，后人与"程门立雪"并提。清代医家叶天士拜过很多师父，不管什么人，只要有一技之长于己者，便不惜"礼贤下士"拜之为师。他的师父有十七位之多，其中甚至有识药的放牛娃。寻师，必须寻求良师，不良者，根本可以不求。《帝范》卷四云："取法于上，仅得为中；取法于中，故为其下。"如果所求之师，不上不中而属于下，那还能存什么！甚至要"近墨者黑"了。有些不学无术的民间医生，疗效很低，甚至不会治病，然用其可笑的所谓"作业术"吸引患者或沾沾自矜，他们甚至不懂什么是中医的"四理"或严格意义上的"四诊"，夸口"只诊脉，便知病情"，病家有时迫不及待地破口说了自己的"所苦"，反而要受其斥责，形同演戏。某医习惯于闭目候脉，不许患者开口。等到把眼睛一睁，就问患者月经，竟把蓄长发的男子误为女子，真可发一笑。以致近世在某些地区形成一种习惯，患者就诊，闭口不作"主诉"，伸手先让医生候脉，然后静听医生说病。若碰对了，患者就接方，如果不对症，扭头就走，连方也不要了。须知病、脉、证，不完全一样，要通过四诊（望、闻、问、切）合参，才能确诊。说对了症状，并不等于看出了病因所在。中医脉理至深，是中医精粹之一。不论是医家还是病家，都不应执一漏万。那么，擅长这种"作业术"的医生，他们靠什么呢？这里面情况各异，大致说来，有一种是比较说得过去的，即主要靠望诊，也结合一些脉诊，脉诊固然能查到一些症状，但总有其局限性，不如四诊合参全面，因为存在"同症异脉，同脉异症"的规律。医书里固然有"能合色（望诊）脉（切诊），可以万全""望而知之谓之神，闻而知之谓之圣，问而知之谓之工，切脉而知之谓之巧"的教言，这是说望、闻、问、切的比较关系，并非说不要全面的四诊。所以正规的中医，应该是"四诊"与"四理"相结合，然后进行判定、论证、立法、处方、用药的。一种是次一些的，他们心中供奉的原则，大致是女子以血和胃为精，男子以气和肾为精，至于处方，他们有一口诀："男子补气，女子补血，虽不治病，亦不见拙。"最次的一种是"大撒网"方式，即做完候脉的"过场"以后，自己嘟嘟囔囔从头到脚说许多一般症状名目。一边说一边等待患者附和。只要患者一附和，就抓住这个症状说家常，什么婆婆与儿媳怄气，媳妇与丈夫怄气，如同"算命先生"一样，有时左说左不对，右说右不对，弄得自己满头大汗，这就该发脾气了。当然也有以上三种合用的。他们甚至把这种"作业术"视为珍宝，徒弟从师多年，才肯传授。我认为这"去古太远"，贻误病家而不自检，哪里还有医道与医德可言？有的人拜师，只选徒有虚名、地位，而无真才实学的人为师，目的不在精通医道，而是想借师父的名气，作为自己晋升的阶梯，这就更不可取了。

十、尊师重道

扁鹊因为尊师，而获长桑禁方；仓公因为尊师，而获公乘阳庆禁方；张良因为尊重圯上老人，而获兵法。但尊师不是为了学到手艺这样一种浅见的实用主义观点的产物，而它是一种好传统，好道德，通过尊师这样一种"自我约束"，可以焕发一种热爱医学、承先启后、继往开来为医学献身的感情，培养自己谦恭有礼、尊重长者、尊重学者的美好情操，受益的还是自己。重道就是热爱自己的医生天职，不遗余力地通过医道为人民服务，为祖国医学这门学术尽自己毕生的精力，热爱祖国医学胜过自己的生命，浮名浮利就自然不在意了。尊师重道是自发的，搞形式主义没有意义，在这里师父负有重要的责任。尊师重道，是我中华民族的一个好传统，但又不要因此而拘泥于"门户之见"。如果对师父都不尊敬的人，或者只不过因为名利就背叛师教，去打倒师父的人，怎么能谈得上"重道"呢？这种人，对医学肯定不会有什么大的贡献，因为医道是"利他"的学问，这是客观法则。所以古人尝把尊师与重道同时并提。古代名医大都有著作行世，著作就是重道的具体表现之一，此即所谓"立言"。如果只想在医途上混衣食、求名利，死后既没有精神财富，也没有技术成果遗留给后人的所谓"医生"，在日本称为"碑医"（《皇汉医学丛书》），意思是他行医一生，只是死后在自己的坟头上挣得一块石碑，石碑刻有他的名字而已。

古代医家，有的不计个人名利，一生热爱自己的"天职"（如孙思邈、朱丹溪等）。有的不计个人得失，坚持真理，肯为学术负责，维护真理，对于学术上不健康或不正确的东西，能挺身而出进行笔战，直到被蒙蔽的真理，恢复其应有的光辉为止，这也是重道的具体表现，此即所谓"立行"。

不尊师有什么害处呢？首先得不到师父的真传和指点，这就叫作"既入石室，空手而回"。得不到指点，就难以察觉自己的缺点，就会像唐太宗在魏徵死后的感叹一样，你将失去一面"镜子"。如果把师父当仇人，或恩将仇报，必将导致你自己的道德败坏，最后必然使技术上"灵窍"难开，性天昏暗，难得其"上工"，自己的心理更不会健康了。陷害师父的人有没有呢？当然有。《列子》中谈到一个寓言，有个人向一位射箭师父学射箭，徒弟自觉手艺差不多了，想把师父害死，以使自己早居"国手"地位。于是倡议师徒互射比武，徒弟要求先射师父，师父同意了。于是徒弟朝着师父的要害，猛力一箭。师父见势不妙，也还了一箭，结果两箭箭锋相对落地。原来幸亏师父把真本事留了一手，徒弟这才感到惭愧。后人根据这个寓言笑道："教一手，留一手，免得徒弟打师父。"医徒弟子如果也如此恶劣，不仅医道难得兴旺，对社会也将是一种极大的精神污染。慎之，戒之（按：先贤语，"师徒如父子，父慈子孝，师能徒尊，此自然之理也。为父者欲得孝子以耀门庭，为师者欲得贤徒以广宗祠。所谓师访徒三年，徒访师三年，即此也。徒之贤者侠肝义胆，正大光明，尊师爱友，继承师传，保门护道，患难相扶，休戚与共。荣辱不分，贵贱不嫌，不忌不怨，终身相依，如是师乃放心，倾囊倒匣，竭诚相授，师诚徒义，水乳交融，共存共荣。反之则是欺师叛逆，必遭天殃，慎之戒之。"故而前人将"师父"不写作"师傅"，此之谓也）。

十一、传技授业

当一个医生的学识和技术到达一定水平的时候，除了患者离不开你，社会尊重你之外，还会有一些人来向你求教，拜师学徒，这有一个"传技授业"的问题。祖国医学，内容广袤而深邃，故称为"人天之学"，也就是说它是一门博大精深的学问。那么，像这样的学问，该传给什么人或不该传给什么人呢？"得其人不教，是谓失道，传非其人，慢泄天宝。"（《素问·气交变大论》）"非其人勿教，非其真勿授"（《素问·金匮真言论》），以上这些伦理观念对头吗？这岂不是固步自封，贾人居奇之术吗？不！不是这样，这是由于许多的现实教训得到的结论。因为医术越到精深的地步，法门越简单，即所谓"由博返约"的火候。有些所谓"名医一把抓"的手段，如果落到没有医德教养的凡夫俗子手中，他就会真的搞起"贾人居奇之术"来敲诈人民，坑害社会，抄肥营私，无恶不作，使人民遭到许多难以言状的痛苦，甚至把医学降到人所不齿的地步。这类事实，可能大家了解一些，不必赘言。有的胸无大志，学得一知半解，半生不熟，就要去行医，虽然不搞敲诈勒索，服务态度也还过得去，但由于技术不过关，长期依稀仿佛，因循守旧，不图精进，最终也是害人，要么就是好心办坏事。传播医学知识是好事，但要分清"该传"与"不该传"的界限。虽然孙思邈说过"欲使家家自学，人人自晓"，但只要通读一下他的《大医精诚》《大医习业》两篇论文，就知道他对于传技授业不是没有界限的。周潜川先生也常说："医生在行医过程中，最好把医学也带到病家，尤其应该广泛普及一些大众医学知识，即所谓'俟医学'（他曾教过这个名词的英文专词，可惜我忘了）。"以使病家小病能自理，大病能具备选择医生的水平，不致有病乱投医，所以，他在治病过程中，常向患者介绍一些医学理论知识，包括气功、自我按摩等项。他说他撰写的《农村医药三十门》《气功药饵疗法与救治偏差手术》《峨眉十二庄》的出发点，也在于此。他常把"鳏、寡、孤、独、贫、残、良、智"等八种人，列为他传技授业的主要对象，他说前六种人是生活需要，主要是后两种人，只要品质优良，具有大智大愿，不论在朝在野，如果他们愿意学医，都要很好地传授给他们。他还说，他认为"丹家传丹不传火，医家授方不授法"的俚语是片面性的。在该传与不该传的问题上，他认为《黄帝内经》的观点是正确的，因为它比较辩证而实际。他还常说他们这个丹医学学派，传技授业，从不向徒弟索束修，对经济困难的，反而是师父养徒弟学医。他一生也基本是这样做的，今在他逝后表出，以资借鉴。

十二、旁通文采

作为一个中医，应该博览群书，涉及多方。例如《镜花缘》《酉阳杂俎》《梦溪笔谈》等经、史、子、集，稗官野史、笔记小说里都有一些医学素材；对琴棋书画，也当晓解，例如音律与闻诊和气功相通，五音既是五行学说的组成部分，而且在气功里可以利用五音的音声震动内脏，以收治疗之功（详见周潜川先生《气功药饵疗法与救治偏差手术》）。书画是最好的体脑并用劳动，与动功相通，而且可以怡情养性，开处方书法不好，患者会小看医生，影响治疗。棋法通兵法，处方构思，有时可以模拟兵法或棋法。对波动起伏性病症的投药时机，要懂得"避其朝锐，击其暮归"的规律，对癥瘕积聚，但知补而不知泻，但知泻而不知补，则有"运粮资敌"之弊，对湿热流注造成的泄利、血崩之类病症，一味地用固涩，则湿热不去，而成"关门留寇"之害。其他可以三反矣。

第四章　结　语

在重视医德的同时，尤其要重视医技的提高。如果一个医生，不会治病，空有其德，好心也能办坏事，这在医界来说，尤其现实。没有医德，医技肯定不易提高，学来的技术，肯定也用不好，医技是靠医德而起作用的，这一点，学者可以悉心深思。古云："医者，意也。"即与此有关。

古代良医，怕后来学人忽视医德，在他们的医著里，常常应用"阴骘""天理""报应"等说教，来规劝后人，用心良苦。在今天可以借用"信息感应"来规劝，似更有说服力，因为不重医德，借医图名谋利，坑人造罪，这必然对他的思想境界和心理状态有损害，就必然影响他的身心，其理亦通。

医德，既在于知，更在于行，知而不行，等于不知；行而无知，必致盲行。孙思邈的《大医精诚》很感人，更可贵的是他能用其懿行，把它体现出来。因此，影响非常深远。《大学·第十章》说："一家仁，一国兴仁；一家让，一国兴让。""上医医国"，此之谓也。

相传古代从医，都要举行拜师礼，拜师的形式与内容，是因时、因地、因人，随缘而定。大抵在拜师或认徒之前，师徒彼此间要求通过中间介绍、酝酿、磋商，事先有了相互默契，然后在适当时机举行拜师仪式。要求严格的师父，在拜师礼上，还要把自己对徒弟的具体要求和希望（特别是医德方面的）当着家长的面，逐条说一遍。学生首肯后，师徒关系才算正式建立，在传授医技之前或同时，逐步把医德方面的经文（例如《黄帝内经》关于"五过、四失"的章节、孙思邈的《大医精诚》以及其他诸子关于医德的论述），逐步传授给徒弟。此后，徒弟行持违背初衷，师父可以不认徒弟。这种师徒关系，形似松散的结合，实际内在联系是紧密的。

古代希腊医家，被誉为西方医学之父的希波克拉底（约公元前460—公元前377年），曾写过一篇"从医誓言"（见李涛《医学史纲》），可说是西方关于医德的专著。但其内容，比起我国的《黄帝内经》《备急千金要方》以及后世关于医德的论述，不论在深度与广度上，都较逊色。世界卫生组织（WHO）及《中华医史杂志》都有"从医誓言"的倡议。总之，"从医誓言"是值得提倡的，在一定程度上，可以起到"形于外，而诚于中"的作用，但还都不如我国传统上那种既松散而又紧密的从师认徒的方法周密。

《伤寒论》"六经"的概念

廖厚泽

六经是经络论、脏腑论、标本论、逆从论等概念的具体应用，四诊八纲无不以经络论作为论证基础。柯琴说六经非经络之经，其说非是。

六淫之中人也，从皮部以至内舍脏腑，内外相感，莫不藉经络之有机联系。故《灵枢·邪气藏府病形》云："中于面，则下阳明。中于项，则下太阳。中于颊，则下少阳。其中膺背两胁，亦中其经。"故《伤寒论》太阳病有中项、中背之别，中项则头项疼痛，中背则背强几几也；阳明亦有中面、中膺之别，中面则目疼鼻干，中膺则胸中痞硬也；少阳有中颊、中胁之别，中颊则口苦咽干，耳无所闻，中胁则胸胁苦满，此即"中阳溜经"之意。又云"中于阴者，常从臂胻始，自经及藏，脏气实而不能容，则邪还于腑"，故《伤寒论》三阴皆有自利证，是寒邪还腑也。三阴皆有可下之证，是热邪还腑也，此岐伯"中阴溜经"之意（参见柯琴《伤寒论翼·风寒辨惑第四》）。不独六经各有伤寒，且各有杂病。故不论何种疾病，似皆可为六经所统摄，故六经非专为伤寒一证而设也。

六经实统摄十二经，以手经统摄于足经故，是一璘一支的关系。故《伤寒论》不言十二经，但只言六经，足经统摄手经也。例如，少阴病是手少阴心与足少阴肾俱病的见证，其浅者为在表，为经病；其深者为在里，为脏病，表里又可互见。又如，太阳经病即膀胱经病，其标为头痛项强，其本在膀胱与小肠也，故其入里则有膀胱四大腑证（蓄水、蓄尿、蓄血、癃闭），而膀胱又何尝与小肠无关呢？按子午流注规律，"小肠为膀胱之上游"也。

六经又非孤立为用，又如太阳为寒水之经，阳明为燥金之经……故有太阳寒水、阳明燥金、少阳相火、太阴湿土、少阴君火、厥阴风木等口诀。何以言太阳寒水呢？以太阳发热恶寒，始因冬不藏精而阴亏，继而为风寒所束，反作用于肾，故阴元最易为之所伤。其病因寒于外，实因阴亏于内；因寒化热，热伤肾水，故以寒水二字统其意。故太阳伤寒，桂枝汤中必佐白芍、甘草、大枣以"存津液"，太阳温病必注意清热育阴等。所谓阳明燥金者，以阳明为燥土，然何以与肺金相干呢？以肺胃在气化上关系至大，故有阳明随太阴之均衡与否而升降之说，肺气不降，则胃气亦不降也。承气汤用芒硝、大黄必伍枳实、厚朴（调胃承气汤之用神不在攻下，故不伍枳实、厚朴，仅伍以甘草，以甘缓之），他经准此，不赘，这是气化论。

以上是六经之常道观，亦即"有"部之学问。如细究外感热病之机转，从"无"以观"有"，则规律更加复杂。试观《伤寒论》论阳明有"伤寒三日，阳明脉大"，论少阳又有"伤寒三日，少阳脉小"之说，岂不与《素问·热论》一日太阳、二日阳明、三日少阳之说相悖乎？如果把《伤寒论》的这种论断，说成错简或传抄之误，未尝不可，如果不这样轻率，就此深入研究一下三阳经之机转，亦可导致以下几个论断：

（1）太阳为阳中之阳，少阳为阳中之阴，两阳合明为之阳明，故其传变规律为太阳——少阳——阳明，故曰"阳明为中土，万物所归，无所复传"，有的读者，认为此话意为伤寒传至阳明则无所复传而自愈。其实是说有死之虑，下之则愈。正因如此，在临床上是否在阳明清下之后还有可能再来一个"往来寒热"的少阳证呢？阳明为里，里实已成，复出半表半里的可能性有多少呢？由是观之，伤寒传变当是太阳——阳明——少阳的规律了，于是就不能以《伤寒论》行文的撰次而拘其说。

（2）少阳居于太阳（表）与阳明（里）之间，是两端中的任何一点，但不必绝对是中点，可能偏于表，也可能偏于里，其具体所在，当以临床见证定之。如是说来，论少阳的口诀当是"半表里"，而不当是"半表半里"。了彻是意，方可理解少阳篇的处方大都是偏表偏里、寒多热少或热多寒少的不同见证，以药味之阴阳或其比量的不同来加以校正，以收补偏救弊之用。例如小柴胡汤，"君"柴胡以行诸药入少阳，升清以化浊；"臣"黄芩、半夏以解寒热，热盛口苦甚者，重用黄芩；寒多呕多者，重用半夏。寒多者加肉桂、干姜，热多者加芒硝、牡蛎。柴胡桂枝汤、柴胡加芒硝等汤之法，亦皆由是而起也。此丹医关于柴胡汤之胜义也。

（3）从"有"部观之，外感热病皆起自太阳，但亦有直中阳明、少阳或直中三阴或"两感于寒"者等之类。但从"无"部观之，大可非是。人中外邪，当其始见六经形证之前，其人是否仍处于阴平阳秘、天地交泰的"中和"状态呢？当然不能这样认为，故《素问·评热病论》说"邪之所凑，其气必虚"，是其意也。这是要注意的第一个问题。再说在外邪既中之后，尚未见六经形证之前（即在医学上处于所谓潜伏期之时），人身形证，可用六经中哪一经来解释呢？这是第二个问题。以上第一个阶段，当属阴阳失和，六经俱病；第二个阶段，即是少阳病阶段。盖经曰少阳属胆，为十二经之主，为三阳之枢，亦曰祖气。祖气病，则阴阳随有偏胜，枢纽病，则阴阳争战，因而发热恶寒或往来寒热，或但热不寒。由是观之，三阳传变次第，岂不该是少阳—太阳—阳明的规律吗？

以上观念非为诡辩，实有助于对六经正义之全面了解。纵观以上各论，"六经非为伤寒而设"实有胜意也。

温病学家所谓的卫气营血以及三焦之说，其体仍不离六经，唯用上有殊耳。试观叶天士所谓"温邪上受，首先犯肺，逆传心包"之说，苟与伤寒六经拘求其异，大可做许多文章，但从"体"上观之，根本则同。其所以"上受"，亦因头项部位口鼻之见证而言。首先犯肺，不亦在表吗？逆传心包，以心胃在经络"里支"互乎为表里，不亦阳明乎？陆九芝所谓"自来神昏皆属胃家"，是其意也。复观叶氏所谓"卫之后，方言气；营之后，方言血；到气才可清气，入营尤可透热转气，入血就恐耗血动血，直须凉血散血"此虽下里巴人之音，亦不过六经之变说耳。所谓卫者，不亦表乎？汗之者，不亦解表透热以和荣卫乎？在气者，治以清气诸药，不亦阳明清法下法之变称乎？所用汤剂不亦白虎、栀子、承气之类乎？卫之后方言气者，《伤寒论》不亦有"本发汗而复下之，此为逆也，若先发汗，治不为逆"之论乎？所谓清营法者，亦下后之变证，其治主在阳明，叶氏用犀角、玄参、羚羊角，是适应温病热盛之特征的用法，其法可采但非必采，不论如何亦不能说神昏不在六经之内。所谓"入血直须散血凉血"者，所用牡丹皮、地黄、知母、百合不亦在《金匮要略》中有之？所用加减复脉汤不亦《伤寒论》之炙甘草汤去当归、桂枝之类乎？所加"甲"者，不亦在伤寒火逆变证之中乎？总而言之，不能因治方之异，而说明卫气营血与六经正义有何本质的不同。至于吴鞠通《温病条辨》的"三焦"论治立说，其实全书无出仲景绳墨之外，"新瓶旧酒"徒乱后学耳目，无甚可取。王孟英说他"未读《黄帝内经》"，徐霖说他"医道罪人"，诚属正见。况吴氏尚不知三焦在名象上究为何物。

老中医王兹臣先生生平及学说

廖厚泽

王慈臣先生是湖北省兴山县的一位著名中医。出生于 1850 年（清道光三十年），1936 年（中华民国二十五年）无疾而终，享年 86 岁，有两男（长子王茂友，次子王平之）一女。

其婿白香液，系前清拔贡，富文采，善书法，字极规整。常书"书到用时方恨少，事非经过不知难"等类辞句。白先生有五子一女，长子白海泉，是兴山早期共产党人，三子加入共产党后，于 1929 年参加宜昌"五一"暴动，因叛徒告密被捕，在铁路坝壮烈牺牲。二子受株连在宜昌入狱。1931年 4 月，贺龙率红三军过境，深知白先生是我党挚友，书赠了"一片赤心，全家为国"八个大字。

王老先生幼时拜名医王香斋习医，谙通儒、道及经史子集，常与他来往的文人颇多，其中有宿儒（兼书法家，画家）吴聚奎，字垦槎，吴氏家境不丰，但很安贫乐道，守正不阿，整日闭门读书看帖，不苟言笑，不事权贵，每逢过年过节，常在三官庙（今县电视广播站址）为人写对联。三官庙是一道观，内有道人数名，王老先生对人木讷，但见到"道人"，还偶尔寒暄数句，尚似有礼。王老先生对道士常不屑一顾，但对某些通晓气功的"道人"并不见弃，这可能是因为王老先生医学与古时道学有某些渊源之故，或因王老先生既通医又通晓气功的关系。

家父廖澍忠，字汝霖，与王老先生有一段渊源，并事王老先生如父亲，这是因为家父与王老先生的女婿白香液是拜把兄弟，加之家父爱才怜才，认为王老先生对学说有深厚功底，又精通岐黄之术，王老为人正直，刚毅木讷，不事权贵。据家父常言，王老先生青年时期，曾在晚清做一任小官，后来发现清廷腐败，官场非他这样气质的人所宜久留之处，遂坚辞官职，退居民间，矢志行医，活人济世，以祖国医学为己任。

1927 年 5 月，四川军阀杨森部窜到湖北"讨伐民众团体和屠杀农民"，后被西征军鲁涤平、张辉瓒部击败，败退兴山，骚扰百姓，绑走县长彭祖光。6月，北伐军第二军长鲁涤平光复宜昌后，率部追剿杨森残部（俗称棒老二），此时，兴山既无县长，又无驻军，经白海泉等共产党人倡议，成立"地方行政委员会"，各界人士推举王慈臣为委员长，主持县政，稳定局势。大革命失败后，共产党人转入地下，官兵还乡，因王先生是人民遴选，为人正直，民望很高，他仍以行医为生，未遭到反动派的清算。由于家父事王老如父（其恭敬、爱护之情有甚一般父子），其衣食住行以及零花钱，概由我父亲供给，于是王老先生为人治病，从不取值，有孤寡人卧病，无人到王宅延请，只要托人带个口信，他必前往诊治，从不拾咎。

他的容貌，极像当今画家蒋兆和先生为李时珍造像所想象的李氏容貌和气质，金木型格局。身材不高而修直，细皮白肤、无须、眉白，两臂较平人稍长，声波低沉，语言吐字清晰而稍具"夹舌"（即所谓"商音"），走路步缓而矫健，至高龄亦不喜人搀扶，目光正视而有神，不苟言笑但气质善良。他的生活起居，饮食除出诊或赴宴外，几乎一日三餐都在我家，不饮酒，不零食，饭量不大。早餐家父常在门口台阶停立闲候，总要等他来后共进早膳。王老起身早，直到他八十岁左右才起身稍迟了些。他不常生病，也不常服药，但偶尔常与我父亲"品药"（抓一剂药或1~2味草药），或煎或泡，尝其性味功能。他出诊回来，遇有疑难重症获愈，或虽未痊愈，但病机大转者，必与我父亲絮叨"理、法、方、药"之奥妙所在。我下学回来父亲必叫我另具一凳，在旁恭听，常到八九点钟精神不支，才让我入睡。某次他对我父亲说："澍忠，你老二心细些，善读书，能否叫他将来在课余之时，我教他一些中医知识，以后为人排忧解难。一则感谢你对我的知遇；二则循此前进，将来跻身医林，把我们的心愿继承下来，为社会尽力。"家父应声曰："如是乃我大愿，敬祈佳惠，感戴莫名也。"他说："你的老二，乳名三乐，《孟子·尽心上》曰：'君子有三乐，而王天下不与存焉。父母俱存，兄弟无故，一乐也；仰不愧于天，俯不怍于人，二乐也；得天下英才而教育之，三乐也。'今因于此，乃倡此议，往后要说的道理颇多，既承赞同，今后可从古典经书入，旁及望闻问切诸技，尤当谙熟古代做人处世之道。我有机会外出看病，要尽量争取，从旁观摩，方期有成，医理不明，暗刀杀人，医德不彰，形似含灵贼子，名利何与耶？"家父促我曰："速拜受教。"王老又说：

"拜则礼也，如真有志于此，当依吾数事。

其一，中医博大精深，毕一生精力于些，尚嫌不足，苟不立志苦学精进，不可教也。汝今能持否？

其二，古云，医者，非仁爱之士不可托也，非聪明理达之士不可任也，非廉洁之士不可信也。仁者，对患者有'割股'之心，虽有前嫌，亦不计较；廉洁者，只求糊口，不可以此发财，或苟图名利，借技招摇，以致欺世盗名，汝今能持否？

其三，行医可以收诊金脉润，但必须合理，不可宰割患者，不准从患者头上盘剥，汝今能持否？"

我稍事思索，应声答曰，"谨从，不违"。他随说道："说则易，做则难，不可儿戏。"他又说要常读《文昌帝君阴骘文》以自持自警以上这些话，在以后朝夕相处中又听过若干次，今集于此，以为追思。

王老先生古书读得多，治学水平又高。他推崇汉代名医张仲景的《伤寒论》《金匮要略》等著作。

在伤寒与杂病的治疗上，他有两句口诀，这里把它写在下面（至于学术上的论证，比较专业，不赘述）：

麻杏石甘汤，温病第一方。

柴胡桂枝汤，补虚第一方。

他说，只要把其中精义学通，又善于积累临床经验，自然对温病与伤寒可以豁然无惑，对杂病亦必获得某些新义，从此深究，可以登堂入室而免走弯路，从而也可以明白仲景被后世推崇为医圣的原因所在。

他既认可中医能治病，而且也能养生。但他不主张"是药都吃"，尤其不主张常吃丸散膏丹。他治病大致只需药1～2剂就见效。他不完全同意"偏方治大病"之说，但他也不完全反对偏方，他认为偏方的使用必本正法，否则，偏方偏法就偏而无边，必致杀人，他开的药，除另有嘱咐外，一般不要求久煎，而且不能服第三煎。他说第三煎有毒，此乃古规，见于《伤寒论》。他也不主张医生开"大包药"，动辄每剂药数斤或十多斤。他用药，分量都很轻。他也不主张开很苦的药，他的药都很好喝，不太苦，有时反而很甜。他治病态度庄重，不苟言笑，而且从不多说预后，从不吓唬患者。遇重病人，总是说，好好吃药，吃吃看看，不好再换方。他从不在患者面前诋毁前医，有的患者拿前医处方给他看，他只说换个方吃吃吧！但他一到我家，见到我父亲，常是滔滔不绝地分析前医之误，同时对我说，以后对这类病该如何处理云云。

他对《伤寒论》的处方或其他的主要处方，或他自创处方，均有"方意详解"，以后可逐步介绍。

中药汤剂服用注意事项[1]

廖厚泽讲授　邓一飞整理

一

中药汤剂是中医治疗的重要手段之一，特点是：配伍灵活，适应证广泛，作用迅速，并且较为持久，因而历经数千年不衰。其作用原理十分复杂，至今仍未完全研究清楚，所以，在中医汤剂的制备与服用过程中，沿用古法，并作了相应的调整，以适应现代人的生活。

二

煎药应当以砂陶器具为佳，避用金属制品，现在为方便起见也可以使用一些搪瓷器皿和电热炊具（要求为玻璃和瓷质，若是金属必须有完好的涂层，使药品不能接触其金属本质）。

三

中药一般可以煎两遍，用水量一般以每服药（干药重量在 500g 以内）1000ml 左右，水开之后应当用文火煮药，在锅上加盖，两遍煎煮所得的药汁量约为 600～750ml，药量太少味道会比较难喝，太多会增加病人的脾胃负担。煎煮时间：解表药头煎用 10 分钟，次煎用稍短的时间，取其芳香的气味促进疗效；治疗其他病症的药，头煎可以延长一点，15～25 分钟，次煎用 10～15 分钟。尤其要注意的是不可煎药过久，或者糊锅，这样会大大影响疗效，头煎的药量应当保留得多一些，倒出 2/3 药液，留有 1/3，再加入约 300ml 的清水或开水进行次煎。两遍煎得的药液可以于早晚各服一次，也可分三次（一天半）服用，如果是急病应当在一天之内每隔两三小时连续

---

[1]　本文由邓一飞撰写，经廖老逐字审定，反映了峨眉医学中药煎服法特点。

服用，可以一天用两剂药，或遵照特殊的医嘱。如果是较轻的病，则不必天天用药，作为身体的调养可以每周用一至二服药，连续一月或半月。

四

中药的饮片一般由 10～20 味药组成，其中可能有"先煎""后下""包煎""冲服""烊化"等特殊要求的药品，凡是有特殊要求的药品会事先被药房人员包在单独的纸包中并注明，要求"先煎"的，应当在其他药品之前下锅，放入足量的水，煮沸 15～20 分钟；"后下"的应当在其他药品煎煮过程中，于出锅前 5 分钟下入；"包煎"的应用纱布包裹起来入药；"冲服"和"烊化"应在药汁煎出后，趁热兑入其中，并搅匀。

五

服药的时间，一般是在空腹时，或者在饭后半小时。治疗外感和要求有发散作用的药，一定要空腹服用。中药和西药应当错开服用的时间，这样可以避免许多未知的不良反应，最好在服用中药期间不用西药，以便于大夫总结疗效。

六

谚语说"三分治，七分养"。药品的作用是调节人体失调的功能使之恢复正常，而不是万能的。基本的要求是，病人以注意饮食为主，不食用生冷、油腻、辛辣的食物，以清淡的或以素食为主，这样对于机体的恢复较为有利。注意不可有大的情志波动，忌生气，忌怒，保持心情开朗。服药后可以静养片刻，张口行气（深呼吸）以助药力。

七

中药汤剂是真正自然的医疗方法，由于它是以病人的"正气"、身体免疫功能为治疗目标的，可以较持久地改善病人的生理状态，有着远期和近期两种疗效。病人在服药后应当注意详细观察体会自身病理体征的变化，以确定是否有效，这样对于医患双方都有好处，切不可讳疾忌医。

丹医语录——先师廖公湖北宜昌行医记

廖厚泽讲述　邓一飞、曲伟录　赵宇宁整理

一

●脉象沉弦细：心脏不好，厥阴病症。

●肾炎初起同外感之脉，宜表里同解之法，可用越婢加术汤，湿热两解。肾气亏面肿之象，身中呈无序状态，十分危险。由咽喉扁桃体炎症，迁延而致肾炎。

●中医要成为一种熟练的手艺、艺术，应深入去学，留心细节，忘却俗事。认识脉证由经验总结而来。

●制心一处，无事不办。

●如夏天脚肿，由于脾胃湿热。

●纸上得来终觉浅，绝知此事要躬行。

●男怕穿靴指心脾肾虚，女怕戴帽指心包炎、大头瘟。

●金银花、何首乌多用于血脂高。

●开的药要尽量好喝，才疗效更好。先要自己吃药，明白药之性，调理好自己之身体。

●先天禀赋不行，用野生药植代替粮食，日久天长能改变人，后天改变的那部分，全在自己手中，服食修道之法。

●冰冻三尺，非一日之寒。

●生命不仅在于运动，还在于修道、吃药、练功。过饮酒令人乱性、生愚、发狂。

●腰痛在左，痛引脾脏。脉见少阳弦脉者，多为三焦与胰脾之病，非寻常之腰痛。

●下齿痛多为大肠之证，上齿痛多为胃之证。

●磨牙、胃痛就是肠胃痛，要用柴胡桂枝汤。

●咽堵气降不利者，心跳过速可能是甲亢，用参附龙牡汤收之安神。

●腰痛多由腹治，先腹切诊，诊断明确。

●诊断：病、脉、证、腹诊合参。

●关于秃顶：肾气足头顶热秃；斑秃——溢脂；体质当开顶，不开则坏眼。

●病菌说：中医先有病，后生菌，西医菌是因，后有病。

●流鼻血：白及 5g（收敛止血，消肿生肌）、白茅根 10g、藕节 20g、桃仁 10g、生甘草 10g、生石膏（先煎）30g、灶心土（补脾）20g、大青叶 2g、牛膝 10g。

●阳暑：不可发汗，只可以清热。方曰：党参 20g、白术 5g、白茯苓 10g、生甘草 10g、黄芩 10g、黄连 2g、竹茹 5g、防风 5g、菊花 5g、生石膏（先煎）20g、车前子（包煎）10g。

●十二筋脉皆过肾、膀胱、毛际丛，故曰"宗筋"。所以阳痿须多方面考虑。面瘫是阳明筋急，坐骨神经痛属少阳、太阳筋急。

●处方配伍之心法：鹅掌风疗湿气，食盐，用少许水搓手。尿毒症患者不可食橘，不吃生冷，因三焦、胰不喜用冷之故，过食生冷之食有寒之害。

●胰证的重症在建里周围起疹现危候。

●玄参之应用应知：肿瘤、虚弱之患者慎用，易使阳证转阴证。或可用玄参加桂枝，玄参加生姜。

●淋证单用生甘草泡水饮用见效。

●血压高之人也眼压高，病主在肝。眼压高的病人，用草决明煮水用。

●西瓜食用过量，反而不利尿，同时瓜毒产生高价铁 Fe^{3+}。

●肾炎病人，本虚，利水药用后，要以麻黄、细辛、附子温化之。

●疝气：肝脾湿热，经筋松弛，小肠下坠。臀部垫高，用震荡之手法，托其复位。

●苦夏之证（夏日乏力气短）：人参 3g、生甘草 5g、生石膏（先煎）30g，泡水或用越婢加术汤 [麻黄 5g、白术 5g、生石膏（先煎）30g、生甘草 10g、荆芥 5g、防风 10g、银花 10～20g、连翘 5g、生薏苡仁 20g、泽泻 5g、车前子（包煎）10g、黄连 2～3g]。

●药对：茵陈、竹茹可调胆汁；陈皮、法半夏化痰；丹皮、酒军可苦寒凉血。

●小儿外感发热至手足心热，非表证，乃转为阳明证。

●小便可，今口不苦，不呕，尿道感染，六一散（生甘草、人参、滑石），旨在平肝。或用：生麻黄 3～5g、苍术 5～10g、黄柏 5g、人参 3g、桂枝 3g、酒军 3～5g、滑石（包煎）10g、生甘草 10g、荆芥 5g、防风 10g、金银花 10g、连翘 5g、黄连 2g、白芍 10g、石韦 5～10g、海金沙 5g、生石膏（先煎）30g、焦白术 5g。

●黄连败心火，入心经，外感初起不宜用。蔓荆子用于外感初起兼咳嗽者。生薏苡仁、泽泻利水分但伤阴，外感初起少用，否则不易退烧。夏日高热加藿香、薄荷、法半夏、白茯苓、生姜两片用以发散。

●针眼：蝉蜕 5g、蔓荆子 5g、菊花 5g、桑叶 5g、酒军 5g、银花 10g、穿心莲 5g、生石膏（先煎）20g、生甘草 10g。

●鹅掌风：大肠津枯，皮肤失养，方用麻黄、细辛、附子加阴药，用湿盐搓。

●医案：坐骨神经痛，脉弦洪微迟，气虚双寸陷。甲方：党参 20g、黄芪 30g、当归 10g、白茯苓 10g、远志 10g、菖蒲 10g、升麻 3g（升厥阴）、柴胡 10g（升少阳）、生甘草 10g（用柴胡、升麻止痛）；乙方：越婢加术汤加桂枝：麻黄 3g、桂枝 3g、黄芩 10g、黄连 2g、白芍 10g、金银花 10g、连翘 10g、四君子汤、山萸肉 10g、枸杞子 10g、生薏苡仁 20g、泽泻 5g、车前子 10g、桑寄生 10g、川牛膝 5g。

●血小板减少（血虚、出血瘀血）：黄芪 20g、当归 10g、金银花 10g、阿胶珠 2g（烊化）、升麻炭 3g、白茅根 10g、白芍 10g、熟地黄 20g、党参 20g、白术 5g、白茯苓 10g、生甘草 10g。

●外伤肿痛方：生乳香、生没药、苍术、黄柏、丹皮、生栀子各 10g。

●退目屎之用：乌贼骨、蝉蜕、大腹皮、白菊花。

●舌之前半部麻木难受，为心火所致。

●治阴黄：茵陈为主药，配①五苓散加桂枝、白术、泽泻、生姜；②五皮饮；③附子（阴寒较好）；④八珍汤。

●高血压多由胃气不降，则肺气不均，肺气不均则气血不均所致，周潜川认为痰饮留内而致肝水。

●木土相争，战于绛宫，剑突下寸半，左开半寸至一寸，解剖位在胃窦部位，贲门之下（《莲花宝笈》）。

●肝气出于左，行于右，所过为肓俞。（《莲花宝笈》）

●胃为肾之关门：咽炎 - 胃病 - 肾病水肿。第一阶段：小青龙加石膏，麻杏石甘汤；第二阶段：越婢加术汤；第三阶段：阴证，麻黄细辛附子汤。首先治咽，再调胃、三焦，最后肾病。

二

●中医治病不以症、病为主，以脉为主，又曰"治脉"。

●药对：茅苍术、白茅根。

●血见愁：草药，对胃肠炎症、便血、腹泻、痢疾，有奇效。

●舌体见胖大肥厚：小承气下其有余之胃气。玄明粉为引，可逐体内淤积瘀血，如脾肿大等。

●颈椎腰椎病，骨质增生：由于内脏气亏，经筋失养、紧缩，导致各种症状。非因为骨质增生而致，且此种病人多嗜酒色。津精走失，骨髓津空。近人以为内脏之疾为脊椎错位而压迫所致，十分无知，本末倒置。实因内脏病变引发。

●寸口脉弱，女性须问其乳腺是否有增生，是否有雌激素过剩，多为服用补药太过。

●面上有疙瘩，是胃不好，四君子汤、黄芩、黄连、二陈汤加石膏主之。

●口眼歪斜：合天全散之义，白芷引之，药用附子、天麻、全蝎、白芷、石膏，四物汤。

●面肌抽搐：湿热内动生风。越婢加术汤。麻黄细辛附子汤加石膏、生薏苡仁、蔓荆子、藁本、天麻、玄明粉（用蔓荆子、藁本是发汗兴阳），加白芷入阳明散风（经引，否则无效用）。

●蝴蝶斑：治法开发心气，小承气汤加小活络丹（小活络丹：当归、白芍、丹参、乳香、没药）。热之重者用丹参 1～2 两。乳香没药开发心气，强心；可用菖蒲、远志代之。

●另：菖蒲、远志可治尿血、血尿之长期不愈者。如四君子、芩连二陈加石膏、菖蒲、远志有效。归脾汤引血归经，此中用菖蒲、远志类归脾汤之义。

●斑者，血之瘀也，承气汤，酒军除瘀生新，因脾不好故新血不生，去瘀血而后生新血。

●小活络丹又治红肿，有人立夏前后脚肿，在于心、脾之弱，夏天心脾之气生发不起来，用之有效。此谓脚气病，亦心脾病。若天人不合一，则春调肝，夏调心，秋降肺气（沙参、麦冬、枇杷叶、苏子、莱菔子）。胡麻仁有收敛作用，喻氏书中有述。

●人与自然的类同是比配之法，如秋天叶落，人在秋天最易受孕，因秋天是打子的时候，全身能量变成肾水。道者"空"也，尽天地之玄机。

●秋天不宜发散（从症除外），应滋阴降气，冬时人与动物都安静地补肾水。

●冬应滋阴，夏应养阳，以顺天之时也。逆四时者亡。

●生发太过也应收敛。冬天应收敛，但肝不好也要发散。分清阳亏、阴亏或兼之。如：归、桂、芍、细辛、通草，当归四逆汤之义。

●蝴蝶斑是胃不好，应开发心气并健脾可用麻细附加芒硝以强心肾的力量，才能强胃气。"健脾要补肾"，"强心要健脾"。心气发散至多太过也致面黑，类于蝴蝶斑阴亏之人，要补阴收敛心气，补阴可用六味地黄丸。

●珍珠母可使心肾之力收敛一些，面色会好，新陈代谢下降，生阴气才能生长。阴虚之火烧人十分厉害，"龙雷之火"如肝经火旺头痛可用当归、龙骨、牡蛎、桂枝、附子。

●救真丹：万年青强心去火。白芍苦平收敛。黄连、焦栀子也是去心火的。应从脉象上把握阴阳。

●牙龈黑：脾胃不好多为湿热，越婢加术加发散药和酒军10g。

●鼻衄：鼻属阳明，阳明有热者出血，刺足三里、合谷泻下。方：茅根、藕节、桃仁、白及（收敛止血）、小蓟（血热可用小蓟，寒不用）、灶心土（补脾）。流鼻血，有水土问题，或食物、辛燥用得多。藕节调气止血。桃仁润肠止血。灶心土可用净黄土，澄水煎药代之，有养脾胃之用。白及有止血之用。水土不服用灶心土效。含铁质多的土令人长血脉，血中热多。白及有增血小板的作用。调节脾胃宜用家乡之灶心土。阿胶、黑木耳、灶心土、白及均有增血小板的作用，清胃中之热，清脾脏之湿。

●桂枝汤热，用小柴胡合之正好。柴胡桂枝汤调和经络血脉。桂枝为太阳之药，柴胡为少阳之药。柴胡汤中加莱菔子下气，使肺气与肾水沟通，如不能缓解加全瓜蒌通便润肠（比例为柴胡5g、桂枝2g、瓜蒌20g）。若无寒气，血脉亦好，只有气结，用小柴胡加莱菔子、焦三仙，可有效。有寒象加桂枝温化。如腹中有硬块加吴茱萸和桂枝。

●柴桂能够解痉。刚痉用葛根汤发汗，破伤风有汗为柔痉，无汗为刚痉，热重用桂枝、瓜蒌，大便不通加瓜蒌润之可通，总之在治三焦、胰脏之病。

●三焦为决渎之官，三焦通则尿通畅，抽筋非桂、瓜不可。

●桂枝强心利尿，加木通又是利尿之品。

●经方之法要先断是哪一经的病，再开药，依经辨证。

●尿毒症，忌食酸，辛辣稍可。此中病人夏天出汗可好点，冬天较重。

●风池、百会、肩髃用于四肢血脉不通，外感头痛皆效。腋下背阔肌，捏点祛湿。

●夏日"伏阴在内"，腹内为阴所至。怀孕2～3个月，脉有结脉，非为心脏之病。

●眼科内障凡属阴证者，宜大量用附子。注：周潜川用药分量十分大，且很少用补药，且方中多有发散之药，因其理论"汗法即是兴阳"。

●青城丹药派，以热药为泻药，发散药为补药。青城派弟子：周潜川、肖凤来、张觉人、廖静庵、补晓岚，还有成都李老头有接骨绝技，诊病先问病人好人坏人。

●麻黄碱，先作用于中枢，再作用于气管平滑肌。麻黄加石膏则发汗力差。

●止咳配伍：蛇胆、川贝、陈皮、枇杷叶。

●小柴胡汤中柴胡提升作用，高血压用之不行，或加赭石、苏子即可。

●呃逆：胃寒、心气亏用丁香、柿蒂；湿气重呕用陈皮、竹茹。

●治腹水：①九头狮子草烤干，研末为蜜丸；②桂香平胃散；③鸡内金研末吞服。

●跷脉维持周身气场。走路平地摔跤则为跷脉病。三阳经盛则入阳跷，三阴经盛则入阴跷。

●阴黄：腹内郁结，用桂枝加大黄。

●柴胡桂枝证：同为少阳脉，都是柴胡桂枝汤。①阳证有热：去桂枝或加阴药；②阴证：加桂枝；③便秘：加大黄、瓜蒌、去桂枝；④便溏：加白术、茯苓。

●肉桂、川连、紫石英，可用于心脏病。

●越婢加术汤加桑枝、桑寄生，祛湿力好。

●鼻窦炎，鼻塞，偶尔通气，常流涕浊，发绿，有臭气，时头额胀闷。可用麻杏石甘汤加香薷、地龙、蔓荆子治疗。

●荆防败毒散对春季阳气不振之温病效好。麻杏石甘汤加味，表里两解，风寒、风热全面。

●苏木加红花，治妇女经前腹痛。乳房胀痛，用苍术加黄柏。

●三焦胰脏病，低血糖，低血压，晨起恶心呕吐，如缺糖营养不良，用四君子芩连二陈加石膏补气清热。

●丹医：用阴药者先行温化。

●治羊角风：朱砂1～2g，生石膏1～2g，上两味压为面，生石膏变红即可。绝不可以此方收钱，不带任何功利之目的，否则绝对无效，脑中要一片空白。

●胃者肾之关门，按跷术中，按胃、三焦俞即调其周身的水液循环代谢，解决排尿问题。

●癫、狂、痫：人参、浙贝母、法半夏、莱菔子、蝉蜕、生石膏、赭石各5g。主方：①越婢加术汤；②麻细附；③苏合香丸（石朱丸）。

●小腹痛，有寒者：①香附、苏叶（引经药）加平胃散（陈皮、苍术、炙甘草、厚朴）；②肉桂、香附、苏叶加平胃散；③附子理中汤加酒军。

●寸脉小，按脉，抬手脉随之起则弹手；抬手脉不随上则反弹弱，为寒证，不可用凉药。

●先天癸水：不仅指男精女经，还包括内分泌的某些液体，如卵巢、前列腺等。

●甲状腺病：白胖子，脖子粗，脉大。吐酸水，反胃，乃胃中有热非寒也，用四君子芩连二陈加石膏。

●诊法要点：①看脉，弦脉少阳；②腹诊（少阳）胆部有反映。胰部，腹上横杠；③经络，头痛，耳后远耳为胆证，耳后近耳为胰证。

●傅青主云：治胃必先强心，治脾必先补肾。

●热伤风：夏天患。苍术白虎汤加三仁汤。炒苍术10g、茯苓10g、黄柏3g、酒军5g、甘草10g、石膏20～30g、茅根10g、生薏苡仁20g、杏仁10g、车前子10g、滑石10g、麦冬10g、玄参20g、知母5g。

三

●蔓荆子，疏散头面之风，或用于外感（蔓荆子、菊花、石膏），治少白头。

●内障眼病在眼要补气强心滋阴，用麻黄、细辛、附子；外障屈光复视需调血；眼巩膜上有白点为肾水不足；眼珠胀大，收敛用草决明为缓下剂，降眼压，要用珍珠母。

●收敛药：脾经用龙骨；肾经用牡蛎；肝经用珍珠母、石决明。

●青葙子，降肺气入肾。

●诸子皆降：苏子治咽痒，下肺气。莱菔子治腹胀，下胃气。苏子、莱菔子、白芥子合而为三子养亲汤变为祛痰剂，治乳痈、结核之类。

●浙贝母：开窍，调气，恢复肌纤维弹性。

●夏枯草：破积，软坚，如胫骨肿。聪明益气用蔓荆子。当归、熟地、蔓荆子、生黄芪治少白头。

●小儿倒天柱：痿证，用单味丹参60g，清热活血。

●柔肝方：丹参10g、沙参10g（养肝胃之阴）、夏枯草5g、白蒺藜10g、柏子仁5g（芳香化浊）、珍珠母30g、黑芝麻10g、鸡内金5g、枸杞子10g（补肾壮阳，刺激性腺）、女贞子10g（补肾但无刺激）、佛手3g（调气）、焦三仙10～15g。

●丹参与桂枝可代用四物汤。

●《串雅》麻腰丹：川乌、草乌、白花蛇。

●草决明：治高血压，大便不通。

●喻嘉言变麻杏石甘为桑杏石甘，治秋时燥咳与咯血。桑白皮敛汗。

●百味散：五种性味变成一种咸，几十种上百种药清齐，长时间煎煮变为复盐，咸味也治病。

●李东垣治便秘曾用20斤牛肉熬浓汤。

●甲亢：甲状腺气阴亏，眼胀，颈两侧肿，天突穴处平，胸闷，压迫感，梦多，心跳过速，手足烧，汗多，咽干，咽堵，多饥善食。①甲亢：随症选用，四君子芩连二陈石膏或柴桂；越婢加术汤加玄参、麦冬、桔梗、下气药；参附龙牡；②甲亢晚期变为甲衰。用方：柴桂，加八珍、升麻、玄胡、全蝎、白及、浙贝、小承气，或加苏子、莱菔子。

●甲亢、甲减鉴别：脉症，甲亢：弦洪数动（阳脉）；甲衰：沉弦洪数（脉小，阴脉）。

●使毛孔汗水出汗为开鬼门，用麻黄。使脾胃、小便通畅为洁净府，用生石膏，越婢加术。

●水肿：①越婢加术汤加味（麻黄、黄芩、石膏、荆芥、防风、金银花、连翘、薏苡仁、泽泻、车前子、生姜、木通、通草、小承气汤、四君子汤）；②麻黄、细辛、附子、八珍汤、小承气汤、山茱萸、薏苡仁、泽泻、车前子、六分散。

●外伤肿痛瘀血，疑有骨折：乳香5g、没药5g、苍术5g、当归10g、自然铜5g、牡丹皮10g、丹参10g、豨莶草10g、生栀子5～10g。

●法半夏与生龙骨、生牡蛎共用可以破积软坚。

●尿下痛，滑石，甘草，人参（六一散），木通。

●脉症：寸脉小，阳气陷，有癌变之危险。浮而洪为胰脏病。洪而沉为脾病。弦洪沉，左关小为肝脏病。三阳脉：太阳为浮，少阳为弦，阳明为洪。三阴脉：太阴为沉洪，少阴为弦细小、沉弱，厥阴为沉弦迟。右脉：寸大为阳气亢，关大为胰脾，尺小、寸小为阳气亏、不升。又：弦细弱为乳腺增生，弦细沉为胰痞，弦而粗且双关弱，切诊多见小腹如硬饼子。

●武当山太和丸可治肝郁结：桂枝汤加银翘散（金银花、连翘、荆芥、竹叶、牛蒡、薄荷、桔梗、淡豆豉、甘草）加五子衍宗丸。

●月经过多：脉弦濡，黄芩、黄连清热；脉沉洪迟，攻下（攻阳明）。

●红眼病：①峨眉玉丹化水外用；②桑叶5g、菊花5g、荆芥5g、防风5g、金银花10g、连翘10g、黄芩10g、黄连2g、酒军3g、蝉蜕3g、生石膏20g、甘草10g、蔓荆子5g、桑叶5g、麦冬10g、玄参20g；③脉大加玄参、麦冬。

●尿崩反而要用利尿之药。肿瘤最怕用寒凉之药，麻桂为佳。血痢用柴胡桂枝汤加血见愁。

●痃癖脉：寸大，关小，尺更小。胃小，胘（腋下）、肚脐一定更有硬块。

●脾脉：微滑软，如鸡举足，慢一点，弹手弱。大肠脉：洪、动、宽，有弹手感加舌红苔黄。

●少阴：面红，五官大是心脏证。沉弦细为心力亏。

●血脂高：芍药（排油收敛）、金银花（解毒）、何首乌（作用好，味差）、党参（补气强心）。

●夏日贪凉：阴暑，藿香正气。阳暑：藿香、二陈、苍白术、茯苓、六一散。车前子、荆芥、防风、金银花、连翘、香薷、石膏。

●高热：麻杏石甘汤加玄参、麦冬、甘草、桔梗。

●月经腹痛伴泻下：香连丸：木香、苏叶、川连、茯苓、吴茱萸、当归、香附子、香苏饮，加党参。

●附子辛温通十二经，麻黄、细辛有兴奋作用。

●八珍汤补肾阳，黄柏去肾火。利水下焦用薏苡仁、泽泻、车前子，肾亏加山萸肉合之。

●脾虚用附子、干姜、生甘草，另加玄明粉。

●附子理中（附子、干姜、甘草、白术、茯苓），心脾虚伴热加大黄，加麻黄、细辛通十二经，藁本、蔓荆子、天麻、白芷、木通、通草，形成青城十四味方（大将军汤）。

●一味用补药不能补，要用金石药，搞动全身经络通畅才能有效。如肾炎用黄芪则无汗，补而无功，反而见坏。青城派把补之义研究透了，关键在通即是补。汗、吐、下、和、补、通，青城六法，寓诸法于其中。

四

●中医不能用死方，临床自己形成方。一病一方均是专利。表面看用阳药，经过配伍变成阴药，不以热药论，有引火归元之用。用药刺激不行，海马补肾使人亢进，不能见效，面黑囊肿，腹痛随之[1]。

●总的讲，青城十四味是针对寒证利尿。如热加桂香平胃散以调肝，可以香附代麝香。因为麝香略热。香附分四制、七制、九制之分，湿气重用白

---

[1] 运用之妙，存乎一心。

术同炒，白芍、陈皮同炒。

●如红斑狼疮之热大，用六分散，加石膏、芒硝，清大热。人参白虎汤仅起暂时退热作用。三三饮（黄芪、当归、金银花）为辅，六分散令其恢复起元气来[1]。

●承气汤入大肠之分，炒小茴香入小肠之分。

●肠栓塞：芩连二陈。芩连加小茴香，麻细附加小茴香。

●桑寄生、桑枝、桑皮：手脚麻木，其性质差不多。独活是下行的药，羌活上行。桑枝入手太阳。桑寄生入足太阳，五加皮去湿痹、治腰腿痛；真五加皮香味较浓。

●定痛之法：调气，平肝，散寒，活血，强心。清热之法：青皮茯苓丸，香连丸，槟榔，吴茱萸，青皮。

●柴胡解腹结气，秦艽通四肢活血脉。僵蚕以僵化僵，化解包块，乌头比附子缓和。

●太阴病用乌头，少阴病用附子，附子纤维少津多。

●交泰丸肉桂2g、川连2g治心肾不交。桂附强心温经，干姜、附子兴脾作用。用药太热是无效的。量要用功效大，巧用量。桃仁缓下剂，用10～15g，大黄、枳实。

●治三焦病用刺五加。

●治疗三步功：①下手功：通便去毒，柴胡、桂枝、全瓜蒌可；②治病功，治病本；③善后功。

●肾炎要从扁桃体炎入手，尿频用龙牡。

●气亏多见腰腿痛；颈椎病多为脾湿胃热。补气、强心、清热除湿用越婢加术可；胆结石需清热除湿。

●下便可用柴胡、桂枝、全瓜蒌，半身不遂多用安宫牛黄丸导致中宫寒甚[2]。

●偏头痛病在胰胆，可用黄芩汤调中顺气，消导方可参。

●慢性浮肿宜用真武汤（茯苓、白芍、生姜、白术、附子），利小便。

●厥阴病：实用四逆散（柴胡、白芍、炒枳实、炙甘草），虚用当归四

---

[1] 青城、峨眉之学派是中医丹医中之极致。
[2] 此云若半身不遂者妄用牛黄安宫，可致中宫寒甚。

逆汤（当归、白芍、细辛、炙甘草、木通、大枣）温化或六分散加桂枝、当归、薏苡仁、泽泻、车前子。

●心脏供血不好用当归、白芍、丹参、丹皮、远志、瓜蒌（解痉）、桂枝；下气用小承气汤、法夏；舌苔、尖红，后2/3苔厚腻用石膏，苔微黄用党参、白术、茯苓。

●由咽至膈，痒、疼用玄参、麦冬、桔梗，苏子、莱菔子、小承气汤、陈皮、法半夏、车前子，有热加石膏、生甘草。

●腹主动脉大洪，上火热重。以越婢加术加小承气汤，清热除湿，下气才松快。

●小承气汤可降气，使肺、胃、肾、大肠之气相承。

●甲亢：可用增液汤（玄参、麦冬、生地黄）加小承气汤（也治高血压）。治法：越婢加术加玄参、麦冬、桔梗、小承气汤、苏子、莱菔子。湿重尿不通用海金沙、石韦。按摩引气下行。

●用剑指点绛宫，急救复脉。

●咽炎：滋阴水自生。麻杏石甘汤加玄参、麦冬、桔梗、荆芥、防风、金银花、连翘，滋阴水自生。

●阴阳就是理论依据，治疗就是治阴阳，上工就是知阴阳而晓变通，以施人。

●大汗亡阳必死，人参之类无用，必附子理中补中阳，不必用俗法。

●七节之傍，中有小心，为命门，与心脏有关。

●腰痛加尿黄为少阳、相火内热重。右陷脉，气亏。太阴脉在脐内，脾亏。口咸为肾内有火。脉太长为气太亏。

●内有瘀结，用延胡索、桂枝、全瓜蒌、黄芩、香附、法半夏、藕节、桃仁、蝉蜕、酒军、党参、焦三仙、石膏、甘草。

●月经将至，升药要少，加当归、白芍类补血。舌身暗，发乌色用当归、桂枝、白芍。

●荡邪汤：当归、白芍、桃仁、牡丹皮、炒枳实、酒军，去瘀血生新血，下一方可用越婢加术汤。

●视物不清（同飞蝇症），可用越婢加术汤加阴药。

●沉香燥，一般配石膏同用。藿香、代赭石去秽（代赭石与旋覆花同用），胃溃疡，口中有菌。溃疡病为肾亏，用麻黄、细辛、附子、八珍汤，补肾、补气血。

●延胡索调血调气。浙贝母解痉，使肌肉有弹性。白芷止血。甘松调气。全蝎解痉，使胃管收缩。

●老人不可峻下，《伤寒论》中以小陷胸汤治老人便秘。方：黄连、法半夏、瓜蒌、陈皮，加熟地等滋阴品。

●草决明有缓下作用，降眼压。不用白术类，因其燥，车前子利水下行，麻细附益阳气，补肾，治目。

●丹参 60g 治倒天柱。阳明气不通：藕节 20g、败酱草 20g。

●脉很沉，不宜猛下，宜芩连二陈，小陷胸之类，附子败酱苡仁加大黄、芒硝。

●东北地区大肠病特多，宜用全瓜蒌、黄连、法半夏、陈皮。小陷胸加熟地、润肠而下便。

●燥：阳明腑实；湿：脾经病；痞：胰三焦证；满：肛胀，肠子证。

●月经刚过，芩连、八珍汤或芩连四物理气血。

●肾炎尿毒症，透析者已肾衰，不可单用滋阴，如用熟地加芒硝，泻毒。

●麻桂加阴药熟地，会改变药性，使阴证变阳证，而无发散作用，通血脉之用也。扶阳攻下：大黄，牡丹皮、桃仁、川连、芒硝（扶阳攻下加附子），大便干者仍不下，加熟地、党参。

五

●右手寸脉好，一般不会是恶性病。

●升麻炭止血，升血脉，川芎升血脉，阿胶止血，当归愈合血脉。

●妇女白带多是胃不好，黄带有湿热。舌满苔是湿气重，舌中心红是心气亏，心力差。舌无苔是胃阴伤。

●周潜川用大剂生石膏煎水冲芒硝 30～60g 取快利而愈者。

●肠痈（含慢性阑尾炎）薏苡附子败酱汤合大黄丹皮汤（薏苡仁、熟附片、败酱草、酒军、牡丹皮、桃仁、冬瓜子、芒硝）。

●周先生方案：感冒兼火，全身高热，皮肤烫人。面色好像吃了酒一样。口干欲饮凉水（阳明热），头痛，有汗或无汗（外证），小便少，且十分赤黄，苔干燥，色小黄，或白腻当中夹杂黄色。处方：生地 15g、川芎 6g、羌活 6g、葛根 6g、防风 6g、白芷 6g、柴胡 6g、黄芩 15g、薄荷 6g、生姜 3 片、生石膏 30g、甘草 3g。

●感冒兼伤食，恶寒、发热、身痛、头痛，有汗（无汗），呃气，打饱食，不欲饮食。处方：紫苏 9g、橘皮 9g、莱菔子 9g、焦山楂 9g（有汗加桑叶 9g）。

●周先生方案：感冒咳嗽、吐白沫、鼻流清涕，鼻塞不通。处方：枇杷叶 30g、五爪风 9g（类似麻黄）、兔耳风 9g、车前草 9g。

●牙齿痛用地骨皮，牙缝出血用茅根。

●面阴黄，哮喘是脾湿，咳白泡痰是手太阴肺经之故。

●心脏怔忡。有一种病者，除长期失眠外，随时自觉气短，走路上楼更觉气短，同时心跳急，心慌，口苦，脸色时常发红（阴虚阳越），手心出汗，手心又常发热，又是心慌抽痛。处方：白芍 30g、炒栀子 9g、菖蒲 1.5g、木香 3g、万年青叶 9g、芭蕉花 9g。

●外伤丘墟可致内伤，属脏。

●鼻衄：藕节 20g、桃仁 10g、大黄 3g、白及 10g、小蓟 5g、灶心土 20g、黄芩 10g、生甘草 10g、生石膏（先煎）20g、黄连 2g。

●参三七与人参同为五加科植物，刺五加都可治三焦之疾。

●阴虚皆可曰肾阴虚。肾非解剖之肾，亦指一种功能状态。

●右关脉大是脾胰之病，如大肠没有病的话月经七天是气提升不起，舌暗加桂枝强心力。月经来时，芩连、八珍汤。

●治西医所谓慢性咽炎：小青龙汤（麻黄、桂枝、白芍、干姜、甘草、法半夏、细辛、五味子、杏仁）加杏仁、石膏、玄参、麦冬、桔梗、苏子、莱菔子、车前子、陈皮、蝉蜕、僵蚕。

●骨折用方：四君子汤加菟丝子、女贞子、续断、桃仁、当归、芍药、酒军、乳香、没药、生甘草。

●脉大者用龙骨、牡蛎收治。脉长者（弦濡而长），在上，端直；在下，大便先干后稀。

●茵陈加四君子、桂枝、滑石可利胆。咽炎用玄参、麦冬、桔梗加入越婢加术汤。

●打呃实证用法半夏、厚朴、生姜。呃逆厥阴之虚证用吴茱萸汤加人参、法半夏、干姜。

●脉之底弱为胃气不足，苔薄为胃阴不足。尿混为脾湿胃热，筋松。胃寒者少用黄芩或与生姜同用。

●胖子要问咳，足太阴、手太阴之不调。胖子眼大，五官大多见心脾病。

●圆脸，细皮嫩肉，色白，是阴虚，甲状腺亢进。

●木型人，木克土，常见肝胃不和。

●口臭非肠胃病，即胰病，可用合谷、三里。

●合谷脱肉，曲池脱肉，大肠、胃之疾。

●红胖或饮酒者年少，不患心脏病而有胃病。着重治胃：黄芩、黄连、木香、秦皮、败酱草、薏苡仁、远志（治心、胃）。脉不规则：菖蒲、远志（因胃不好生病）。

●尿中有蛋白：四君子汤加黄芩、黄连、二陈汤。

●长年便血可用归脾汤，或加菖蒲、远志。治心必治胃，胃者肾之关门也。

●开鬼门为使邪从汗而出用越婢加术。洁净府治肾可用八正散。

●脉沉洪迟是心脉，玫瑰手是肝病。

●旋覆花降气。菊花清上。

●脉端直以上，分不出寸关尺要查肝是否有疾（如摸腹软，可能肝变小）。

●胀脉：沉取洪宽，浮取无，为腹胀之象。

●面乌黑，牙龈黑，唇黑为脾病，治以越婢加术汤加薏苡仁、泽泻、车前子、苍术、茅根。

●食肉无味，但知糖、醋味，多是脾胰不好。

●夜里头昏，胰脉紧（脉弦），低血糖，甜咸水饮之可愈。解腹中结气：柴胡、焦三仙、桂枝、全瓜蒌、莱菔子。

●麻黄、细辛、附子使心肾两极振荡激发活力。

●肾病，由外之内可解表；由内之外为心脾之力不足，可见肿，越婢加术汤。发动脾之气脉加利尿剂，后可加附子，以强心健脾。

●漏底伤寒可见上烧，下泄利可用葛根芩连汤。

●80%～90%胃病转成胰病，治用柴胡桂枝汤可治寒又治热，祛实又治虚。

●王慈臣用佐土汤，即加味越婢加术汤，道理实越婢加术汤之理也。

●大肠发病多，小肠少；心发病少，胃发病多。

●小肠有寒用理中类。小肠梗，绞肠痧见肚脐疼，附子理中加大黄为引。脐下病用真武汤。

●小儿肚痛用附子理中汤（附子、人参、白术、干姜、甘草）加大黄。

●膀胱疼多见尿潴留（胰证），"津液藏焉"，"气化出焉"。针水分穴，脐上或脐下。

●利尿用五苓散（要有桂枝）。尿崩症多为脑被伤后所致。用双氢利尿剂反而不下为何？可能刺激中枢起作用。中医的整体观很了不起。

●膀胱气化，又主升降。《内经》要分析去读，其中有误处。

●疝癖，气血上冲，应急用大补之剂。党参30g、附子10g之类。此证乃寒裹血。

●黄芪、桂枝可起到代为甲状腺素之作用。人体气脉上行过多，聚于喉部故为阴虚白胖、气瘿之类。

●苗窍学说：化生成形谓之苗，中空有穴谓之窍。肝开窍于目，其苗在颧（肝之根在右，而其气行于左）；心开窍于耳之暗孔，其苗在舌；脾开窍于口，其苗在鼻；肺开窍于鼻，其苗在耳；肾开窍于耳，其苗在口。故舌为心（根）之苗，舌尖红（心火）。耳为心（根）之窍，耳心疼（心火）。耳为肾（根）之窍，耳心疼（肾水亏）。根、苗、窍之关系。

●脉长在肝为气郁，在肺为气亏。

●心中有火为少阳火，用黄芩、黄连泻之。

●行走时脾痛用越婢加术加白芍（和营）、川连（清心热）、佛手调气。

●密陀僧壳治瘰疬。

●面如涂血，胃胆之疾应疑，不论有无病，应将血色去下（血脉在上不在下），用阴药。

●藿香2g，治脾胃吐逆最要之药。胃湿困脾阳，倦怠无力，饮食不好，舌苔浊垢者最捷之药。惟舌有浊垢面漾漾欲反者最佳。

●代赭石入手少阴、足厥阴经，怯则气浮，重以镇之。以镇虚逆，故仲景治伤寒、吐下后心下痞硬噫气不除者，旋覆代赭石汤主之。

●白带多，宫颈糜烂，胃胰不好。

●脉弦迟，右长，无根为气血亏，要查腹中有无包块。

六

●麻黄可用芝麻秆代之，发表亦可。

●天食人以阳气：羌活、藁本、麻黄、荆芥、防风、蔓荆子、天麻。气补阳气。地食人以五味：质不足者补之以味，味补阴，四物之类。

●周潜川方中多用风药。如东垣升阳益胃汤，不复其阳气，胃就不好。

●葛根芩连汤，黄连汤均可治痢。须……一病必有两证（一曰阳，一曰阴）。

●白通汤，若无葱白可用通气药代之，不必守死方。

●望诊至为重要。

●养身不如养心，养心不如养神。

●附子、干姜纯阴证可用。

●慢性咽炎治疗模式：①麻黄、杏仁、玄参、麦冬、桔梗、桂枝、苏子、莱菔子（消导下气）、陈皮、法半夏、小承气汤（厚朴10g、枳壳3g、酒军3g）、蝉蜕、僵蚕（散风化脓）、生石膏、荆防银翘；②加味六分散（麻黄、细辛、附子、酒军、干姜、甘草）、八珍汤、薏苡仁、泽泻、车前子、玄明粉；③另有他病，有从脉法治，从症而治或脉症同治之法。慎需仔细！

●望诊：望面色，五官，神气。望舌象。如患者张瑞祥，面乌黄，唇黑，切其腹知为胰微结，心下胀（肝小叶处合胆囊），太渊弦，少阳，微洪动。知少阳为主病，而内热稍甚。（少阳、阳明合证）。方：柴胡10g、桂枝3g、党参20g、木香5g、防风5g、黄芪10g、焦三仙20g、甘草10g、生姜2片、生石膏30g、酒军5g（《金匮》有黄汗，用生黄芪、桂枝治之）。

●气亏提不住，月经期多于4~5天而长。

●先刺厉兑穴理气下行，先刺合谷气在胃而不出。"经"穴（动脉跳动处）所动为经，一般不刺，或避开动脉。井穴气刚出行浅刺，合穴气往里去了，深刺。

●十二原穴在中医诊断上很有作用。

●三三饮当归、生黄芪、金银花，治气血亏。

●黄芩、黄连、桂枝、熟地、玄参（配伍）。

●陈皮（燥湿）、法半夏（祛痰）加黄芩调胰、胃。加苍术治寒痰（阴阳相应，寒热互用）。

● 脉弦用柴胡。洪滑（眩晕）用黄芩、黄连。脉迟用桂枝。底脉弱（发汗）用生姜。呕呃用法半夏。面阴黄用茵陈、竹茹、桂枝。

● 蝉蜕可通降压；胃阴不足见舌裂；石决明可敛肝；龙骨可敛脾；牡蛎可敛肾。

● 丝瓜藤近根之汁主治中耳炎。尿碱主治发颐。黑目仁有白点者肾水枯。

● 抽筋：归脾汤加石膏（去湿热）。

● 白豆蔻作用平散，肉豆蔻作用温中。

● 肺鼠疫：咳、高热、流鼻血，在2～3天，用麻杏石甘汤。腺鼠疫：淋巴结肿，伴高热。先用麻杏石甘退热，后用：越婢加术加丝瓜络、橘络。

● 舌尖红属心，根红是胃火（焦三仙）。

● 参附龙牡汤，补气收敛，其效优于止血之药。

● 小儿12岁尿床，去湿清热可。

● 脉中间大，两头（寸、尺）小，关脉结是气结（肝或脾之气脉不通）。

● 胰不好则口淡尝不出味道。口苦胆汁不出故。

● 眼红，心门狭窄之故，忌用酸物。眼红久转为火，身上起斑，为阳毒，不宜食水果。

● 吃大活络丹，久而上火，大便不易出。

● 欲某不能某（欲吐而不吐，欲呕而不呕……）心力不足之故。

● 发热不宜食肉，内而化湿热病。

● 夏天穿棉畏冷，周潜川先生用三仁汤、木通、滑石、生草。后用六分散加童便服之愈（典型湿热为病）。

● 湿热病为证最为复杂，症见多端。但又不外脾湿胃热，只是热与湿之比量不同而已。内热重者反畏冷，此为医者记！

● 患者月经时间长，用提升法；月经过多，或每月二次，应泄阳明之热（肠）；月经刚完用八珍。

● 舌诊无苔是虚证，表现为内火重。败火同时把温化药加上（如桂枝）。人参、党参作用是养胃气。

● 越婢加术加桂枝5g同时用黄芩、黄连，反佐桂枝之过热。

● 脚跟痛是心脑血管病之先兆。

●生石膏用不伤胃，其性微寒，不必煅用。此非大寒品。

●记住，病是气亏、是湿重而引起。脾气虚，颈生疣赘，消化不良。

●舌尖中部是"心"，根是脾胃三焦。

●参附龙牡汤治咯血，止便血，比止血药都有用，也可用当归黄土汤。龙牡收敛血压、降压。人参收敛疮口愈合。附子补人之亏虚，强心（人不太亏，用柴胡、桂枝、合龙骨、牡蛎也可以）。

●珍珠母治肝火，龙骨治脾火，牡蛎治肾火。

●小儿夜尿，并非认为肾亏，一般败火即可除之。

●寸脉紧，身上有痞块。脉弦洪紧（厥阴脉），老年人常见。老年人口渴，舌干裂，宜温化使水液生。

●腹中有水微肿是厥阴证。

●头角痛，少阳有热，用黄芩、菊花、全蝎。

七

●珍珠母类龙骨、牡蛎，但收敛力弱，配丹参、沙参。

●耳痒是少阳有热，耳背是风。小青龙加石膏。

●尖下巴女人，胃不好，不可单一健脾。

●尿崩，膀胱萎缩故。

●增液承气汤治高血压。

●香附子微温，偏凉，辛温可代麝香，可温小腹。

●胰不好喜糖、糯米。肝不好喜食大枣。

●血压高可用玄明粉，加干姜、附子温阳。

●绞痛于心是肝气结。

●当归炭治月经不来。当归先煮一阵有活血之用，长时间煮当归，挥发油耗尽，形成了碱，有破血作用。

●小腹痛：吴茱萸、猪膀胱加滑石敷于脐，使尿下。

●舌中心红，气亏兼热，用四君子汤加石膏、荷梗清热代麻黄。

●柴胡无黄芩、瓜蒌不清热；柴胡无芍药不宽胸。薄荷治少阴头痛。柴胡无桂枝不消痞（寒凝或阳亏）。柴胡加法半夏才降胃气。

●肝病。用川芎升肝气。头角痛用川芎，血压高者不用。脉弦洪动，病在阳明。

●月经过去或将完，柴胡可多用点（10g）。

●川芎多用可堕胎。

●血小板减少（脉弦微洪动、上逆）：①柴胡、桂枝、全瓜蒌 + 当归、白芍（少用阴药，如地黄）；②升麻、阿胶（炭）、女贞子。单用阿胶之类不效。平时用黑木耳加糖冲服治血小板减少。

●肝有病的面红，与肾火红不同。前者黑红，阴红。后者亮红，阳红。

●法罗海，黄酒、水酒各半煮：治胃痛。

●秋天霜降后应下气，补药参芪之类少用，否则肛气不利。

●秋宜下药多用，温燥药少用，但因人而异。

●血气枯故身痒，补气补血。

●夏天腿肌肉痛（多用燥湿品），黄芪、桂枝。秋冬用独活、桑寄生。亦因人异。

●去湿热最好用越婢加术汤，（佐土汤）亦可用。二妙散（苍、柏）散加白虎汤。

●黄鹤丹：香附子 20～30g、黄芩 10g：黄鹤丹。妇科常用调三焦。香附子 20～30g、黄连 3～5g，调肠胃。

●桑叶熄肝火明目。

●性病用清热除湿法：越婢加术加黄芩、黄连、苍术、黄柏、石韦、海金沙、桂枝、滑石。

●脐上三寸为胰，先查部位，再查经络上之反应。

●香榧子 10g、使君子 10g、川楝皮 3g、黄连 2g、酒军 3g、葱白 2 寸、贯众 5g、焦槟榔 5g、生甘草 5g、乌梅 3g、冬瓜子 10g。此驱虫药也。

●喜笑是心气虚。

●心力不足（傻头傻脑）：当归、丹参、菖蒲、远志、乳香、没药、肉桂、附子，或六分散之类也。强心去火。成方用归脾汤，天王补心丹。脾火之人贪、自私。

●肺气肿多由肾亏。涌泉通照海，拨照海之筋通至涌泉。舌绛为热，舌暗血行不好。三三饮可扶正。

●朱雀丹：肉桂 1g、黄连 5g、紫石英 10g、生甘草 10g。紫石英为主药。

使坎离相交，治心痛、痛病。起命门火，治十年绝孕，小腹寒，宫冷不孕。

● 生姜配石膏调肠胃，生姜配桂枝发表。

● 饮食过多易致阴亏，心力不足。

●《黄庭经》真正脏象关系，五脏各有其神，病者可见。

● 麦冬凉滋肺阴，天冬补肺。

● 头顶烧用龙骨、牡蛎，下气养阴。

● 心有间歇用参附龙牡汤强心。

● 马钱子制法：49天（冬）以尿浸之，二天一换；去壳（壳伤人）炒至焦黄，研细末。

● 信石、硫黄起命门火，信石（砒霜）以牛黄之寒防其过热。

● 跳骨丹（主要以马钱子等制）吃过多过兴奋是内虚，用肉桂补气虚。

● 多用麻黄、细辛、附子，夜间小便会少。夜尿多者，用山药。喜食甘，胰病，其脉长，肝气亏，肝苦急，甘以缓之。

● 麻黄细辛附子汤中加桂枝，可利小便。因桂枝可上，可下，可散。其下可直通肾系。

● 如恐人参太热可以沙参代之。如白血病者发热（胃阴亏、肺阴亏），小柴胡汤中加沙参代人参。

● 蟅虫3～10g，破血逐瘀，续筋接骨。急性腰扭伤，研末吞服甚效。

● 厚朴：当烟吸可促进肠之蠕动。

● 藿香：舌苔浊垢者最捷之药。

● 麻腰丹（周先生方）：生附子、生半夏、檀香，除下焦秽浊。

● 桂枝（使血管充血，属补类药）、生石膏（武当山传的方子）。此方使阳气聚于腹，并不致过热。通肾利小便。

● 舌上长物，多正气不足，宜补（三三饮之属），扶正祛邪。舌疮、舌痛之类皆然，扶正祛邪。

● 大便稀溏，忌用全瓜蒌，可用桂枝。

● 道：重人贵生；释：普度众生；儒：天地之大德曰生。

● 点按合谷治胸闷憋气。

● 杨晓霞案：蛇头疔（瘭疽），南人谓之著毒，方：生黄芪60g、当归10g、赤白芍各10g、西洋参5g、牡丹皮10g、石斛10g、山药10g、生薏苡仁20g、银翘10g、金银花10g、蒲公英10g、白芷10g、浮小麦10g（止汗）、肉桂2g（畏寒），白术、茯苓、党参、丹参（健脾）、藿香、天花粉（除秽），三七（活血），加强微循环。

● 大五行——形、声、色、气（臊、焦、腥、香、腐）、味。内合万物，外应天地。

● 满月受孕最易。女子月经不好是胃不好，包括少阳胰胆之病。

● 青龙、白虎战于玄黄（脾）：捧得白虎归家养，捉个青龙踞土洼（大腿内侧两筋）。

● 调胃承气汤（硝、军、草），只败火不泻。小承气汤，下肺气。

● 当归炭：含当归碱，破血，用于月经不来。当归少煮止血，久煮破血。

八

● 肿瘤发热，外有热而内可有寒。白通汤之类可矣（附子、干姜、葱白、甘草），其总原则扶正（姜桂附），祛邪。

● 两感于寒（太阳、少阴）无阳证用附子、肉桂、干姜。

● 精神病"鬼爪子"，冬裸体。此内有热，可用四逆散加味。

● 艾滋病：久咳，久痒，腰部湿疹，皮下瘤，免疫力低，白细胞高。秦艽、鳖甲，治久咳（方：鳖甲30g、地骨皮30g、柴胡30g、秦艽15g、当归15g、知母15g、青蒿5叶、乌梅5个）

● 两感于寒者，古人研之。张元素九味羌活汤。陶华（节庵）再造散。

● 厥阴、少阳合证（感于寒）：柴胡辈（随虚实加减）。

● 太阴、阳明（两感于寒）：实热，防风通圣散；虚寒，五积散（寒、食、气、血、痰积），方：白芷、川芎、炙甘草、茯苓、当归、肉桂或桂枝、白芍、半夏、陈皮、枳壳、麻黄、苍术、干姜、桔梗、厚朴、焦三仙、人参、白术。

● 表证解：无畏寒之谓也。

● 谷神不死，是为玄牝，玄牝之门，是为天地之根，此少阳祖气也。

● 宗气：虚里脉（脾肺之交会也）。脾之大络，络之虚里，贯膈，络肺，出左乳下，其动应衣者，宗气泄也。宜大用补药。①黄芪、党参、当归；②参附龙牡汤。

●半边身疼，刺之大包（脾之大络）。刺长强（督络）主子宫疼。产后气包刺长强则愈。法：进针于子午，行针于卯酉。

●周潜川药中常加发散药（兴阳之义）。用升阳益胃：人参、白术、黄芪、黄连、法半夏、甘草、陈皮、茯苓、泽泻、防风、羌活、独活（三味发散）、柴胡、白芍、生姜、大枣。其作用：①引经，可使诸药入经。防风、升麻；②振奋阳气，有一两味就可以。

●羌活引入太阳；葛根引入阳明；柴胡引入少阳；足少阴用细辛可直往督脉、冲脉。

●麻黄、桂枝：中国西南治疾不离之。

●李时珍：脉沉而弱需温补。

●由升阳益胃汤可合用玉屏风散（黄芪 6g、白术 2g、防风 2g），主风证：气亏外感，破伤风。

●当归补血汤（当归 6g、黄芪 30g）证病机：血实则身凉，血虚则身热。

●经曰：辛甘发散为阳，辛味与甘味相合。酸味与苦味同用，酸苦涌泄为阴。

●甘寒：生地、麦冬、玄参；苦寒：黄芩、黄连之流；辛寒：石膏。

●脾胃关系：①脾有虚阳而胃气不足（脾包括胰），即为饕餮症，妇女蛋形面（火型）多此病；②胃好，脾亏，能饮食，但不知饥，每日三餐并不因饥饿而食（严重者老年痴呆症）；③脾胃均伤。方药：四君子汤（健脾）加黄芩、黄连合二陈汤（治胃）加石膏。兴脾阳：甘草、干姜、桂枝、附子（益火生土之法）。老年人长年拉稀用附子理中丸（炙甘草、焦白术、黑姜、川附片）。

●脾肿，脾亢，脾胰有包块之类。用桂枝汤加大黄，或温脾汤（人参、附子、干姜、甘草、当归、芒硝、酒军）。

●胰，化食丹，"少阳枢纽之官"。化食丹不足，不思饮食；方用：法半夏、陈皮、玄胡、全虫（还可以加干姜、桂枝、附子）。化食丹亢进，不知饥饱。方用：黄芩、黄连、龙骨、牡蛎。

●理脾：清理脾脏之湿气垃圾。理脾：三仁汤（杏仁、薏苡仁、白蔻仁、半夏、厚朴、通草、滑石、竹叶、甘澜水）；二妙散（苍术、黄柏）越婢加术汤（麻黄、石膏、生姜、大枣、甘草、白术）。

● 生薏苡仁、荆芥、防风、金银花、连翘、可自然理脾解毒。

● 血病由脾治。

● 胰脾有结气，唇乌黑、舌白、脚肿、腹水。

● 黑疸病，面由小面积黑，转为大面积黑，均是脾病。

● 知母抑制肾上腺，节欲。

● 刺风池、风府，通四肢，主手脚麻木，半身不遂。

● 酒疾，小臂以下麻木，小腿以下麻木。越婢加术汤加人参、桂枝等补药治之。

● 桂枝汤调和营卫，胃寒畏寒凉者益。（面色不好）可加黄芩、石膏、焦栀子5g、金银花10g（桂枝汤加黄芩10g：阴旦汤）。桂枝汤有温脾之功，不必用肉桂、附子、干姜，以之代也。

● 治胃肠证：柴胡桂枝汤加瓜蒌可与薏苡附子败酱汤合用，再过渡到薏苡附子败酱汤，合大黄丹皮汤。

● 肾炎晚期：桂枝汤加金银花、连翘之类可利尿。

● 大黄3g加入桂枝汤中不可以下药认之，其作用在于清理脾脏（如：治血液病）。

● 阳气亏为烦，阴气亏为躁。故曰：阳烦阴躁。

● 头昏：蝉蜕3g、菊花2g、薄荷2g。

● 补肺：四君子加天冬、麦冬、五味子、百合、浙贝母、玉竹参。

● 调气：肝气（香附、桃仁），脾、胃、胰（延胡索、全蝎、甘松）。

● 调整人体冲脉任脉可治不孕症，药用枸杞、女贞子、菟丝子、巴戟天、山萸肉、覆盆子、淫羊藿、细辛、怀牛膝、杜仲。若是输卵管不通，则以诸子降之。上方法可简化为：①女子：八珍汤＋沉香3g（长期低热）；②男子：附子、干姜、生甘草＋沉香（体壮：附子＋沉香）；③共用：菟丝子藤根处，加玉米内皮。五子衍宗丸：枸杞子、菟丝子、覆盆子、五味子、车前子。

九

● 远志加桂枝可强心，合菖蒲开发心之气。

● 有六经形证者，用经方《伤寒》；无六经形证者用时方。

●尿不下，用强心之桂枝合茯苓。

●麻黄走表，但伍细辛则补人，类睾丸素。

●小便痛、淋病：人参、六一散或甘草一味。茎中痛、小便浑浊，可用甘草。

●蛔厥可见一脉大，一脉小，四肢发凉。唇齿沟小米粒样斑点。

●阳和解凝汤：主一切阴疽，色白或青暗，不肿或漫肿，酸痛或不痛，舌苔白，口不渴，脉沉细或细迟如贴骨疽、脱疽、鹤膝风之属。方用：熟地30g、鹿角胶（烊化，引子药）9g、肉桂3g、麻黄1.5g、炮姜炭1.5g、白芥子3g、甘草3g。

●益元汤：益元艾附与干姜，麦味知连参草将，姜枣葱煎入童便，内寒外热名戴阳。方：艾叶、附子、干姜、麦冬、五味子、知母、黄连、党参、甘草、生姜、大枣、葱白。

●指甲塌陷（化疗后期所见）：属血亏，四物。头痛在顶用川芎。

●朱雀丸丹（紫石英、黄连、肉桂），紫石英起命门火，黄连、肉桂即交泰丸。朱雀丹加八珍治妇女病，带、崩、漏。另：黄柏、知母、肉桂：坎离丹。

●小青龙汤：其味辛甘，入肝为补，入肺为泻。

●肝硬化必用：吴茱萸、桂枝、川乌、当归、川芎。

●甘，入五脏平和。酸：入肝为泻、入肺为补。苦：入心为泻、入肾为补。咸：入心为补，入肾为泻。五味余同此。

●血脂高，胆固醇高者，首乌延寿丹（白芍、金银花、何首乌）主之。

●药其味偏盛，入脏腑攻病。粮谷平和，并入五脏以养人。

●少阳病，37.1～37.2℃低热，胆胰有病故低热。伤寒太阳病，>38℃。

●麻疹不可急于退热，宜宣散，用大小青龙汤，否则转肺炎。另，麻杏石甘汤亦可。小发汗：麻黄桂枝各半汤，桂枝二越婢一汤，麻杏石甘汤。

●甲状腺病表现"食火风"上消。

●呕吐并见，治吐，呕自止（半夏、枳实不管用也）。如肝脓疡，治其本（吐），呕自止。

●上消－甲状腺－饮多，中消－胰腺－食多，下消－肾上腺－尿多。

●茯苓治周身水，猪苓治大肠水（配石膏），亦用己椒苈黄汤（防己、川椒、葶苈、大黄），泽泻治膀胱水，白术治脾水。

●焦白术、桂枝利尿，炒白术健脾。

●目歪眼斜：①天麻5g、全蝎5g、葛根5g（阳明升药，可用于肛门下陷等）、羌活5g、石膏20g、朱砂1～2g（或赭石5g代朱砂）；②越婢加术汤；③六分散，治本收功。

●狂犬病：桃仁、酒军、䗪虫（再随证加减）。

●欲治其热，先败其血（如白胖大之妇女不孕者，宜滋阴）。

●丹参10g（桃仁、酒军）、当归10g、乳香5g（菖蒲、远志）、没药5g，小活络丹（芳香冲动，开发心气）。

●救真丹（汤）：酒炒白芍15g（收敛，去血亏）、木香3g、菖蒲4g、远志4g、川连2g、焦栀子9g、万年青叶1片，若心跳过速加龙骨、牡蛎。

●腹胀：或脾虚，或胃实宜下之，并扶阳或养阴。

●黄龙汤（大承气汤、当归、人参、甘草、生姜、大枣、桔梗）：四君子加承气。

●面黜（黄褐斑），重者整个面乌黑，其根在胃，色素沉淀。①小活络丹加小承气；②大黄䗪虫丸；③麻黄细辛附子汤或八味地黄丸，用大黄水服。

●柏子仁：甘平，养心、安神、润肠、通便。便溏、多痰者慎用。

●癃闭：桂枝、金银花、连翘、茯苓、甘草。

●少阳之经布胸胁，太阳之经布头项，阳明之经布颜面。

●腹水（单腹胀），手足不胀，肚大，四肢瘦，面瘦，此肝郁（肝腹水），宜温化。心气足水自还。

●十枣汤不可轻用，宜极少量，伍扶正品。

●商陆根＋大枣＋生姜＋桂枝、附子（急性肾气喘、肾虚身肿亮者用之）。

●利水：越婢加术汤加葶苈子、大黄。

●痰饮：食痰（瓜蒂）；风痰（藜芦、常山）；顽痰（白矾）、武疯子（白矾、藜芦、常山，令服之，不吐即泄）；虚痰（人参、藜芦），反药，令吐。

●肝、脾、胃堵，吐法适宜，可用盐水导吐。

●阴阳水（半冷半热）治行长腹痛。连饮2～3次。

●附子可通十二经，功用甚多，有斩将夺关之功。如大汗亡阳，心跳每分钟140次多，急用附子，或附子理中丸。

●喻氏有参附、芪附、术附之用。

●三红茶：红果（酸）、红枣（甘）、红糖（甘），主女子闭经，阴血亏，内热重，烧心，欲冷饮。此酸甘化阴也。辛苦化阳，如"三角风"一味。

●《伤寒论》两部大法，养阴除表、扶阳除表。

●厥逆过肘膝者必死。

●白脸胖子小儿，甲状腺亢，只长面孔，肾气不足，易便血，用四君子汤加黄芩、黄连、二陈汤、小承气汤，再加菖蒲、远志。

●现代医学，在病后跑，治一坏二。传统中医，预防治疗合一，是扶正固本之医学。

●中医不用实验室，是内观与比类取象，近取诸身，远观诸物。

●大青叶、四物汤，补血、凉血。

●脉管炎：①黄芪20g，四物汤、荆芥、防风、金银花、连翘、玄参20g；②麻黄细辛附子汤＋薏苡仁、泽泻、车前子（下行利湿）、玄明粉、干姜；③荆芥、防风、苍术、羌活、刘寄奴、王不留行、当归、赤芍、牡丹皮、乳香、没药、血竭、自然铜、豨莶草（扩张血管），共泡白酒24小时后外用。

●甲亢、甲衰有时症状同，但是阴阳二证。

●葛根芩连汤主漏底伤寒。

●平胃散（厚朴、苍术、陈皮、甘草）燥湿下气，加四苓散（五苓去桂），利尿加车前子（泻中有补）等于胃苓汤。

●伏梁脐上三寸，石门脐下二寸，相关联。建里内为胰脏。

●附子汤：人参、白术、茯苓、芍药、附子，心力亏、心血亏。

●真武汤（水湿重者）：生姜、附子、茯苓、白术、芍药。

●丹参可清血热，可代苍术白虎汤、四物汤。

<h1 style="text-align:center">十</h1>

●血无止法：①补气止血（产妇大出血，大量黄芪、党参）；②清热止血（东北吐血多），党参、人参、黄芩、黄连、石膏30～40g、白茅根；③强心止血（癌出血）。

●黄土汤将远血医，胶芩地术附草随（阿胶9g、黄芩3g、生地黄15g、白术 9g、附子 4.5g、甘草 3g），更知赤豆当归散，近血服之效亦奇。如痔、湿热下陷，黄芪、党参、防风、生地、升麻炭。

●知母去肾火，为倒阳药，服之男可阳痿，女可避孕。老人禁用，用麦冬代之。黄柏清膀胱火兼肾火，无大弊。于血崩、慢性出血。

●小儿吃奶呛，喂不进去，生麻黄 1g，杏仁 5g，石膏 10g，甘草 5g，立效。

●白喉忌表（不能发汗），辛温辛凉均不可，养阴清肺汤。

●麻杏石甘加味：麻黄、杏仁、石膏、甘草、桂枝 2g、生姜（表里两解偏寒）、大枣 2 枚、玄参、麦冬、桔梗、苏子 5g、莱菔子 20g（下气）、车前子（湿重）、薄荷 5g、佩兰 3g（除膈理热）。

●扶正消毒：三三饮（生黄芪 20g、当归 10g、金银花 10g，原用各三两）合灵参丸：威灵仙 5～10g、苦参 3～5g（苦寒，主心腹气结，癥瘕积聚、黄疸、溺有余沥，逐水，除痈肿）、胡麻仁 10g、枳壳 3g。此方主一切无名肿毒。

●风湿疙瘩（荨麻疹）：①荆芥、防风、苍术、羌活、苏叶、芦根、陈皮或大青四物汤；②三三饮合灵参丸。

●外用，除阴痒（男女用）：路路通 20g（祛风解痉）、蛇床子 20g（温下身、补阳）、地肤子 20g（解痒）、白矾 5g、硼砂 5g。

●桐油、炒豆渣热敷，可使真菌根丝死。可用桐油，菜油，但不可用凡士林。

●十二经于旺时，气亏者不刺，实者可刺。

●潜川先生有云：治肾先将呼吸道治好，先除表证。

●防风通圣散治风水。

●肺寒用麻杏石甘汤加苏叶 2g、桂枝 2g（不用玄参、麦冬、桔梗）。

●玉丹（硼砂、芒硝、白矾，3∶3∶2）小火煮 24 小时，结晶后，将底烧化倒出。用山西阳城罐，炼丹药。加味，冰片，牛黄或熊胆。治眼病，或一切痈肿疮毒。

●周潜川定心汤（风湿性心脏病以心肾不交治）：熟地 10g、肉苁蓉 5g、五味子 5g、巴戟天 5g、炒杜仲 3g、干姜 3g、茯苓 3g、麦冬 5g、甘草 10g、淮牛膝 5g；又方：西洋参 6g、熟地 30g、山萸肉 9g、牛膝 9g、麦冬 5g、补骨脂 9g（辛温）、枸杞子 9g、核桃肉 15g、五味子 6g。

●太渊脉示：右脉，寸关尺，浮取肺、胃、命门，沉取大肠、脾、三焦；左脉，浮取心、肝、肾，沉取小肠、胆、膀胱。

●腹肌疼，越婢加术汤加小承气汤攻。

●心下急，大柴胡汤。

●白天烦躁：阳亏（此不可小视，心肾衰也）；黑天烦躁：阴亏。

●肝硬化、肝癌（有涉及胰）：①斩蛊丹：柴胡、秦艽、僵蚕、川乌、桂枝、川黄连、吴茱萸、巴豆；②荡邪汤：治血，下泄。当归、白芍、桃仁、丹参、炒枳实、酒军、柴胡、雷丸。鬼胎、肠痈、石瘕，可用雷丸。

●清凉强心：甘草、赤小豆、万年青。温热强心：干姜、桂枝、附子。

●七节之傍，中有小心（与心功用同），两肾之间灵空一窍。补命门火：①奔豚汤（甘草、川芎、当归、半夏、黄芩、葛根、白芍、生姜、甘李根白皮），桂枝加桂汤、附子；②潜川先生心肾相交之方。

●中医至孙真人之时是一个顶峰，以后衰也；元明清后，多以小名家为多，大家少。

●六分散之引：①玄明粉；②玄精石；③生龙骨、牡蛎（阴亏）。寒重用桂枝；阳虚用干姜；阴虚用牛膝（健足腿）；风重用独活 5g、羌活 5g、川芎 5g、蔓荆子 5g、藁本 5g、天麻 5g（手无知觉，用散风药）。

●两感于寒，仲景未讲，但隐含了。即要表里两解。干姜、桂枝、附子加发散。

●补药无有过于金石者。

●温脾汤寒热并行治寒积。

●九味羌活汤，大羌活汤加上将帅药更好（干姜、桂枝、附子）。

●再造散：党参、黄芪、甘草、桂枝、附子、羌活、防风、川芎、白芍、细辛，加大枣、煨生姜同煎，阳虚无汗法当谙。

●拟治两感于寒：麻黄附子细辛汤（少阳反热用）、干姜、生甘草、酒军、天麻（厥阴，头顶沉用，上行。此物类川芎，阴亏火旺忌）、羌活（太阳经）、蔓荆子（头面风）、藁本（太阳）、茯苓（太阴）、川芎（升少阳）、白芷（阳明）、泽泻。随所入经而用，周身上下内外皆通。补一加减法：①阴亏火旺：牛膝、熟地；②少阳：柴胡；③脾、表虚：生黄芪；④寒用桂枝；⑤上火用童便或芒硝。中风血上冲，用龙牡，因下元虚损故也。

●周潜川泻药：芒硝、石膏。治疗慢性咽炎（似痛不痛，似痒非痒）于石膏中用芒硝好。

●中医心法：推陈致新，返本还元。

●六分散方：麻黄10g、细辛10g、附子20g、酒军10g、干姜5g、甘草10g。以穹隆炉烤，双箩筛过，炼蜜为丸。

十一

●水入横膈中，柴胡桂枝汤、葶苈子。（肺水、胸水）。

●好方：吴又可达原饮（槟榔9g、厚朴3g、白芍3g、黄芩3g、草果3g、知母3g、甘草1.5g，除痰加青皮5g、常山6g，少用白芍），此方调肚腹效。

●高血压：①人参、浙贝母、莱菔子、羚羊角、法半夏、（肾亏）山萸肉、（热重）石膏、（利湿）车前子、桔梗升阳、柴胡升阳。火气痰之证。②羚角钩藤汤。

●习惯性便秘（小便多，肠津枯）：小陷胸汤加熟地。

●关寸脉大，土衰木盛之象。

●胰肿：附子、黄芩、黄连、大黄（附子泻心汤）。脾肿：桂枝加大黄汤。

●治天阉方：①生何首乌捣汁合人乳服用（王道）；②猪苓生食之（霸道）。

●铁锈60g重坠（镇），降气血，周先生治高血压方中，常与生牡蛎15g、紫石英30g为伍。铁锈外科治牛皮癣（银屑病）。

●《伤寒》、《道藏》、《串雅》、刘河间医书，周潜川先生主要方子之出处。

●半夏秫米汤治失眠。

●焦味入心，炒香入脾经。

●羚羊角粉6g包煎煮20分钟，治瘛闭。

●排石方（尿道）：①金钱草50g、海金沙25g、萹蓄25g、瞿麦25g、木通20g、牛膝30g、坤草50g、牡丹皮15g、鸡内金25g、甘草10g、琥珀5g（冲）；②肾石：海金沙25g、金钱草50g、萹蓄15g、瞿麦15g、车前子15g、滑石20g、木通20g、鸡内金15g、元胡15g、栀子15g、肉桂15g、甘草 15g、竹叶 15g（摘自辽宁阜新案）。

●李四光高压 240mmHg，潜川先生用方：磁石、铁锈、朱砂、赭石、龙齿、牡蛎，重镇之品，及调气理气之品，一剂而愈。周先生常用药对：生牡蛎 15g、酒炒龟板 15g；紫石英 30g、山萸肉 5g；生铁落 60g、牛膝 30g、牡丹皮 10g、生地 15g；山药 30g（脾）、女贞子 10g（肾）；石斛 10g（胃阴）、麦冬 15g（肺阴）。

●寒呕用吴茱萸，热呕用黄芩、黄连，左金丸用吴茱萸 1g、川连 6g。

●冰片、薄荷降低血白细胞。

●高热用三宝（安宫牛黄、至宝丹、紫雪）可有痴呆或小儿麻痹后遗症，且不彻底，有危险。千金散可用。烧时不用投以滋阴类（玄参、麦冬、桔梗），过午夜后烧始退时，摸其足心热否，热则烧透了，吃半瓶，早上再半瓶。

●犀角清血热（用水牛角代之）；羚羊角熄肝风（山羊角之实者代之）；牛黄除心火（用牛、猪胆汁代之）。

●猪苓汤可清阳明热。

●参附龙牡标准方：人参 3g、附子 6～10g、龙骨、牡蛎各 10～15g、八珍汤、泽泻 5g、车前子 10g、陈皮 3g、酒军 3～5g、牛膝 10g、肉桂 1～2g。

●治恶性肿瘤，一定要温化，不可以清火。

●干姜兴脾阳，守中。

●神经失养多为脾胃湿热，阻滞，孙真人温脾汤以扶阳攻下。

●精神病：狂证，民间称武疯，多为实证，多为心火，可用安宫牛黄丸；癫证，民间称文疯，多虚证，多为痰证，病位在脾，可用白虎汤、承气汤治疗；此证一般兼有脾、大肠二证可用防风通丸、越婢加术汤加芒硝，逍遥散等治疗；证，民间称惊风，或小儿客忤，多为脾胃阻滞，土反克木，多生肝风所致。慢惊风：抽风、智力低、常客忤，可用健脾法、方用四君子汤加石膏。

●心跳过速（太渊脉洪动），舌红：资生汤，党参 20g、玄参 20g、沙参 10g、牛蒡子 10g、生地 20g、山药 30g、当归 10g。

●透骨穿山丹合独活寄生汤（羌活 3g、独活 3g、川芎 3g、藁本 1.5g、防风 1.5g）：湿气在表、头腰重，发汗升阳有异功。

●感冒初起慎用地黄，易使阳证变阴证。血里热重者可用。

● 清阳不升，浊气在上，是湿热陷于阳明。

● 阿胶山东黑驴皮，用东阿县阿井水煮，具补心阴、长血脉之功。一切肉皮皆有滋阴补心之功。

● 荨麻疹：①防风通圣丸；②三三饮合灵参丸。

● 越婢加术汤加大青叶 2～3 个，荆芥、防风、金银花、连翘、桃仁红花。治血湿血热，风湿热。桃红四物汤治皮肤病，少白头。

● 补阳还五汤（桃红四物汤去熟地，加黄芪、地龙）治腿脚不利，风湿。

● 舌上如胎者，心中热火。

● 廖师治案：某男，五短身材，五官大，秃顶，心慌，血压高。西诊胃癌。方：人参 3g、党参 20g、焦白术 5g、茯苓 10g、当归 10g、白芍 10g、熟地 20g、黄芩 10g、黄连 2g、干姜（先）3g、牛膝 10g、麦冬 10g、沙参 10g、藕节 10g、桃仁 10g、酒军 3g、灶心土 20g、生石膏（先）20g、川附片（先）8g、生龙牡各 20g。

● 四逆散主关格，精神病。面红，手足冷，闹，脉实（热结），实为大柴胡汤加减。

● 夜晚睡前吃东西，饮水多，是心火，心气虚，早不欲食。天王补心丹，归脾汤主之。

● 孕妇生子前（临盆）：离经脉，太冲脉大。

● 厥阴消渴（老年人多见，有肝硬症状），无天河水。不宜用阴寒或补用人参、黄芪之类，宜温化，柴胡桂枝干姜汤、乌梅丸。

● 心包炎可用普济消毒饮加羚羊角（黄芩、黄连、牛蒡子、玄参、甘草、桔梗、板蓝根、升麻、柴胡、马勃、连翘、陈皮、僵蚕、薄荷），熄风解毒，化瘀除热。

● 脾胃寒用干姜，心里寒用桂枝，周身寒用附子通十二经。

● 麻黄升麻汤案：①肝硬化，同房便血，脓秽物齐出不止。二服而愈。②子宫颈囊肿（西诊转成肌肉瘤），大便血，本方加阿胶见好，未痊后用木香槟榔丸加川附片而愈。

● 肿瘤高热须用干姜、桂枝、附子。

● 西方贝尔药房从动物体中提取滤泡素治子宫小，中药白头翁同功。明·王肯堂《证治准绳》之"中将汤"（柴桂之类）主月经量少，不孕，我们用之与参附龙牡汤同用。周潜川常将菟丝子、巴戟天、女贞子、淫羊藿等补肾药同细辛、白头翁同用，补妇人。

●肠套叠（证见寒），忽肚疼，真武汤加炒小茴香。

十二

●腹证之寒者，在上用砂半理中，在脐用附子理中，在下用真武汤加炒小茴。

●释其前后解：如胸中大气亏为背痛，背痛从胸治。腰痛从腹治。又白胖子老太太腰痛，使其脉小，收敛之，其腰不痛也（故为医不可死执，须临证识之）。

●厥阴（寒热），肝瘀；阴亏血少或血寒（当归四逆汤）。

●大便数日一次，或稀或干，忽转好，此回光返照，将亡。俗曰导肠子。

●小儿本不能食，今反能食，必发热，此为阳明直中。

●抵当汤证（《伤寒》第257条）无名发热，此时脉浮者非外感。

●正气：心正（思无邪），身正（元气充），邪不可侵。

●武当山玉枢丹主惊风（如白果中毒）。

●厥阴病欲死者，上下牙床舌粘上不下，口难张，不可以寒凉之品，急温之。

●附子、干姜守中（曾用六分散中，附子20g、麻黄10g而无汗，如是所见），六分散不可少之。

●若肝瘀很重，则需川乌头加芒硝才可，乌头力缓而深也。

●吴茱萸热而走窜，寒证用，麝香也走窜，但无热，寒证不用。

●僵蚕补之人蛋白酶，软坚化结。

●单用党参、黄芪，虚人不受。

●使用通法时，五脏六腑均须照顾到。

●中风初起时，热十分重时，安宫牛黄丸或可效，但慢性后必寒热并行之大复方才可，否则总不稳定。

●麻黄升麻汤，治肝气下旋（形质上肠充血，痔血），用太和丸也十分好（桂枝疏肝、缓肝，五子衍宗丸补肝）。

●临证先应明用什么法治什么病，而不是想以什么方治什么病。

●越婢加术汤、元麦甘桔汤治甲亢，此阳明消渴，其经循咽。

●三阳经证或三阴经证均可致咽之干痛。

●夏枯草可协调人身之钠、钾平衡。钾多人瘦，钠多人肿。

●四立节气前后不能补脾，因脾旺于四时之末。

●壮水之主（阴），以制阳光；益火之源（命），以消阴翳。

●肾虚阳痿，用降金气法即可；妇女不孕，不降气不可。引经药：沉香。

●某人便黑血，①柴胡 5g、桂枝 2g、炒白芍 10g、玄参 10g、全蝎 5g、白及 10g、藕节 10g、桃仁 10g、酒军 3g、黄芩 10g、黄连 2g、地榆炭 10g；②附子 10g、当归 10g、灶心黄土 20g、玄参 20g、麦冬 10g、桔梗 10g、黄芩 10g、炙甘草 10g。

●湿气在夏至之后至。夏至之前为温病，热重湿轻，用辛凉解表。暑病为湿重，热轻，用清热除湿，六一散。夏天汗多尿少湿浊不出，致气亏，神疲倦怠。阳暑：动而得之［因劳，汗多，伤津，气亏，齿干，口干，舌燥，心慌，面白，气短，脉数（每分钟 100 次以上）］，用：人参白虎汤；清暑益气汤（人参、甘草、黄芪、当归、麦冬、五味子、青皮、陈皮、神曲、黄柏、葛根、苍术、白术、升麻、泽泻、生姜、大枣）。阴暑：静而得之（夏日外感），表证多，发汗解肌，宣化湿邪。香薷饮主之。

●阴阳暑中间状态者用四君子汤合猪苓汤，加芳香化浊药（藿香、厚朴、法半夏、茯苓）及石膏。

●夏季须用人参补气。

●麦冬清肺胃之火，天冬补肺之阴。

●胃部有结块者，可与小青龙汤。

●湿热之为病，为症状最奇，越婢加术汤主治多端，皆内湿热立论，故多病可投。

●脾病生湿，胃证生火，（热）亢进。寒（除热）——甘寒：麦冬、生地；辛寒：石膏；苦寒：黄连、黄芩；酸寒：白芍；咸寒：龙牡、玄参。温（祛湿）——辛温：麻黄；甘温：桂枝、当归、川芎；苦温：厚朴、法夏。组方：麻黄 3～5g（驱寒、祛湿）、石膏（除阳明热）、白术（健脾）、苍术（燥湿）、大枣、生姜、甘草、加茯苓（利湿）、小承气汤（下气）、荆芥、防风（温性解毒）、金银花、连翘（多用可降压 1～2 两，红面，上火）、生薏苡仁

20g、泽泻 5g、车前子（包）10g（利尿补肾，降气补肾），加石膏 20g（先）。又曰：人人皆有气分证（气不降），故时用小承气汤。应问病人气亏否，潜川先生云查其"体功"是足否？气亏、体功差用人参（先）3～5g、桂枝（与滑石同用利周身水）、泽泻（利肾水）。

●附子 8～10g、细辛 2～3g 加酒军 5g、枳壳 5g，可通气下便（阳虚之人，命门不足）。

●史书记：周文王无嗣，食苡米饭而有子。

●任何病，只要有湿有热均可治以佐土汤（越婢加术汤）。案：面黄黑，男，胖，山东人，舌红，唇外红里乌黑（湿热体质），夜梦女人压之，以大牙（阳明属）咬，女则无。

●时令病：春黄汗用豌豆黄；打谷黄（秋）用越术或加参附龙牡。

●柴胡、白术、白芍、茯苓、当归、薄荷加牡丹皮、栀子 5～10g，平热定痛。

●右脉小，左脉可，补血药少用。右脉大，左脉小，肝气旺，以芍药收之，可有血湿重。

●中医只能讲半句话，余下的一半在自悟。是谓口传心授。悟性差，搞不好中医的。

●逍遥散化裁可善治妇科证。由小柴胡变来，将调阴阳转为调气血，其理无异。

●寒热不均，少阳主证，用柴胡桂枝汤；大便秘者加小承气汤，结胸者加瓜蒌、焦三仙、黄芩、法半夏，润燥止痉。少阳者，半表半里之谓也，上下之关卡。小柴胡汤加莱菔子亦治牲畜肚疼。

●中医四大难证：风、痨、臌、膈最难医。风有内中风等证。膈为咽堵，噎食，肿瘤。

●高血压治法（病人平时亢奋，病时衰弱者）。立法：开窍[1]、熄风、下气、平热、祛痰。

---

[1]　羚羊角 3g、5g、10g（或用蝉蜕代之，5～10g），浙贝母（百合科，恢复肌肉之弹力）。

喉 科 证 治

罗非　整理

　　咽喉痛是常见的症状，西方医学根据炎症出现的位置，称为咽炎、扁桃体炎等。治疗方法也不外乎用口服或静脉消炎治疗；进一步的措施就是切除咽扁桃体、清扫咽壁淋巴结。

　　各类消炎药通常都有一定的副作用；经常静脉输液，会干扰体内水盐代谢，而且大量室温的液体进入人体，都需要动员机体的温度调节功能把它加热到体温。这些负担对于强壮的人而言一时不觉得怎样，但对于一个身体较差的人，就可能成为压垮骆驼的最后一根稻草。

　　尽管手术切除可以彻底消除咽痛的症状，但人类在长期进化中在咽喉周围形成了这么强大的淋巴器官，绝不是专门为了发炎用的；它其实是人类防御消化和呼吸系统疾病的一道重要门户。如果把它切除了，那么，各种病原体就会长驱直入，直接引发消化道和呼吸道深部的疾病。因此，这种自毁长城的手术疗法绝不可取。

　　那么，就听任它们发炎是否就行了呢？那更不行。反复的扁桃体和咽壁炎症，会导致自身免疫倾向，从而引发心脏病、红斑狼疮、糖尿病、肾病等一系列严重的慢性疾病。

　　你可能说：天啊！这也不行，那也不行，谁来告诉我究竟应该怎么办？

　　幸运的是，中国古典医学已经对喉痛做了详细的病理论述，并且对每一种情况提供了治疗的方略。

　　按照中医学理论，喉痛至少可以分为三种类型：阴虚火旺喉痛、少阴喉痛、厥阴喉痛。阴虚火旺又有两种：由于体内热积日久，灼伤阴液，导致喉痛的，如扁桃体功能亢进者，以及气脖子体质者；另一类是因为阴虚日久，虚阳上升所致的。前者的炎症比较猛烈，咽干、咽痛重，而且时常反复发作；后者炎症较轻，咽痛较轻或仅有咽干。

　　如果喉痛起因于心气虚弱，导致免疫力下降，则可以出现轻微喉痛甚至不痛而痒，此即少阴喉痛。此时会同时见右寸脉小，疲劳、心神不宁，脉乍迟乍数等症。若系由于肝血虚损，不能养咽所致喉痛，则系厥阴喉痛。此时会见四肢发凉，饮食不化等症。

不同的喉痛需要采用不同的方略对治。对于阴虚火旺的喉痛，应当采用养阴的方法来止痛。对于纯粹火大的情况，可以采用甘草汤、桔梗汤、增液汤；对于偏阴寒的情况，可用小青龙汤合并增液汤；对于中性的情况，则当用麻杏石甘汤合并增液汤加减。

少阴喉痛需要强心，可用小青龙汤加增液汤；心气大虚的，应当用加味六分散以补足心气。此时若合并咳嗽，不可直接用滋阴药镇咳，以免进一步损伤心气。厥阴喉痛则当用麻黄升麻汤，养阴扶阳，同时提升津液至喉。

以上仅仅述其方略大意，临证时需要根据情况加减裁决，具体实施需有中医老师亲授方可。

跋（第1版）

祖国医学源远流长，就目前文献显示，早在两千多年前就已经形成了非常完善的医学体系。其学问的授受，始终遵照"非其人勿传，非其真勿授"的原则，选才严格，首重品德。现在很多人认为这是中医保守的借口，是故弄玄虚、故示神秘。其实这种想法是因大多数人不识中医奥妙而产生的误解。我国自古"医""道"一体，师徒相授其实是在传"道"，与传授医学知识相比，更重要的是传授获得医学知识乃至"人天之秘"的"道法"，能否培养出可以"得道""传道"的接班人，关键因素之一是弟子的品德与智慧。中医学的脏腑经络体系，即是历代祖师"精神内守""返观内视"时发现并整理出来的（这与一般教科书上的说法大相径庭）。人们常说，学中医得有悟性，可是人们也许并不知道，我们平时所说的悟性，其实是与品德相关的。而人们所说的灵感绝对不是逻辑思维的产物。

廖厚泽先生是我平生最尊敬的人，他能做到的事情，我至今为止没见过第二个人能够做到——"言行一致，表里如一"。先生做人非常平实，与先生相处多年，并没有听到先生有什么高谈阔论，但是观察先生日常的言谈举止、待人接物，正是先生经常教导我们应该做的，仿佛是先生在反复为我们示范似的，这大概就是言传身教吧。先生曾对我们讲不要接受患者赠送的财物（这是先生的师父周潜川先生立下的要求，周先生的门人在入门时都立誓遵守）。先生曾说，病家有时一人生病，全家人都吃不上肉，要有怜悯心。平时患者病愈，每来感谢先生，所赠财物先生一概婉拒，但有一次，一位南方的患者从老家带来土产送与先生品尝，先生推辞未果，只好放在诊桌旁的窗台上继续应诊，我当时是第一次见到先生收留了患者赠送的物品，就特意留心观察先生如何处置，等到吃午饭的时候，先生招呼护士长过来，把患者送来的土产交与护士长，请门诊的同事品尝，自己与尚未参加工作的学生一起吃自己从家里带来的饭菜。当时我们已经参加工作，午饭时就特意多买些食物，与没有收入的同学一起分享，先生见此情景，非常开心。

先生自五十年代跟随周潜川先生学医，所立誓言竟能四十年如一日地严格遵守，此事绝非常人所能做到。先生的为人，"所说即所做，所做即所说"，对我的心灵产生了巨大的震撼，成为我一生的行为准则。廖先生曾说，做医生不要光想着赚钱，那样脑子就不灵光了。这么多年过去了，我自己的体会真是这样，我也曾对我的学生讲，一个医生如果总想着赚钱，那他的医术也就到头了，不会有什么提高了。这是我跟廖先生学到的最宝贵的学问，也是我最想告诉学习中医的同道们的一句话。

廖厚泽先生的《经方临证传心录》一书能得以发行，使诸有缘者喜获甘霖，全赖诸位同学的发心与精进。在此祝福诸位同学学业事业长进，吉祥如意，也祝福有缘传承中医的同道们，好人一生平安。

杨曙光

2011 年 3 月